美国内科医师协会临床教学丛书
ACP Teaching Medicine Series

医院教学
Teaching in the Hospital

原　著　［美］Jeff Wiese
主　译　曾学军

译　者（按姓氏笔画排序）
陈　罡　孟　蝉　徐　娜
黄晓明　谭　蓓

中国协和医科大学出版社

图书在版编目（CIP）数据

医院教学／（美）Jeff Wiese 著；曾学军主译. —北京：中国协和医科大学出版社，2012.9

（美国内科医师协会临床教学丛书）

书名原文：Teaching in the Hospital

ISBN 978 - 7 - 81136 - 743 - 0

Ⅰ. ①医…　Ⅱ. ①J… ②曾…　Ⅲ. ①医院 - 教学管理

Ⅳ. ①R197.323

中国版本图书馆 CIP 数据核字（2012）第 170607 号

著作权合同登记号：01 - 2012 - 5156

医院教学

原　　著：［美］Jeff Wiese
主　　译：曾学军
责任编辑：李书鹏

出版发行：中国协和医科大学出版社
　　　　　（北京东单三条九号　邮编100730　电话65260431）
网　　址：www. pumcp. com
经　　销：新华书店总店北京发行所
印　　刷：北京建宏印刷有限公司

开　　本：700×1000　1/16 开
印　　张：21.75
字　　数：250 千字
版　　次：2012 年 12 月第 1 版
印　　次：2022 年 10 月第 4 次印刷
定　　价：46.00 元

ISBN 978 - 7 - 81136 - 743 - 0

Preface for Chinese edition of
Teaching Medicine Series

"Alone we can do so little; *together we can do so much"* [1(Helen Keller)]

Five years ago I was approached by some brave and imaginative leaders of the American College of Physicians with the idea of developing a book about medical teaching, one that would set down "for the record" the most important lessons that doctors might learn as they pursued careers that included training students, residents and fellows. An outline of important topics was assembled and the work began. Very quickly, however, one book became six as we decided to include the College's already successful book, "Teaching in Your Office" along with all the other subjects essential for physicians who want to teach medicine, or even become career educators. Thus, an actual book series was planned, a collection of books that would include one on the theory of education; another on methods for teaching; a third on teaching in the office; a fourth on teaching in the hospital; a fifth on mentoring; and, finally, a sixth on leadership careers in medical education. Obviously, the project had grown beyond the capacity of one editor, especially this one, so a team was assembled, with each book assigned to one or more editors-each an authority in his or her field-and authors were recruited. And so, *TEACHING MEDICINE* was created. That was in 2010. What has happened since then?

The academic medical community's reaction to *TEACHING MEDICINE* has been quite positive. The project's real success, of course, will be determined by something less easily measured, its impact upon its readers, more specifically, the extent to which the teaching they do in the lecture hall, the seminar room, in the hospital or in the office will be better received and more effective. Can teachers learn to teach better? One of my heroes, C. Roland Christensen once wrote, "The most fundamental observation I can make about [discussion] teaching is this: however mysterious or elusive the process may seem, it can be learned." [2]I agree, and I suspect the entire *TEACHING MEDICINE* team does as well.

But there is another message here, and that is from its very inception, *TEACHING MEDICINE* was the work of a team, including some of the most experienced, insightful and creative medical educators in the United States. And so it is with great pride and excitement that I am now able to report that the *TEACHING MEDICINE* team has expanded. We now have colleagues in Beijing. Committed medical educators in their own right, they have worked together to translate volumes of the book series while a-dapting it for use by clinical teachers in China. And more than just expanding the ranks of individuals who have worked on this series, the Chinese edition also represents a collaboration among two major organizations, the American College of Physicians and Peking Union Medical College. No other organization in the United States has meant more to internal medicine than the ACP, which was founded in 1915 and now represents 133,000 general internists and internal medicine subspecialists; many (or perhaps most) view teaching as among their most important activities. And no medical school in China is better suited to join forces with the ACP in the field of medical education than Peking Union Medical College. Founded in 1906, PUMC is considered among China's leading institutions for training physicians, including internists and other medical specialists. Having recently had the opportunity to visit PUMC and witness first hand the skill and passion with which the faculty there approach their responsibilities as teachers, and their desire to teach better, I cannot be more proud than to see PUMC faculty join the *TEACHING MEDICINE* team and make available these texts to colleagues in China.

On behalf of the ACP and my editors, and my friend and colleague in Beijing, Zeng Xuejun, MD, PhD, without whom none of this collaboration would have been possible, I encourage medical teachers in China to join with like-minded colleagues locally, but also now with colleagues from the U. S. , and let us all reflect on how we teach. What else can we do to help our students and residents become better doctors? How as faculty can we work as a team and help each other in our careers as medical educators? Helen Keller was correct. We can do so much more together than we can a-lone. And when our team expands, just as our world grows small, to include both faculty in the U. S. and in China, then the possibilities become that much more exciting.

To our new readers in China, I hope you find these books interesting, practical and worthwhile. Welcome to the global team of medical teachers.

Jack Ende, MD, MACP
August, 2012

1. Helen Keller, circa 1903
2. Christensen CR, Garvin DA, Sweet A. Education for Judgment. Boston, MA: Harvard Business School Press, 1991, p. 15

序

——为"美国内科医师协会临床教学丛书"（中文版）而作

"孤掌难鸣，众志成城"（海伦·凯勒）

五年前，美国内科医师协会（American College of Physicians，ACP）几位雄心勃勃而又富有想象力的前辈向我提出了关于编写有关临床教学书籍的想法，目的是"记录下"临床教师在培训医学生、住院医师和专科医师等的职业生涯中必须掌握的教学内容与技巧。工作开始之初，先编写了一份重要写作大纲。稍后，我们决定将 ACP 已有的成熟教材（《门诊教学》）以及热衷临床教学、甚至希望成为职业教育者的临床医师所必须掌握的其他内容编入此书。于是，本书由一册变为六册，系列丛书的出版计划正式出台：第一册阐述教育理论；第二册列举教学手段；第三册讲授门诊教学；第四册讲授医院教学[①]；第五册介绍导师制；第六册探讨医学教育中的领导力。很显然，一名主编已无法担当如此重任。于是，我们分别为每册指定一名或数名该领域权威人士担任主编，组成了一支编委会，并招募作者进行撰写。这样，"临床教学丛书"诞生了，那一年是 2010 年。然而自那以后又发生了什么？

整个医学学术界对"临床教学丛书"的问世有相当好的反响。但这套丛书是否真正成功主要还取决于一个相对较难衡量的指标——它对于读者的影响；具体地说，作为读者的教师们在阅读本书后，是否能学会更好的教学方法，让他们在报告厅、讨论室、医院或门诊的教学活动更有效、更能被学生接受？我心目中的偶像之一，C·罗兰·克里斯滕森曾写到："我对于教学活动［讨论］最根本的认识是：无论教学过程显得多么神秘和难以捉摸，依然是可以学会的。"我很认同此点，并且我坚信整个"临床教学丛书"的团队亦然。

另外有一点值得关注的是："临床教学丛书"自编写之初就是一个团队的工作，那时是由来自美国的团队完成编写，他们之中包括了多位全美最有经验、最具洞察力和创造力的医学教育者。而现在，我

---

①医院教学是指传统意义以病房为主的临床教学。

十分欣喜而自豪地向大家宣布，"临床教学丛书"的团队又将壮大：我们在北京拥有了新的伙伴，一群执着的医学教育者凭借自身努力，正在将这一系列丛书进行编译，使之符合中国国情，能够更好地应用于临床教学。此外，"临床教学丛书"的中文版也代表着 ACP 和北京协和医学院（PUMC）这两大机构之间的合作。ACP 是美国最具影响力的内科学术组织，它成立于 1915 年，目前拥有 133,000 名普通内科和内科专科医师，他们中的许多人（或许可以说是绝大多数）将教学作为其最重要的活动之一。在中国，也没有一家医学院能比北京协和医学院更适合在医学教育领域与 ACP 进行合作。PUMC 成立于 1906 年，是中国医师培训（包括内科医生和其他医学专科医生的培训）的先驱。我最近有幸造访 PUMC，并亲自见证了那里教师的能力、热情、责任感以及不断提升教学的渴望，因此，我无比骄傲地看待 PUMC 的教师们加入"临床教学丛书"的团队，并将这些书籍提供给中国的其他同事。

请允许我代表 ACP 和我的编辑们，以及在北京的朋友和伙伴曾学军医师（MD，PhD）——本次合作的重要促成者，鼓励中国的临床教师加入到当地以及美国的志同道合的伙伴团队中，交流彼此教学的方式。如何帮助我们的医学生和住院医师成为更好的医生？如何让教师们在工作中团队合作，互相帮助，成为更好的医学教育者？海伦·凯勒说得对，"孤掌难鸣，众志成城"！如果我们的队伍在壮大，有如世界在变小。美国和中国的教师们共同参与，医学教育的成果将更加鼓舞人心。

中国的读者朋友，希望您能觉得此书有趣、实用，值得一读。欢迎加入全球临床教师团队。

Jack Ende，MD，MACP

2012 年 8 月

（张　昀　译，沈　悌　校）

---

1. Helen Keller，约 1903.
2. Christensen CR，Garvin DA，Sweet A. ducation for Judgment. Boston，MA： Harvard Business School Press，1991，p. 15.

序（临床医学教育丛书）

　　自从考入医学院那天起，我就盼望着成为一名优秀的医生，至今已有五十余年。在这期间，我读了很多书，听过很多课，受教于很多老师，看过很多病人，渐渐地由一个课堂里的学生，进到病房里学习当实习生，跟在住院医师、主治医师后面一点一滴地学会如何对待患者，如何将理论知识用于临床实践，最后梦想成真。当回顾此生的职业生涯时，发现对自己帮助、影响最大的是：临床老师。

　　现代临床医学是最复杂的知识领域，包括了自然科学、基础医学、疾病诊治、临床技能、社会科学、伦理道德、品德修养等等。医学生和年轻医生要花费数年的时间学习这些知识与技能，最后到临床阶段，方总其大成，应用所学为病人服务。因此，临床的学习与教学是医学生嬗变为医生的关键，对习医者来说，此时的关键人物应当是：临床老师。

　　临床医学是应用科学，临床教学不能仅仅复述书本或文献上的知识，也不可将其当作展现个人才华的舞台。临床老师在临床教学中必须秉承"授人以渔"的最高宗旨，在"病情瞬息变化、生死系于一身"的病床前，通过"身教、言教"，激发学生的热情，指点学习中的迷津，树立团队工作精神，培养医生的职业操守。若与其他学科相比，临床教学难度极大，也最富挑战性。

　　在任何医学发达的国家，医生都属于知识阶层中的"精英"，医生的培养也被公认为"精英"教育。这里"精英"绝不等同于"权贵"或"富豪"，而表明这是一批极富献身精神的人，具有出众的能力解除他人的痛苦，或拯救生命。当然，这种精神与能力绝非天生，犹如美玉，必经雕琢，方成大器。年轻医生的雕琢者就是临床老师。我们的优秀临床医师队伍成长壮大，临床老师功不可没！

　　当前，我国的医学院校发展很快，但教学质量参差不齐。卫生行政部门配合"医疗改革"也提出要在 3～5 年内培养出大量全科医师。作为培养者、教育者，临床教师责无旁贷，确实有很多临床医师，如本书译者那样，热衷于临床教学，但遗憾的是中国还没有一套系统的、有关临床教学方法与技巧的教材。当曾学军教授向我推荐本套丛书时，真有"相见恨晚"的感觉，内容中有些是我们在临床教学中曾想到或用到的，但作者将其系统化、条理化；也有些内容是我们没有想到或国情不同但可以借鉴的，令人眼界大开。由于作者通过大量临床教学实例介绍教学要点和技巧，情景栩栩如生，更激发了读者继续阅读的欲望。

我感谢本套丛书的原作者愿意与中国的临床教师分享他们的宝贵经验，也感谢译者不辞辛苦将其译成中文，使我们读起来更加容易、舒适。

期盼本套丛书早日正式出版！

北京协和医学院

（原）内科学系主任

沈 悌

2012 年 11 月

撰　稿　人

Lorenzo DiFrancesco, MD
Associate Professor Medicine
Senior Associate Program Director
Emory University School of Medicine
Atlanta, Georgia

Jeffrey J. Glasheen, MD
Associate Professor
University of Colorado, Denver
Director, Hospital Medicine Program
University of Colorado Hospital
Denver, Colorado

Jeannette Guerrasio, MD
Assistant Professor of Medicine
University of Colorado Hospital
Denver, Colorado

Richard Kopelman, MD, FACP
Endicott Professor of Medicine
Tufts University School of Medicine
Vice Chairman of Medicine
Tufts Medical Center
Boston, Massachusetts

Kevin J. O'Leary, MD
Associate Program Director
Internal Medicine Residency and Unit
　Director
Associate Chief, Division of Hospital
　Medicine
Northwestern University Feinberg School
　of Medicine
Chicago, Illinois

Joseph Rencic, MD, FACP
Assistant Professor of Medicine
Tufts University School of Medicine
Associate Program Director, Internal
　Medicine
Tufts Medical Center
Boston, Massachusetts

Marianne Tschoe, MD
Assistant Professor
Northwestern University Feinberg School
　of Medicine
Chicago, Illinois

Jeff Wiese, MD, FACP
Professor of Medicine
Associate Dean of Graduate Medical
　Education
Tulane University Health Sciences Center
New Orleans, Louisiana

Neil Winawer, MD, FHM
Associate Professor of Medicine
Emory University School of Medicine
Atlanta, Georgia

谨以本书献给所有的住院部医生（hospitalist）。他们的辛勤付出，确保了患者安全和医疗质量，并培养了一批又一批的住院医生和医学生。

致　　谢

The editor would like to acknowledge the Tulane University residents and hospitalists, whose dedication to the underserved inspires him to advance high-quality health care that is safe, effective, and equitable for all people.

The authors would like to acknowledge the support and contributions of their families. They also thank the staffs of the Society of Hospital Medicine, the Association of Program Directors in Internal Medicine, and the American College of Physicians for their dedication to quality, patient safety, and education in the practice of internal medicine.

目　录

引言：医院内医学教学的独特性

在医院中教学有其特殊性。与门诊相比，医院内看到病种更为多样，且患者病情更为复杂，因此要求医院里的医学教育者（通常是主治医师①）不仅善于处理常规医疗工作，并且能游刃有余地指导针对多种多样临床问题的教学实践，还要在整个医疗团队中树立楷模形象。常规工作中，主治医师还需要和各种人及部门发生关系，比如病房中自成体系的分工合作；和急诊、重症监护室、检验科、药剂科、社会工作部打交道；与内科体系以外的科室诸如外科、神经科、妇产科等合作。

主治医师临床工作中最大的压力来自于保证病房的周转率和确保医疗文书的规范性。在每个患者的诊治过程中，主治医师的职责在于确保患者的医疗安全和诊治质量，以及在诊治结束后安排安全有效的转诊和随诊。在这样一个高速运转的医疗体系中还要进行对医学生和住院医师的教学，对主治医师而言，不得不说是一种挑战！无论从培训还是职业发展的角度，传统的病房团队②中成员水平都是参差不齐的，既有经验丰富的高年住院医师③，又有初来乍到的见习医学生，因此要找到一个适合所有成员的教学内容实属不易。

---

① 美国的主治医师（attending physician）与中国不同，不是学术职称，是指完成毕业后培训有独立行医资格的医生。美国医院病房实行主治医师负责制，手下的住院医师、实习医师、见习医生为接受培训医生。——译者

② 传统美国医院病房实行团队制（team）对患者进行诊疗，团队由主治医师带领 1 名高年住院医师（第二年以上的住院医师）、1～2 名实习医师（第一年住院医师）、2～3 名见习医学生（医学院第三年或第四年的学生）组成。——译者

③ 美国医学院毕业生要想正式行医必须完成住院医师培训及专科医师培训等毕业后培训项目。其中内科住院医师培训项目一般为 3 年，第一年称为实习医师（intern），第二、三年称为高年住院医师。——译者

尽管我们现在实行了新的住院医师工时制度①，繁重的病房工作仍常常压得医疗团队喘不过气来，突发事件的发生、紧急情况的出现，使得我们的住院医师甚至不能按时进餐。主治医师们的教学对象——医学生和住院医师们，常常是疲惫不堪，饥肠辘辘，或是被瞬息多变的病房工作弄得心烦意乱。新的工时制度提高了工作日的工作强度（同样的工作量需要在更短的时间内完成），增加了片段化的工作时间（如交接班、白班、夜班等）。因此，主治医师的教学对象可能由于住院医师的临床排班、交接班、门诊时间以及休假时间等因素频繁更换，很可能，周一带领的临床团队和周二的不是同一批人。

给住院医师足够的行动自主权是激励主动学习的关键。如何在保障患者医疗安全和放手给下级医生足够的自主权之间找到合适的平衡点是主治医师们所面临的另一个挑战。即便在同一级别的医生中，主治医师也应根据个人的能力平衡放手和监管的尺度，因材施教是关键所在。如何把握这一尺度，就得靠主治医师快速地分析和评估每个住院医师的日常表现了。

主治医师需要对医学教育体系和医院体系负责，以确保其教学及医疗质量符合各种认证团体的要求，诸如联合委员会，医院的认证团体；毕业后医学教育认证理事会，毕业后医学教育的认证团体；以及医学教育联合委员会，医学院校的认证团体。

主治医师任重道远，医院内工作所需花费的时间不像看门诊那样固定，工作时间难以定量，只能不断地按需调整。在每日工作临近尾声，他们还要回顾修改住院医师和医学生的临床病历，做自己的临床记录，安排下一日的工作。在处理这些纷杂日常工作的压力之下，临床教学逐渐被遗忘是很可以被理解的，谁不愿意干完医疗工作就回家去期待一个美好的明天呢？

但是，尽管困难重重，自反而缩，虽千万人，吾往矣，我仍无怨无悔地开展我的临床教学。从某种意义上，也正是由于它的挑战性，我才选择了在医院进行临床教学，并把它作为我终生的事业。挑战与

---

① 为避免因医生疲劳导致医疗差错的发生，美国自1989年开始限制住院医师工作时间，新的工时制度要求住院医师每周工作不得超过80小时，连续工作不得超过30小时。——译者

机遇并存，病房里的工作再一次证明了这句话。病房工作的快节奏、复杂性和瞬息万变的确让不少人望而却步，但同时也让人欣慰地见证住院医师和医学生的拼搏与成长。几乎每一个医疗工作的细节都可成为鲜活的教学实例，并可以从中细微地评估学习者的技能、不足和需求。如果把医学教育比作一次运动平板试验，那么医院的教学就是一个5倍代谢当量（5-MET）的运动平板试验，由此可以轻松地诊断学习者的能力和需求。

得益于快节奏和多样的环境，我有机会展示从其他的教学环境中不易获得的教学技巧和行为。职业风范、沟通技能、人际交往、患者组织、体制改革、情商训练等等仅仅是其中的一部分。患者诊治过程越多样，教学的机会也越充实，我能够把握的教学话题也越丰富。久而久之，病房的教学生活也就成为团队生活的一部分。这种高强度的教学活动若能坚持一个月，将逐步转化成一种习惯，进而变成持之以恒的惯性。在此过程中共同走过的团队成员将获益良多。

医院里的教学活动，决不能毫无规划地顺其自然。尽管病房工作的节奏极快，但求知若渴的人仍不在少数。要想在妥善完成病房工作的同时实现充实的临床教学，事先的计划安排必不可少，而这绝不仅仅是做几张简单的幻灯片。

本书旨在为医院里的教学工作者提供有利的工具和必要的技巧，并构筑通往自我实现的桥梁。第1章（教学让人更出色：我们都能成为临床教练！）勾画出临床教学的不同层次，第1、2、3层次的教学中，临床的教学工作者们更注重自我发挥，在第4层次（最高层次）的教学中，他们会把注意力更多地集中到学习者的表现。头三个层次中，临床教学工作者的表现更接近于"教师"，到第四层次，他们更像"教练"。第1章中，将告诉你如何实现从"教师"到"教练"的转变，还将告诉你如何让你的病房团队拧成一股绳，让每一个团队成员都能够人尽其才，收获丰硕。

人在病房，岁月飞驰，要有所盼，方有所获。若能建立良好的病房文化更是能让你如虎添翼：在病房里，没有责备，唯有关怀，心系病人，广开思路，畅所欲言，知错能改。书中的第2章（主治生活第一天：有所盼方能有所获！），重点讲述在管理病房期间如何为病房团队的每一个成员确定各自的目标和期望。一部分目标和期望具有普遍性，另一部分因人而异，具有针对性。正是这些有针对性的目标和期望体现了主治医师管理病房的艺术性。我们还将讲述向团队人员传递表达这些目标和期望的要点和策略。

每一个病房主治医师都必须有效率地利用时间，避免无效地或重复性地工作。他们的工作常常会是多线程的，比如他们会在自己记录医疗文书的同时，讲授医疗文书书写的规范和技巧。他们每天在跨入医院大门之时，就已经规划好今日医疗工作的主线，以及穿插于此间的教学时机。本书的第3章（病房主治医师进阶法宝）提供了行之有效的时间管理的建议，并和主治医师们讨论两个充满挑战性的议题：如何面对团队中注重自我、特立独行的成员？如何量体裁衣，为每一个团队成员设定合适的学习自主性？第3章将讲述在不影响医疗质量的前提下，如何在查房中优化合适的教学尺度。此外，本章中我们还将提供多种病房管理实战技巧：费用管理，疾病编码，安全有效的转诊和随诊。

病房主治医师承担着讲授和评估临床思维的重要角色。团队成员的临床思维能力参差不齐，有的仅是单纯报告临床现象的报告者，有的是临床现象的解读者，有的可以达到管理者甚至教育者的水平。可想而知的是，团队里的大部分成员还仅是处于前两种阶段。本书的第4章（病房的临床思维教学），旨在提供行之有效的评估和训练团队成员临床思维能力的方法，使他们从临床现象的报告者逐渐成长为教育者。患者的安全和诊治水平是医院里医疗的一个核心任务，在本章中，我们也将讨论在诊断和纠错中教授临床思维的方法。

毕业后医学教育认证理事会①提出的六大核心职业能力正在改变当前的毕业后医学教育，将教育的焦点从关注知识转变为关注整体能

①　毕业后医学教育认证理事会（ACGME）是美国负责毕业后医学培训计划认证的最高权力机构，它要求住院医师培训后达到6项核心职业能力：患者照护（Patient care）、医学知识（Medical knowledge）、人际沟通能力（Interpersonal & communication skills）、职业精神素养（Professionalism）、临床工作中的学习与改进（Practice-based learning and improvement）、在医疗体系下的执业（System-based practice）。——译者

力。本书的第 5 章（病房中重要非临床技能的教学），讲述了时间管理、资料整理、人际交往、独立学习和沟通技巧等方方面面的内容。这些都是一个人全面提高自我，在医学道路上走向成功所必不可少的能力。

要想真正成为"临床教练"这样的角色，主治医师们必须在临床工作中眼观六路，耳听八方，观察临床团队中每一个成员的细节表现，从而确切评估他们的能力，发现他们的不足。有了充分的观察和评估，主治医师们才能进一步决定对小组的每一个成员放手和管理的程度。在每个成员的轮转过程中，主治医师们应该至少进行两次在日常反馈基础上的总结反馈（轮转中期及轮转结束），使团队中的每一个成员都能够清晰地了解到自己的能力和需要改进的地方。在此过程中，主治医师还要选择合理的方式表达，使得自己的反馈意见不显得突兀，让人乐于接受，如若不然，将会使得意见反馈的成效大打折扣。在本书的第 6 章（病房里的反馈、评估和补救），我们将讲述如何行之有效地将反馈传递给团队成员，并使他们在主治医师不在场时表现得同样出色，取得长足的进步。

第二部分是本书最具特色的地方。我们将聚焦 15 个常见的内科临床问题，模拟临床教师和他团队之间的对话，进行临床教学的实战演习。其中的 10 个临床问题将在本书中展现，剩余的 5 个，我们将其放置于这一系列的网络版本中，读者朋友们可以访问 www. acponline. org/acp_ press/teaching 进行查阅①。这一个个临床场景都是由我们精心打造的，它们并非一个个记忆样板，而是在一个个苏格拉底式的问答②中展开，临床的学习者们将在此间逐步掌握解开临床谜团的方法。每一场对话或者场景，仅仅只是作者的习惯方式，绝非唯一，更非最佳。随着临床教学经验的累积，每一个主治医师都会形成自己独特的教学风格，进而成为临床医学教育的独具艺术性的组成部分。

---

① 此 5 个临床教学脚本经原出版社许可后已纳入本书。——译者
② 古希腊著名哲学家、教育家苏格拉底用提问方法进行教育活动。他用讨论问题的方式与人交谈，但不把结论直接教给别人，而是指出问题所在，并一步步引导人最后得出正确的结论。这种方法被后人称之为"苏格拉底问答"。——译者

本书的第二部分为那些没有什么教学经验的读者们提供鲜活的教学案例，为他们的临床教学保驾护航，驶向充满自我风格的彼岸。我们不仅为主治医师们提供临床教学的话题，还希望他们从中找寻到激发住院医师和实习医师学习兴趣的方法。因此，本书的这一部分兼具教育意义和临床价值。

　　总之，我们希望主治医师们能在本书中得到不一样的感悟，掌握足够的技巧、策略和知识，在教学中获得成就感。临床教学的成就感在于看着自己的住院医师和实习医师们逐步成长，成为可以独当一面和富有爱心的医生。

　　本书第二部分的临床实例，展现一个典型的病房医疗团队，他们是：病房主治医师菲德拉斯医生、住院医师莫妮、实习医师史蒂夫和见习医师保罗。

Jeff Wiese，MD，FACP

2010 年于路易斯安那州，新奥尔良

第 一 部 分

医院教学的核心内容

第1章

教学让人更出色：
我们都能成为临床教练！

Jeff Wiese，MD，FACP

要点：

- 病房主治医师需要树立"临床教练"的新教学楷模形象。

- 实现有效的教学有四大"法宝"：激励、形象化、参与和实用性。

- 病房主治医师作为临床教师的四个发展阶段：第一阶段：着眼于树立可靠的形象；第二阶段：渴求正面评价；第三阶段：寻求认同感阶段（比如教学奖励）；第四阶段：逐步看淡自己的成就，更多着眼于学生们的成功。

- 病房主治医师可以从多方面着手激励自己的学生，比如记住他们的名字、适当的身体接触、发掘学生自身的学习动力。应用形象化教学。教学中要注意授之以渔，而不仅仅授之以鱼。教学讲求质量，保持合适的进度。

- 采用技巧帮助学生们记忆，保证教学效果：精心的教学准备（比如插图、教具等），教学条目顺序合理（深入浅出）。

- 病房主治医师们要懂得提问的技巧，苏格拉底式的提问方式有助于学生们更深入的思考和理解，而非苏格拉底式的提问可以用于评估学生的理解程度和学习效果，进而评判自己作为"临床教练"是否合格。

　　许多医生把临床教学单纯地等同于知识的传授，这是不够的。诚然，知识的传授十分重要，但绝非仅限于此。即便临床轮转的医学生们满腹经纶，如若他们不能将自己所学的知识灵活应用于临床，也是枉然。由此看来，如何将知识转化为临床应用，才是重中之重。能传授好知识，你只能算是个好"教师"，而能确保学生将其灵活应用于临床，你才够格成为好"教练"。而当你实现了从好"教师"到好"教练"的转变，也就迈出了通往优质临床教学的第一步。

　　要想成为出色的"教练"，有四个关键点：激励、形象化、参与和实用性。主治医师必须意识到即使是最积极的学生也不可能每天都燃烧着学习的激情。在本章中，我们将告诉大家一些实用的技巧，让主治医师们能在传授知识时激发学生的求知欲。所谓"形象化"，指的是主治医师们在教学时，能把知识点放到实用的场景中去展现，而不仅仅只是枯燥地讲解。"参与"指的是让学生尽快地将知识带入实战去应用，在这过程中，他们可能会犯错或困惑，但也会由此收获更多的心得。"实用性"指的是教学的内容应注重临床应用，能对学生未来的工作大有裨益。需要注意的是，能使一个人获益良多的教学未必就对另一个人同样实用，因此，教学要注意灵活性。在本章中，我们也将告诉大家如何发掘对不同学生有用的知识点。在第三章中，还将进一步讨论面对医疗团队中的年资差异，在教学中如何游刃有余。

　　掌握"临床教练"的这四大"法宝"，将帮助主治医师们实现四个阶段的转变，并最终以学生的自我实现作为目标。

❖ 教师成长的不同阶段

　　第一阶段："我只在乎我自己"

　　在教师成长的第一阶段，他们关注的焦点往往置身于自我。经历了对于酸碱平衡还一无所知的懵懂阶段，时光荏苒，主治医师们的学识也随着时间的流逝而渐长。为了证明自己的能力，同时也能"镇得住"学生们，主治医师们开始走上教学之路。你总对那段医学院校的日子还留有印象吧？坐在医学院昏暗讲堂的后面，听着台上的教授们叨念着酸碱平衡的细节，氯离子通道、氨基、醛固酮逐个登场。那时的你，可能对自己说："天啦，这些玩意看起来真是麻烦，我只要能喝到果汁就得了，还需要管它是怎么榨出来的吗？……我大可以先应付应付考试，将来有机会再细细研究也不迟嘛。"在接下来的几年里，你可能依旧重复着相同的内心对话，但潜移默化中，你最终掌握了这些知识点。为了展现你自己渊博的学识，你当然需要一批作为观众的学生们看着你在白板或黑板上奋笔疾书，滔滔不绝地讲授 Bartter 综合征和 Gitelman 综合征的区别。当你洋洋自得之时，很可能，坐在下面的学生们正心想着："天啦，这些玩意看起来真是麻烦，我只要能喝到果汁就得了，还需要管它是怎么榨出来的吗？……我大可以先应付应付考试，将来有机会再细细研究也不迟嘛。"第一阶段的教学大体如此：教师们一个劲地展示自己的学识，对于学生们的反应却浑然不觉。

第二阶段："我的感觉很重要"

尽管你最初的教授效果不佳，但总归你会听到一些感激的话语，比如一些学生会说："谢谢您能教我们一些东西。"其实，细品之下，这样的感激平淡得和"感谢您注意到我们的存在"有着七八分的相似度。这真是我们这个时代的悲哀，越来越快的工作节奏和越来越繁重的临床压力让临床教学越来越萎缩。感激的言语终归让人心情愉快，也为我们随后的教学提供了动力，至少，教学得以延续。这阶段的教师因学生的感激而感觉良好，仍很少会去关注学生的表现。

第三阶段："为了奖励"

在你获得了足够多的感激之语以后，你得到一些教学奖项的提名。虽然缺少基金和研究，主治医师可能会兴奋："这可是我升职称①的好途径呀！"获奖的感觉激励着主治医师进一步注重教学。这自然很好，但唯一不足的是，你的教学依然注重的是自我感受，教学让我感觉良好，而把学生们的表现晾在一边。可以把第二阶段和第三阶段合并为受公众舆论影响的自我驱动阶段。有一位艺术家说过：艺术家一旦为了迎合大众口味而创作，他们做出的就不再是艺术品了。无独有偶，临床医师们在潜移默化之间会慢慢学会教学：他们开始讲授学

_____

① 很多美国教学医院的职称体系临床、科研、教学是分开的，根据医生工作侧重点的不同，可以在不同的体系得到晋升。——译者

生们想听的东西，而不是自己觉得学生们需要听的东西。换一种说法就更好理解了：如果你是教练，光让你的运动员们每天训练冲刺时的呼吸动作是不够的，尽管这是在实战中必不可少的技巧。

第四阶段："学生们的表现决定了一切"

然后就到了第四阶段：临床教练的境界。首先来想象一幅临床画面：某一天，当你在病房转角或医院大厅的尽头看到自己曾经指导过的学生正在麻利地为患者做出正确的处理，而当初让他们具备这些能力的人正是你。此情此景，没有掌声响起，更没有谁为你颁奖，甚至没有人知道这一切的缘由。但你知道，你传递给学生的一些东西，在未来的日子里，让他们有能力去治病救人。这就是第四阶段。这个画面在主治医师们脑海中印象越深，他在临床教育实践中的应用也就越得心应手，也会得到更好的收益。让你所从事的教学事业能够对学生们产生深远的影响，正是第四阶段的核心所在，也是医院里的教学有别于课堂教学的之处。要到达第四阶段的境界，需要转变临床教学的理念，不要把临床教学当成单纯的知识传递，而要将其聚焦于学生的表现。记住：你要当的是临床教练！

❖ 激励的技巧

医院的教学有着不同寻常的许多特点，其中之一就是教学的环境。病房里面，人人都忙得像一阵风，为了患者，每个人都有需求：护士需要你赶紧开医嘱；社工①需要等待出院患者的各种表格和出院指导；药剂师需要患者的具体信息以便正确发药；而医院管理部门又要求出院必须要在上午 11 点之前办妥、从重症监护室出来的患者必须立即协助转科、急诊科的会诊必须要在一个小时内完成。住院医师和学生们每周在医院里的工作时间接近 80 小时，他们常常是又累又饿、难以准点吃饭，他们试图让所有人都满意，同时还要为未来担忧

---

① 社工（social worker）是美国医院医护团队的重要组成成员，负责患者的健康教育、社会保险、出入院管理、转诊等工作。

（我能顺利通过执业医师考试①吗？我请谁来帮我写推荐信②呢？我的申请按时递交了吗?）。搞定所有的这些事情后，住院医师和学生们很难再剩下点精力来学习了。置身于医院，在你还没有开始进行教学活动时就已然面临着想不到的挑战，因此，如何激励学生们学习是不可或缺的一个环节。

　　激励学生学习的第一步是认识和处理好自己的一些情绪，有些情绪的产生会遏制你激励学生的念头。比如你会不自觉地想："我真的需要去鼓励学生和住院医师好好学习临床医学吗？要知道，学好它可是用来救病人的病啊。"就好比国家橄榄球联盟的教练需要去激励年薪 500 万的首席接球手在赛场上好好接球吗？不需要。但是如果教练不这么做，接球手就可能会发挥失常输掉整场比赛。主治医师需要激励学生学习医学吗？不需要。但如果不这么做，学生的表现可能就会差强人意，病人的医疗质量也随之受影响。因此，对于是否需要激励学生学习这件事情上，我们的答案不是"需要"，而是斩钉截铁的"必须"！

记住学生的姓名

　　有一个神奇的字眼，可以让你的激励更有效。对任何人，任何社会，或是放眼历史上任何时候，这个字眼都是同样的有效。这个充满魔力、令人鼓舞的字眼就是——对方的名字。

　　在对话中反复提到对方的名字绝非冗事。我们不妨来看一段发生在病房里的对话：

　　"保罗，假设你收了一个血红蛋白只有90g/L的患者……当然啦，保罗，你会得出一个贫血的诊断的。太对了！然后保罗，你会检查铁蛋白，好的，结果是……振奋人心的结果，是吧？保罗，你给患者做直肠指检是为了排查消化道出血是吧？……保罗，我想对你说，你真是太棒了，保罗！"

　　团队里的其他成员听完这些此起彼伏的"保罗"，估计该寻思："谁是这个变态的保罗？"。但那个叫保罗的学生可不会这么觉得，他

---

　　①　美国的执业医师考试（boards）分为三个阶段，医学院期间需要通过第一、二阶段，实习期结束后完成第三阶段的考试。

　　②　住院医师申请专科医生（fellow）培训、医学生申请住院医师项目都需要有教授写推荐信，并按要求时间递出申请。

会想："这个老师真好，评优秀教师时我可要投他一票！"瞧，如果你想获奖，这就是个再简单不过的窍门（如果你单纯地对第三阶段感兴趣的话）！只要你在医院或医学院里四处走动，亲切地叫出学生的名字，不出一年，你就能获得教学奖。

说出别人的名字怎么会有如此魔力呢？当你在对话中称呼学生的名字，学生会感觉到自己被当成一个独立的人受到关注，而不是老师周围的一个无关紧要的小角色。名字这个看似简单的字眼，是稳固教练和运动员关系的必要条件，它传递了一个重要信息："你对我很重要，我十分器重你，所以我记住了你的名字。"

病房是个相对落寞的场所，许多初来乍到的学生和住院医师往往会感觉很失落。只有让他们知道你关注他们，他们才会对你的教学感兴趣。实现这关键步骤的最佳捷径就是说出他们的名字。

你可能会为难："这听起来不错……但是，我实在不擅长记别人的名字。"好的，这里我就告诉大家"演技大师"的第二条秘籍：你完全没必要记住每个人的名字，你只需要记住其中一个人就可以了。每天教学时，你可以从学生开始，尽可能多地称呼他的名字，当查房告一段落之际说："保罗，我今天对你的提问挺多的了，要不你点个名，我再问问团队里的另一名学生？"这样，保罗就会提供给你一个新名字。看，这没那么难吧？即便你记不住所有团队成员的名字，也会有人帮你提供名字的。

身体接触

激励的第二要点是合理运用身体接触。可别忘了我们所辅导的学生是在和我们完全不同的娱乐环境中长大的。在我们那个年代，享受的娱乐生活都是"活生生"的：到音乐厅听现场弹奏的交响乐，到剧场看话剧和音乐剧，到现场看体育比赛。而我们的学生，却是在"屏幕"面前长大的。DVD、电视机、电脑……各式各样的屏幕充斥着年轻一代的娱乐生活。任何时候，当他们觉得某项娱乐变得无趣或令人反感时，他们只需要换个频道、离开房间或者投入另一项活动（比如说玩玩手机之类的）。学生会把这种娱乐生活中"躲在屏幕后"的感受带入病房生活中，面对主治医师（娱乐提供者）时仿佛也隔着一层"保护屏"。我们在病房里常看到这样一幅场景：主治医师站在一边，其他的团队成员在离主治医师一米开外的安全距离处围成半圆形。如果你在查房过程中看到一个学生打电话或玩他的手机时，千万别觉得自己委屈，要知道，你的学生只是躲在"屏幕"后习惯性地"换频道"。

掌握了称呼名字的技巧后，激励的下一步骤就是"打破这层屏幕"了。如果你在病房的一间小会议室里小讲课时，别老站在白板或黑板前面，试着在房间里走来走去，然后你会发现：学生们把病情记录本放回口袋，手机也纷纷被收进皮套中。房间里的士气大幅提升了，而这士气正是你激励学生所必需的。如果你在病房查房，不妨试着跨越你和学生的安全距离，尝试离他们更近的位置。尽管可能安全距离会在不久之后重新形成，但你和学生之间的"保护屏"会暂时被打破，团队所需的士气也会因此油然而生。

掌握恰到好处的身体接触。简单地握个手，表达对工作的肯定；轻松地拍个肩膀，传递鼓励的力量。这些看似平常的身体接触，却暗含了你想告诉学生们的信息："嘿！你可真是我的得力干将！你也别把我当成一件摆设，我是你的教练！"，恰到好处的身体接触是令人鼓舞的。学生表现出色时，身体接触所带去的赞赏可能超过言语的鼓励，而学生遇事不顺，正逢沮丧之际，温柔地拍一下肩膀，会给他们带去更多的力量。尽管有人把握手当作一个陋习（比如会传播病菌），我并不认为要将之彻底丢弃。由此，我们还可以提醒自己和学生们养成勤洗手的习惯。最后，其实不用我多说，在身体接触方面，要注意分寸，我们都知道有些部位是不能随便接触的。

随着在病房里当教练的时间积累，你总会遇到一些特别的学生，他们不想成为多能干细胞。他们可能会提前锁定职业和专科，比如骨科或者其他一些与你的专业相去甚远的专科。他们带着"当骨科大夫不需要知道那么多内科知识"之类的想法来到你面前，这的确令人沮丧。问题是："对这样的学生我该怎么办呢？我是不是干脆就简单地对他们不闻不问，把精力放在那些将来可能从事内科的学生身上呢？毕竟，学不学是他的问题，不是我的问题。对吗"？当然不对。这一类学生，其实比其他学生更需要一定的内科学框架，这可能是他最后一次系统地学习内科，并且，内科学框架越完整，他将来越有可能成为一名优秀的骨科大夫。可是我们又该怎样去激发对内科不感兴趣的学生的学习热情呢？

吸引

　　行之有效的办法是吸引。学生们都会有这样的感觉：我想事先知道你教的东西合不合我的胃口。我们拿一段发生在病房里的对话来举例子吧。

　　"史蒂夫，你告诉过我你想当一个骨科大夫，是吧？"

　　"对。"史蒂夫的双手仍交叉放在胸前，但眼中闪过一阵兴奋。

　　"这很好。听着，我们来想象一个场景……3 年后的一天，星期五下午 5 点钟，你在骨科病房里忙碌了一整天，处理了好些精彩的病例。你很兴奋因为晚上还要和家人共进晚餐。你憧憬过这样的画面吗？"

　　"是的。"史蒂夫的笑容中透出一丝即将成为住院医师的紧张。

　　"好吧，接着想象一下，当你刚准备迈出医院大门，呼机响了。你的一个病人，62 岁女性，髋关节置换术后，突发快速房颤。嗯……你该怎么办呢？你有两个选择。第一个选择：你可以找内科会诊，但这可得等上好一会。真不知为什么，每逢周五下午我总有一堆的会诊。这就意味着，你可能得取消和家人共进晚餐了，然后再眼巴巴地等我。第二个选择：在接下来的 5 分钟，我会教你房颤的心率控制和抗凝治疗。这样，以后工作中你要真遇到这事，你就可以自己搞定，然后开心地回家和家人聚餐了。聪明的你，选择哪一个呢？"

　　"嘿，这听起来不错，教教我该怎么去做吧。"史蒂夫的脸上洋溢着兴奋。

　　医院里医疗团队的一大特点就是团队成员各有千秋。有些学生喜欢内科，希望成为内科医生，而有些学生想从事别的学科。即便同为内科住院医师，各自的职业规划也不尽相同：有人想从事普通内科，有人喜欢亚专科，还有人并不从事内科（如其他专业的预备实习医师）①。内科对于每个人都有"吸引"之处，关键是要让他们体会到所学终归会有所用，保不准将来哪一天就用到了，以此来激发他们的学习热情。

　　不过，我们在教学中怎么能够兼顾所有的不同呢？关注想从事骨科的学生将来可能用得上的内容，是否会疏远了其他团队成员？不会

---

　　① 美国很多专业的住院医师培训项目要求有 1～2 年的内科实习经历，如神经内科、麻醉科、放射科等，这些其他专业在内科的住院医师称为预备实习医师（preliminary intern）。

的。尽管人各有异，但从众心理会从中作祟。就好比当狮子盯着一只羚羊时，恐惧会弥漫在整个羊群上方。病房里的"吸引"也是如此，当我们描绘出某个成员将来学以致用的场景，其他成员也会感同身受，并暗自揣摩他们自己未来工作中的类似场景。因此，团队里的每个人都会感受到激励的力量。

但是，遇到那种看上去没多大用处的知识，你又当如何讲授呢？比如，有的老师会困惑："我想讲点朊病毒病，但我实在看不出我的哪个学生将来会用到这知识点。那我该怎么办？"我的答案就是："那干脆就别讲这个了。"毕竟，我们作为教师，和病房团队的相处时间有限，我们不可能面面俱到，总有一些细枝末节需要舍弃。你也可以根据实用性来进行取舍：讲授将来能用得到的知识，这样既能激励学生，又能避免自己时间和精力上的浪费。

❖ 具象教学，激发兴趣和增进记忆

在前一段话中我们提到，最行之有效的一种"吸引"就是描绘将来学生在应用目前所学技术和知识时的场景。吸引很重要，因为它激发了学生学习的热情，并能把教学的重心放在实用性上。但若你在教学中引入太多的假设，游离于想象和现实之间时，把握住具象教学的原则更加重要。一个善于应用具象教学的教练，生动的教学过程能够令学生们身临其境，无需亲身经历便能掌握某些知识和技能。无论在表演艺术、音乐还是体育界，许多大师级的教练都深谙此道："在脑海中练习"。也正因为此，后台的演员和更衣间里的运动员们在上场前，往往会闭目思考，身体晃动，他们在想象着自己即将表演的舞步或运球的动作。

内科的操作技能不像外科那么多，但这一部分内容的讲解就是利用具象教学的绝佳场合。在学生们真正开始操作之前，让他们"看到"每一步操作细节是至关重要的，就好像他们自己正在护士和助手的帮助下进行操作。这样的效果如何得到呢？提问的艺术就是具象教学的原动力。

我们不妨来看一段锁骨下深静脉穿刺的具象教学过程吧。

"瞧，你正在做操作的准备，给患者铺巾了。你不需要实际操作，先好好想象一下。怎么样？看到了吗？嗯，很好。看到你的操作托盘放在哪里了吗？它长得是什么样的？看看托盘上的东西少了什么，有哪些是你操作时要用得到的？如果少了那样东西，趁现在赶快去拿一下。"

"好了，你现在正在找体表标记了吧？想想你是在铺巾前做这个还是铺巾后才做呢？然后你要消毒了，看到你自己在倒络合碘了吗？很好，你该注射局部麻醉药了，你要往哪里注射？你打完麻醉后怎么处理注射针呢？你导入探针时自己身体的姿势舒服吗？你能够得着托盘上的物件吗？如果你好容易探到了静脉，却要换姿势倒腾半天去取托盘里的穿刺针，岂不是很郁闷？"

"呼机响了，唉，是谁这么讨厌？好吧，找个人替你去回复吧。不过，在你操作前就把呼机转交给别人是不是会更好呢？"

"现在你把穿刺针放进去了，看见回血了吗？暗红色的，是吧？太棒了，这说明你穿刺的部位是静脉。好了，该怎么放入导丝呢？你看到导丝末端的 J 字形折角吗？把 J 字形折角朝向心脏的方向，这样导丝以及随后放置的导管就会顺势朝向心脏方向，而不是冲着头部方向……好了，我们把导丝放进去了。看看你自己在移开穿刺针的时候是不是固定好导丝了呢？要是导丝被一起移走那可就要白干了。"

　　具象教学的应用可不仅仅限于操作流程的培训。如果在教学话题中引入尽可能多的学生将来应用时的场景，场景中的细节描绘得越详尽，留在学生脑海中的记忆就会越深刻，而深刻记忆是学生达到第四阶段表现的必备条件。要是学生只是在教学现场记住了知识点，随后几天就忘得烟消云散，那么我们的教学就变得毫无意义可言。如果没有合适的记忆场景，长期记忆的保留着实是个问题。在本章的后面，我们将抛砖引玉地讨论几个构建记忆场景的例子。当然大家可以凭自己的聪明才智自由发挥，要知道：具象教学要有主治医师自己的艺术风格。

　　值得重视的是：我们构建的记忆场景要带有正面色彩。正面色彩将导向正确的结果，而负向的记忆场景将会导向错误的结果。绝大多数学生和住院医师害怕失败，而由于缺乏自信，他们对自己的预期又往往是失败和错误，这会给他们未来的实践留下阴影。就好比一个高尔夫球手大杆一挥，球不慎掉入水中，然后叫嚷道："我刚才就觉得不妙，预感到球要掉水里了。"真可能就是这样，如果你的脑中印刻着失败的印象（击球入水），行为就会悄悄跟随。我们临床教练的任务就是保证具象教学的正面引导——这不是说我们不应该让学生们"看到"临床任务中的陷阱和可能会犯的错误，我们将它们呈现在学生们面前是为了他们将来避免曲折，直接迈向通往成功的康庄大道。

你可能会暗揣："我有那么多闲工夫整天琢磨这些场景吗？"如果你尚处于第一阶段，把教学过程当成展现自己渊博知识的时候，答案当然是否定的。但当你把学生们的表现作为教学的目标时，你将会释然。你不会被太多的细节所束缚，愿意多花些时间来构思合适的场景了。这样，当你教学后，学生的记忆加深了，表现也就更加优异了。

❖ 发现学生的不足之处：方法得当很重要

理想的医院文化是：人人都敢于承认自己的过失，并能够从不足中汲取经验。这样的氛围能保证患者的安全和医疗质量。"不责备"文化的基础是认识到医学实践尤其是医学培训阶段，犯错在所难免。出现错误时，我们应该把重心放在如何分析错误和避免类似情况的发生上。

作为教练的技巧就在于能够敏锐地感知可能发生的错误和应用中的陷阱，据此在讲授知识和操作时能够适时地提醒。这不是主治医师知识多少以及是否伤及自尊的问题，而是经验之谈。毕竟医生都是从学生和住院医师阶段过来的，都曾经亲自犯过或熟悉类似错误，这些过来人的经验可不像大段大段的医学知识那样，可以轻易地从课本中学到。

好的体育教练可不会光给队员们念完一段剧本，就酣然结束一天。绝不是这样的，她在传授进攻方技巧（剧本）的同时，还会告诉队员们防守方为阻止他们得分可能用到的策略。同样的，在临床训练中，我们在教学中也应该帮学生们挖掘出隐含的常见错误和应对措施。

关于"预见性"有一句有名的论断：很少有人能在危机真正到来之际依旧存有超人般的洞察力，相反，他们往往表现出惊慌失措。在星期五的下午，一群学生听完一个小时的有关低血压的讲座，他们能对低血压的原因脱口而出。在传统的教学模式下，记住知识或者通过考试也就意味着成功。但有经验的临床医师们都清楚，要是刚值班的住院医师在凌晨 2 点的值班室被呼机叫醒，让你处理低血压的患者时，你能依然保持清醒的头脑作出恰当地处理就不那么容易了。这位值班大夫很可能急忙地冲向患者床旁，一头雾水地盘算着是不是该找"值班大夫"来看看，然后沮丧地意识到：自己就是"值班大夫"了。临床教练们必须预见到在危急关头的行为落差，并在平时的训练中有计划地弥补可能的行为落差。这里有两个好办法：①教学不必过细，注重方法的传授；②构建住院医师们可能会面对的真实场景。

❖ 促进知识技能保持的技巧

在医学教育中有一个错误假设：知识传授了，学生们就该记得住（如图 1-1 中的线 1）。而事实上，和其他所有的事情一样，知识的记忆总是在衰减。这就是为什么一个人在高中学了三年法语，多年以后，他嘴里能冒出的法语可能只剩下"我爱你"和"卫生间在哪里？"。

临床教练需要意识到医学生在多年的学习中已经养成的学习惯性。他们在大学的学习就像贪食症患者，在学期开始的很长一段时间无所事事，经历着知识"饥饿"时期，然后在期中或期末前一顿"饕餮"，在考试中捧着"吃撑"的肚子一阵倾吐，接下来的日子中依旧"肚中"空空如也。这种课堂填鸭式的授课仅能帮助短期记忆，显然不利于真正掌握知识和技能。虽然大多数医学院校已经进行课程改革，更注重主动学习、计划学习和长期记忆的学习，但临床教练仍需要有充分的心理准备，许多医学生进临床时，脑中的"存货"并不多。

即便他们心中尚存不安，当他们在白大衣的口袋里塞满各式各样的卡片、书本和应急策略（诸如《病房生存手册》）之后，不安情绪也就烟消云散。学生仍习惯于对知识的记忆，而不重视对方法学的理解。由于对不正确的学习方法的认识不足，学生会不适应临床教练新的教学方法（侧重方法而非细节），最终教师的教学效果难以发挥，学生的表现也难以提高。就算临床教练们步步跟随，一不留神，学生们还是会继续转向知识记忆的老路子。临床教练们要认清这种行为模式，并引导学生们走向理解记忆的佳径。

如果我们在临床教学中着眼于长期表现，我们的目标绝不是"记忆峰值"的昙花一现（图 1-1 中的 A 点），而是如何减缓衰减曲线。

除了具象化教学外，我们还有其他三种技巧来减缓记忆衰减：重方法而不是重细节，使用苏格拉底式的提问技巧，以及使用高层次的教学组织。

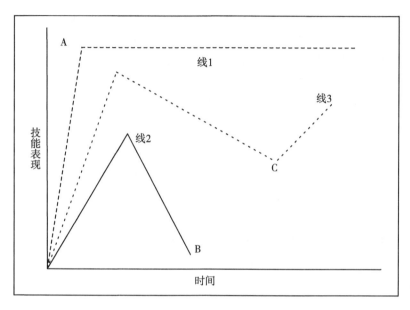

图1-1　技能衰退曲线

宁缺毋滥：重方法而非细节

威廉·奥斯勒爵士[①]言及："医学生的弊病在于他们想学得太多，医学教育者的弊病在于他们想教得太多。不妨授之以渔，告知观察的艺术，然后放手让他们去实践。"（1）临床教练要意识到学生们进入临床学习时，依旧怀揣着基础医学阶段"成功"的学习方法：注重细节，认为囫囵吞枣地记忆临床知识业已足够。在进入临床之前，理论知识的学习都是分门别类的（比如：肾脏疾病只出现在泌尿系统这一

---

① 威廉·奥斯勒爵士是20世纪医学领域的大师，开创了现代医学新观念与新里程，是现代医学教育的始祖、临床医学的泰斗，尤其强调医学的人文与教养。时至今日，他仍是医界的典范。——译者

章），知识的框架有着明确的界限（学生们只需要知道课堂上的内容，至多再学习一下参考读物）。分数"A"和"B"之间的区别不外乎是记忆细节的详尽程度，学生们形成一种心理错觉：每个教学内容短期内都能学好并且能被记住。而病房里的教学却是别有洞天：知识是没有限定范围的（你不能因为这个患者的疾病你没有学过而抱怨这不公平），并且在一个患者的救治过程中常常需要应用到多个知识模块（比如一个患者同时存在肺部、肾脏和心血管疾病）。这样的结果就是：你需要记住很多东西，但你要想记住每一个细节是不可行的。即便你要想记住每一个细节，其记忆的结果只会像图 1-1 中的线 2 那样迅速衰减，难以实现长期记忆（图 1-1 中的 B 点）。了解这一点在医院的医学实践中尤其重要，我们接触到的疾病常常涉及多个脏器，并且我们见到的"典型"疾病常常表现出"不典型"的特质，和学生先前的认知大相径庭。

作为临床教练，我们需要认识到学生们的这种心理状态，并引导他们把学习的重心放在提高临床能力的策略上，也就是掌握理解疾病的方法。首先我们尝试少讲一些，果断丢弃掉那些细枝末节（第一阶段的教学水平），花时间来琢磨形象化的教学，并用心去体会学生是否真正理解了这些方法（而不仅仅是记住了知识）。

至于知识的细节该怎么办？临床教练们可以指派一些阅读材料给学生，让他们在空闲时间给自己的知识框架添砖加瓦。作为教育者，我们要对自己的能力有一个真实客观的评判：即使是最棒的主治医师也不可能记得比书本或者网络还要详尽。教科书有助于帮助学生们同步临床上的教学内容，回味和复习之前未能充分理解的概念，并提供其他深化学习的信息。在课堂教学中，教师的教学节奏不能实现教科书的功能（2）。因此，让教科书来为你补充细节吧，我们临床教练要做的就是授之以渔，把方法教给学生们。在本书的第 5 章，我们将讲解如何指导学生进行阅读。

提问的技巧：苏格拉底式的提问

首先我们要弄懂什么是苏格拉底式的提问。苏格拉底式的提问不是用来了解学生们知道些什么、不知道些什么的突袭式提问。这种提问方式，有人称之为"创伤式苏格拉底提问"，会带来巨大的精神压力，学生们的精神活动也由脑回和海马（主管理解和记忆）转向杏仁核（主管进攻或逃避）。这种方式对于能力的提高而言并无成效，常常只是浪费时间：如果学生们知道问题的答案，那么提问就毫无意义；如果学生们对提出的问题毫无感觉，你提问的时间倒不如用来自己回答问题。"创伤式苏格拉底提问"的支持者常会辩解说这是一种激励手段，保证住院医师在读书上花时间。这种假设的前提是住院医师要读关于医学的一切书籍（以便准备回答各式各样的问题），这根本就不现实。事实上，住院医师无法预测提问的内容，所以用这种方法来验证他们是否学习并不准确。再者，这种方法造成精神紧张，使阅读变得痛苦不堪，根本谈不上激励可言。其结果就是：学生们反而会学得更少，病房里弥漫着一股令学生们憎恨的羞辱气息。

真正的苏格拉底式的方法可以在柏拉图的著作《美诺篇》（3）中找到。这个方法并不是为了弄清学生们的学识水平，而是通过与概念紧密相连的提问，让学生们对知识的认知水平从基础逐步进阶到更高层次。我们可以把这种方法想象成"神经元连接"：每一个神经元代表一个概念，每一个突触代表各个概念间的联系，这样的话，每一个苏格拉底式提问的问题相当于构建一个突触。我们提出的问题要能够凭着直觉就能回答（答案诸如"当然是这样"或者"不是吧，那可说不通"之类），这样学生就能毫不费力地将两个概念联系在一起，而不是一味回忆知识。也正由于这些问题凭着直觉就能回答，学生们也不会把精神活动集中在杏仁核上（造成压力，主管攻击或逃避）。

苏格拉底式的提问方式有两个好处。其一，当所学的知识记忆进入衰减时期（图 1-1 中的 C 点），学生们可以通过问题让遗忘中的知识点再现于脑海之中，巩固了正在衰减中的记忆（图 1-1 中的线 3）。其二，当一个真实中的病例并非"典型"之时（比如，多脏器功能衰竭，或者由于诸多的临床合并症改变了疾病的本来面貌），这种方法能让学生们学会在一个复杂病例上深入分析某个临床问题（比如肾损伤），发掘出该患者独有的疾病特征。

在医院的教学背景中，使用苏格拉底式的提问得益于病理生理学的把握（参考例子详见本书第二部分中的低钠血症）。这样又有两个附加好处：其一，它引发了学生对此前学过的病理生理学的再思考，把临床现象和科学理解紧密联系（而不是单纯记忆些条条框框）。其二，据此我们能在不同的临床话题间自然变换（参考例子详见本书第二部分中关于急性肾损伤和低钠血症的教学场景；尽管回答有各自的特点，提出的问题却是相近的）。

关于苏格拉底式提问的另一要点就是：错误的回答并不是学生们的过错，其责任在于教练本身。提出的问题需要凭着直觉就能回答，如果学生们的回答是错误的，那么只能说，提问本身有问题。在神经元连接的类比中，一个错误的回答就好比是一次卒中。如果学生们的回答是错误的，作为教练的你可不能简单地说出正确答案就匆匆继续讲课，你需要做些神经元的"修复"。教练需要退回到三、四个问题之前重新来过，然后再提出先前被答错的问题（这次学生们的回答应该就会是正确的了）。在使用苏格拉底式提问时，一次提问最好针对一个学生进行，这样可以引发这位学生一系列的连续思考，从而把不同概念串联在一起。你不必担心会忽略了其他学生，那位学生的回答会引起他们的共鸣和思索，同样可以建立概念间的联系。用苏格拉底式提问对一个复杂问题进行分析时，初始和浅显的部分可以提供给年资最浅的学生，随着分析的深入，较为复杂的部分可以留给年资较高的学生（参考例子详见本书的网络部分关于心电图的教学场景，网址为 www. acponline. org/acp_ press/teaching/）。

高级教学组织

初来乍到的学生都对自己记忆临床知识的能力充满信心。短期看来，知识的记忆富有成效，但随着时间的推移，记忆终将淡化。此时，若是没有更好的教学安排帮助他们知识的记忆，学生们就会采用死记硬背的方式来学习。在另一本医学教育丛书《临床教学方法》(2) 中，我们讲述过舒尔曼的教育学理念，从中我们体会到：高层次的教学组织方法比如字母缩写、技巧记忆、运算法则和图表解析等，对于记忆中的知识构建大有裨益。这些方法之所以"高级"，因为它们源于此前经验的总结。它们是一种"教学组织方法"，因为它们能够把复杂的想法穿插连接。本书第二部分中有不少教学场景都体现出这种方法。高级的教学组织方法卓有成效，它能帮助学生们理清思路、形成方法和构建鉴别诊断，而且不仅仅限于他们的培训阶段。高级教学组织方法没有"对错"而言，它应该量体裁衣，根据学生的兴趣和背景设计适合他们的方法。找寻属于自己的高级教学组织方法也是作为临床教练的艺术所在。看完本书第二部分的教学场景，希望你能从中获益，发展属于自己的方法。

❖ 合理分割培训内容

临床教学好比建房子，我们需要理清不同的工序。在病房教学中合理分割培训内容尤其重要，因为我们在病房的教学的时间并非固定，视日常工作状况有长有短，如果我们预先设计好每个培训内容的自然"休止符"，就能在临床教学的讲解中收放自如，即便某个内容没讲透彻，也能自然将遗留部分过渡到以后的讲课内容中。具体例子见本书第二部分"酸碱平衡"的教学场景以及第三部分心电图的教学场景（见 www. acponline. org/acp_ press/teaching）。这可能和大多数老师的习惯不同，他们通常希望自己的讲座能够有头有尾，并且包罗万象（这只是第一阶段的教学习惯）。但在现实的临床工作中，能够完整陈述完一个话题的机会并不多见。病房工作的不确定性使得提前准备培训内容中的自然"休止符"尤为重要，这样，当意想不到的状况发生时（比如患者情况突变），你可以毫不突兀地结束今天的讲课，再把剩下的内容顺利过渡到今后的讲课中。

要想达到这样的"功力"，临床教练们需要事先发现讲授内容中的自然休止符，避免由于意想不到的终止使得自己讲授的内容支离破碎、毫无逻辑。学习行为的一条重要原理就是：知识和技能的传授方法不同，它们在学生脑中的印象亦有不同。脑子对于知识的接纳好比在课堂用纸和笔记笔记，每讲授一点内容，纸面上就多一行文字。这个过程不像用电脑记笔记，能够根据喜好将内容方便地剪切和粘贴，重新组合。毫无组织或者随心所欲的知识讲授会导致学生们的思维混乱。有时，尽管临床教师的讲座经过很好的预先组织，学生们可能会迫不及待地想更深入了解，或者不合时宜地提出一些相关问题。此时，临床教练需要把握教学进度，保证教学内容的连贯性，尽可能按照预先设计好的方式传授知识，以便学生们今后能够更好地回味所学的内容。此处再次显现了教学方法和技巧的重要性，我们会在本书第二部分"酸碱平衡"的教学场景中继续陈述。

　　将教学内容有机分割，不仅使得教学更适用于病房工作的节奏，同样有助于学生们对知识的记忆。在不同知识点之间的自然"休止符"，恰好也是教练们通过提问和布置任务来检验学生知识掌握水平的好时机。如果学生对于基础知识的掌握不尽如人意，教练应该引领学生回头"翻炒"一番，而不是急于进入下一阶段的学习。

　　如果两次知识点之间的讲授相隔了好一段时间，在下次教学之前，不妨花上两分钟时间回顾一下此前的知识点，这样才能保证知识点能在学生们的脑海中沿着正确的轨迹"铺设"。（详见心电图的教学场景 www. acponline. org/acp_ press/teaching）。

❖ 检查学习的效果

　　这一部分内容中，我们所讲述的"检查学习的效果"并不是评判学生们的表现，而是根据学生们的表现评估临床教练们的教学成效。在不同知识点之间的自然休止符之际，我们要确保学生们已经掌握了此前的知识点，然后再继续我们的教学进度。评估知识掌握的方法有很多，临床教练们感悟出属于自己的方法也是教学艺术的一部分。在此我们抛砖引玉地提出四种方法来检查学习效果：①提出试探性的问题（非苏格拉底式）来了解学生们对知识的掌握（见下文）；②让学生们把知识应用于相似的临床任务中（详见心电图的教学场景 www. acponline. org/acp_ press/teaching）；③让学生们用所学内容来分析新的临床资料（详见本书第二部分"酸碱平衡"的教学场景）；④让高年资学生（住院医师）向低年资学生（医学生）讲解一遍相同的教学内容。

采用非苏格拉底式的问题来试探学习者的掌握情况

　　非苏格拉底式的提问方式有助于减缓知识和技能的衰减曲线，我们采取这样的提问方式往往出于两个主要目的：①通过提问了解学生们对于某种疾病或概念认识的基线水平；②评估学生们对于讲授内容的掌握程度（从而评估临床教练的教学成效）。无论是出于哪一种目的，重要的是千万别让提问给学生们带来压力，否则"攻击或逃避"的冲动会影响学生的发挥，我们就很难真实评估学生们的掌握水平。

要想了解学生的知识水平又不给学生压力，提出的问题应相对宽泛，比如"你是怎么看待这个问题的?"、"根据你已经了解的知识，你有什么好办法来解决这个问题吗?"，回答这样的问题就不会有"对错"之分，学生会说出他们的所见所想，即便是一些不正确的想法。宽泛的提问技巧能让学生们在形成答案之前就充分思考。当我们出于第二种目的来提问时，问题的设计应围绕先前讲授的知识点展开。

重要的是，当一个教师提出一个需要思考或有深度的问题时，他应给予学生充分的时间去思考和准备。并且，一次提问只针对一个学生，当其他组员迫不及待地跳出想要帮人回答问题时，临床教练们应适时阻止，不妨简单地说："谢谢你，史蒂夫，下一个问题我再提问你。这次回答的机会我们还是留给保罗吧。"学生们和住院医师们都是在经验中获得知识，如果主治医师刚提问没多久就揭开问题的答案，或者让其他成员插手某个问题的解答，被提问的学生会：①为了抢先回答问题而胡乱猜个答案，这样的话，不利于客观评估学生对概念的理解程度；②自己无需去花费心机琢磨下面的问题，因为根本没有足够的时间去思考。后者常常表现为，主治医师点名回答问题时，学生们就简单地脱口而出："我不知道。"面对此景，主治医师应该反思自己揭秘问题的答案是否太快了。每个问题提出后，至少应有5秒钟的停顿，保证回答者能有足够的思考时间。

错误的答案往往比正确的回答更有助于评估学生的理解水平。当听到错误回答时，主治医师应避免迫不及待地揭晓正确答案。其实，这正是一个深入分析的绝佳时机：错误的回答提供了一次剖析症结所在的机会。敏锐的洞察力有助于探究学生们得到错误结论的心路历程（详见第二部分"抗生素"的教学场景）。当我们深入分析出了症结所在，就能对症下药，从根本上纠正学生的错误认知。

临床医学的关键在于对疾病的理解，它不是猜心术。切勿提问类似"你们知道我是怎么想的吗?"的问题，不如直接告诉学生们你的想法。

让更多的人去教学：指数式的放大效应

让高年资的团队成员给低年资的团队成员教学，是一种行之有效的办法，有助于解决病房里医学团队所面临的数个挑战。让高年资医生当老师，低年资医生当学生，比起同时面对一群水平参差不齐的学生讲课而言，有助于调和学生队伍中的水平差别。并且，有了这样的风气后，我们的教学就无需在所有的团队成员都在场的前提下进行。比如，当医学生上理论课或者轮休的时候，主治医师完全可以只给团队中的住院医师讲课，并嘱咐他们再把讲课的内容传授给医学生。当主治医师不在场时，住院医师可能也会对医学生进行额外的辅导，使得主治医师们的教学成效事半功倍。当主治医师在场时，他也可以坐在会议室的后方，一边签医学文书和账单，一边听住院医师如何给医学生讲课。

观察一个学生讲述某个知识章节，无论对于临床教练还是听课的人而言，都能清晰地了解授课者对知识的掌握情况。不清晰或者遗漏的知识点都将一览无余，由此可以很好地评估临床教练的教学技巧（哪些内容讲透彻了，而哪些则不然）以及住院医师对此前知识的熟练程度。通过让住院医师教学的方法，主治医师可以选择性地讲授住院医师未彻底掌握的内容。由于住院医师们对自我认识不足，听主治医师讲授基础内容时可能会觉得没面子。比如说，住院医师可能会自以为是地认为主治医师讲授贫血之类"小儿科"的内容对自己毫无帮助，尽管事实上他们可能没那么有能耐。如果主治医师在讲授这方面内容时，在"我希望你听完课能给医学生们做讲解"的氛围下进行，住院医师就会认为这超出了"小儿科"的掌握程度，在听课的时候不感到丢份。

❖ 总结

人的成长依赖于自身的经历。大多数医学生和住院医师来到病房的时候，都以为这里的教学和课堂教学是一样的：老师讲课，学生们求知。但毕业后医学教育认证理事会（ACGME）和医学教育联合会都明确指出，医学实践不仅仅只是知识的获取（4）。医学教育应在多方面的技能上精益求精，如人际交往和交流能力、利用经验探寻未知的能力（以及弥补不足之处的能力）、对医师工作系统的全方位了解，以及对病患表现出无私和关爱。总之，所有这些能力都围绕一个工作的重心：患者照护。从医学生转型为一名合格的医生，意味着要把医学知识和技能转化为患者的获益。物尽其用、人尽其才是我们的目标，临床能力是衡量成功的尺度。主治医师的工作重心就是，应用合理的教学策略激发学生们的学习热情，预见学生们可能走的弯路并帮助学生们避开成长过程中的陷阱，选择实用性的教学内容，让学生们清晰地理解知识点的实际应用，最终，提高学生们的临床能力。

参 考 文 献

1. **Osler W.** Aequanimitas. Philadelphia: Blakiston; 1932.
2. **Skeff KM, Stratos GA, eds.** Methods for Teaching Medicine. Philadelphia: ACP Pr; 2010.
3. **Plato.** Meno. Jowett B, translator. Digireads.com Publishing; 2005.
4. **Accreditation Council for Graduate Medical Education.** Internal medicine program requirements. Accessed at www.acgme.org/acWebsite/RRC_140/140_prIndex.asp.

第 2 章

主治生活第一天：有所盼方能有所获！

Kevin J. O'Leary，MD

Marianne Tschoe，MD

Jeff Wiese，MD，FACP

要点：

- 团队在病房工作的第一天，首先需要在一起制定教师、实习生和住院医师各自的目标，以及团队的共同目标。
- 需要明确自主权和监管之间的尺度，并设立评估的预期标准。
- 初次交流是病房主治医师奠定病房基调的好时机，借此机会，主治医师可以表述正确面对错误的重要性，创建"不责备"的工作氛围，鼓励病房团队成员间的开放式交流和反馈。

不管病房生活是怎样忙碌，在你作为主治医师进入病房的第一天，一定要抽出一点时间和团队成员一起坐下来谈谈，谈谈你对轮转的目标和要求，以及对每个团队成员的期望。这一个小时物超所值，会为你在接下来的一个月时间里节省大量花费在相互误解的解释、学生无故缺席的批评以及各种重复谈话的时间。并且，这样的交流给轮转中期和轮转结束时的评估奠定基础，有助于客观评价每一个团队成员，为他们提供有建设性的反馈。主治生活的第一天，这一个小时是必不可少的，优先于其他所有的事务，当然除了抢救和需紧急处理的事情。最好找一个会议室或医院的某一个安静的角落，表明这件事的重要性，也方便你和团队之间的交流不被打扰并可以深入讨论各种可能的困惑。

在本章中，我们讨论团队建设初期所要面对的五个核心问题：①树立团队目标；②讨论团队组织结构；③为每个团队成员制定预期目标；④描述监管和自主权之间的尺度；⑤增进交流。在主要介绍了这五方面问题后，本章还将宣扬在病房里形成"不责备"氛围，并建立评估预期。

❖ 树立团队目标

将个人目标融入团队目标

依照毕业后医学教育认证理事会（ACGME）和医学教育联合会的要求，住院医师和实习医师的项目负责人早已制定好他们在轮转期间的目标。在轮转开始前，主治医师应该重新复习这些目标。这样做不仅是为了和这些认证团体（住院医师阶段和学校的"娘家"）保持一致，也为了和不同轮转时间的团队保持一致（对前一个月轮转团队的要求同样适用于这个月）。有了对这些轮转目标的把握，我们所教出的内容不至于偏离目标，给学生"挑战权威"的感觉。这种"挑战权威"的行为十分不可取，它可能会在学生的心里埋下藐视权威的种子，最终可能也会影响到你作为主治医师的权威性。

与"娘家"定下的轮转目标保持一致固然重要，为团队制定你自己的目标和计划也不可小觑。医学博大精深，没有哪一个主治医师能在各个领域都成为专家。通常而言，主治医师只是在某些领域有一手自己的绝活。主治医师们当然不能对自己所不擅长的领域不管不顾（毕竟要根据患者的疾病来教学），但他们更应该在自己的专长上好好露一手。承认你在某些方面的经验不足，并花上点时间寻找解答并不丢面子，反而给学生们树立了一种"知之为知之，不知为不知"的治学榜样。扬长，而又不避短，应是我们在每次轮转教学中的坚持。

住院医师的培训项目要求把 ACGME 所规定的能力（1）整合入他们的课程设置（见表2-1），内科实习项目对医学生也有相似的能力培养条例（见框2-1），此外不少医学院对医学生毕业前的能力培养也有类似的要求（2，3）。因为医学生终将成长为住院医师，所有的专科医生也必须对六大核心能力负责，这些能力要求可以作为规范指导建立轮转期间团队成员共同的目标和计划。采取这种规范的另一个好处是它有助于团队成员全方位的能力培养。医学实践能力的培养就像解一个魔方，需要面面俱到（六个方面），只顾上魔方的一个面（如医学知识），忽略了其他几个面，不能拼成一个完整的魔方。

此外，临床教练对评估学生的工具也要了然于心。轮转目标和计划与评估条目具有一致性，评估才是最有效力的。团队中表现欠佳的成员（见第6章）常常把责任推脱给沟通不足，这样的话，他们很难从评估中吸取教训使自己提高。举个例子来说，即便你觉得在内科病房的住院医师和医学生每天看一遍自己的病人是不成文的规定，根本无需言明，但如果你没有明确地告诉学生必须这么去做的话，还真会有学生不把这当一回事，收到评估反馈时解释："啊，我不知道应该要这么做呀"。主治医师在轮转前对评估条例要做到心中有数，了解目标是如何评价的，以便特别关注学生在轮转中的某些表现。

框2-1　实习管理规定的内科临床核心能力

1. 诊断决策
2. 病例汇报
3. 病史采集和体格检查
4. 医患交流和同事关系
5. 临床信息解读
6. 治疗决策
7. 医学伦理
8. 自学能力
9. 自我防护
10. 团队协作
11. 老年照护
12. 基本操作
13. 临床营养
14. 社区卫生服务
15. 在医疗体系中不断进步
16. 职业病和环境医学的了解
17. 高级操作

上述条目摘录自大学内科学联盟：普通内科学会临床实习核心条例，2009.

表2-1 毕业后医学教育的6项核心职业能力具体定义

能力	定义	期望："我希望你做到……"
患者照护	对健康问题做出富于同情的、恰当、有效的处理，并促进健康	1. 对你的患者表现出关爱和尊重 2. 收集必要和准确患者信息 3. 通过患者信息、相关参考、最新科学证据和临床决断做出有根有据的诊断和治疗决策 4. 制定患者诊疗计划 5. 对患者及其家属进行健康宣教 6. 使用信息技术帮助你进行患者诊治 7. 熟练掌握各项操作
医学知识	完善生物医学、临床医学和相关学科（如流行病学和社会行为等）的知识，并将之应用于患者照护	1. 完善生物医学、临床医学和相关学科（如流行病学和社会行为等）的知识，并在自己的医疗过程中展现自己的能力 2. 在患者的临床诊治过程中展现探究性和分析性的诊治思路 3. 了解并合理运用基础医学知识
临床工作中的学习与改进	包括调查和评估医疗行为，评价和应用科学证据，不断提高医疗水平	1. 了解自己知识和经验上的长处、不足和局限性 2. 制定学习和提高目标 3. 制定和进行合理的学习活动 4. 本着提高的目的系统分析自己的医疗实践，为实践能力的提高做出调整 5. 在日常实践中体现建设性评估和反馈 6. 在科学学习中发现、评价和吸取有利于自己患者诊治的经验 7. 利用信息技术来提高自己的学习
人际沟通能力	与患者、患者家属、同行之间的和谐共处和有效的信息交换	1. 和患者及其家属有效交流 2. 和同事有效交流 3. 作为成员或领导者在团队中发挥作用 4. 尽所能帮助同事 5. 保证全面、及时、可靠的医疗文书

续　表

能　力	定　义	期望："我希望你做到……"
职业精神素养	履行职业责任的承诺，对于伦理原则的坚持，对所有患者一视同仁	1. 诚实、富于同情心，尊重他人 2. 放弃私利，一切从患者利益出发 3. 保护患者隐私和自主权 4. 对患者、社会和职业高度负责 5. 无论性别、年龄、文化、人种、宗教、残障和性取向如何，对所有患者一视同仁
在医疗体系下的执业	了解医疗体系的运作，合理利用医疗资源，优化诊疗质量	1. 在医疗体系的范畴内合理医治患者 2. 在医治患者时考虑到成本效益和风险－获益分析 3. 提倡医疗质量管理和优化医疗行为 4. 和不同部门一起合作，保证医疗安全和提高医疗质量 5. 发现医疗体系的不足之处，提出可能的改进方案

学习者的目标

我们在第 1 章中提到过，"吸引"对团队中的每个成员都十分重要，可以大大提高团队的士气。在轮转开始的第一天，主治医师应要求学生制定自己的目标和计划。对于许多人而言，个人目标的制定是一件新鲜事，主治医师要帮助他们制定出可行又实际的目标。比方说，某住院医师一听说要制定目标，往往可能只是干巴巴的一句"我要多学一些"。临床教练要帮他将目标变得更加具体可行，比如直接问他："史蒂夫，这个目标不错，多学一些比起少学一些来说，好得太多了……但是，如果让你选的话，有哪两个器官系统的知识是你最想学习的呢？"再比如说，有学生可能会说："我想学怎么医治患者。"但这实在太缥缈了，临床教练要引导学生进一步具体化："很好，保罗，想学这个来这里就对了。但我问你……你将来想干什么？在轮转过程中，你觉得会有哪些东西对你将来是有用的呢？"

这就好比我们在为一次家庭假期做打算，每个成员最好都把自己头脑中的行程安排说给教练听，这样教练才会更好地带着你去遨游和探索病房生活，将主治医师的目标和学生的目标相结合就是我们的目的地，同时我们也别忘了去观赏沿途的每一处景致。教练的职责就是要保证这些目标的可行性，太缥缈的目标往往难以企及。教练可以和学生分享自己的个人目标，起到模范带头作用，让学生在制定自己计划时少走弯路。

❖ 教学队伍的组织

制定月计划表：休息日和教学日程的安排

住院医师一般都有严格的轮转计划，早已明确值班的周期和门诊日程。主治医师往往无法决定那天是住院医师、实习医师和医学生的休息日，但他们应该在团队教学活动安排时考虑到学生的值班周期。在月初，主治医师就要做好教学计划，把团队成员的休息日预留出来，以保证每个团队成员至少每 7 天能有一个休息日。如果主治医师有权限能安排学生的休息日，安排时需要充分考虑到学生的个人需求。这样做的好处是突显了主治医师的人性化管理氛围：在我眼中，你们不是一个个岗位，而是对我而言很重要的人，我会充分考虑到你们的需求。

在我们考虑了团队成员的个人需求后，也需要考虑一些有利于病房工作的安排技巧。如一般来说，住院医师的休息日最好安排在大值班的前一天，因为这时团队管理的患者数量最少①，相反，在需要诊治额外患者的日子（如需接管其他下夜班组的患者）就不适合安排为住院医师的休息日。我们要注意整个团队的门诊时间，团队成员有门诊的下午不要安排其他成员休息，以免整个下午病房无人在岗。不管

①　美国的病房团队的值班周期一般为 4～5 天，分为大值班（long-call day）、小值班（short-call day）、平时班和下夜班（post on call day）等，大值班日当天收治所有新住院的患者，小值班日下午需要暂时接管当日下夜班组的患者，下夜班日下午团队强制休息，患者交给其他组负责。所以值班前一天是团队患者数量最少的一天。住院医师是团队除了主治医师以外年资最高的医生，所以安排他在患者最少的一天休息最有利于医疗安全。——译者

怎样安排，主治医师应留意团队中每一个成员的休息日安排，尤其是高年住院医师的休息日，因为此时你可能需要把更多的时间放到病房。

医学生的日程表

主治医师需要对医学生的日程表做到心中有数，包括他们必须到场的课堂教学的日期和时间，以及他们是否需要在课堂教学结束后返回病房。医学生若能积极参与患者诊治，在临床轮转中定能收获颇丰，他们在病房里"泡"的时间越长，他们在临床决策中参与的机会也越多。主治医师要鼓励医学生在课堂后返回病房。

对医学生的期望要随着临床轮转时间的长短以及轮转要求的不同而做出相应的调整。比如，三年生医学生在临床轮转的第一周，显然不能要求他们有太高深的知识储备。相应的，医学生的临床轮转生涯即将结束的时候，主治医师要对他们的临床表现提出更高的要求。

给每一个团队成员提出要求

主治医师应对每一个学生提出他的要求。在临床教学中的最大失误莫过于没有对团队成员们说出自己的要求，而第二大失误恐怕要数提出的要求过于缥缈，不能落在实处（比如像"我希望你们每一个人都努力工作，认真勤奋，富有职业精神"）。主治医师不妨试着将对团队成员的要求放到团队的日常工作活动中，这样可以大大提高团队的工作效力。对具体日常工作时间提出要求，比如查房时间和会议时间等，这样能让主治医师的期望变得更加切实和有意义。另外，主治医师的要求应根据团队工作时间的不同做出适应性的更改，团队的工作时间分为三类：①值班日；②下夜班日；③普通日子。

随着轮转时日的增长，医学生和住院医师常常会基于他们先前的经验，把固有的习惯要求带入新一轮的轮转中。其实，他们那些基于经验所得出的轮转要求常常并不正确，不如扬弃。正因为如此，将每一条期望的前因后果阐述清楚很重要，学生只有理解了这些期望存在的必要，才能更好地按照期望所要求的去做。根据个人喜好来制定这些期望也无伤大雅。与其用理论来演绎这些要求的重要性，不如按形式喜好清晰地对学生表述要求的具体内容，反而更能突显这些要求的重要性（而并非流于形式）。这些要求也应该个体化，表述时尽可能多地落实到每个学生的名字，让点到名的学生意识到这些要求是为他们量身定做的。

接下来我们来分享一段怎样提出期望的场景对话和理论解释。场景中的角色包括菲德拉斯医生（主治医师）、莫妮（住院医师）、史蒂夫（实习医师）和保罗（医学生）。其中，对话部分我们用斜体来展示，理论与分析用正体来表示。尽管这些期望中的大部分早已被住院医师或医学生作为轮转项目中的"文化"来看待，但主治医师以官方身份亲口诉说仍显得十分重要。

查房之前

"好的，我们来谈谈查房前你们需要做些什么。从非值班日和非下夜班日开始说起。保罗和史蒂夫，我希望你们早点到病房开始预查房①，整理准备好住院医师工作查房时需要的临床资料。你们要尽可能早点来病房，无论如何不要晚于早晨7点。如果你们来晚了，不能完成临床资料的收集，那么会影响到整个团队的工作，无法及时给患者制定合理的诊疗计划，而你们自己也会在住院医师查房时无事可干。"

在这里注意一下主治医师是如何提出这个要求，并如何解释这个要求存在的理由的。

"预查房时，你们要和夜班医生当面交接班。我不希望你们电话交班，或是仅仅看夜班住院医师的书面交接记录。你们要和夜班住院医师当面交接，详细了解晚上发生了什么。我希望你们把患者的交接看成是一场重要的接力赛，在接棒的过程中要投入十二分的注意，一个不小心接力棒落地就意味着患者会受到伤害。"

在此，主治医师指出了实习医师和医学生迫于时间压力可能会采取的偷懒"捷径"。他直奔主题地说出这种"捷径"不可取，并说明了其中的理由。

"我希望你们早晨看每个患者，了解一下他们晚上过得怎么样，和昨天相比，症状是否有了变化。我会告诉患者一大早就会有实习医师或者学生来看他们。你

---

① 美国医院住院医师培训制度要求实习医师（也就是第一年住院医师）在病房正式查房之前要完成预查房（preround），提前了解所分管患者病情变化情况。——译者

们收集的所有临床资料中，没有什么能取代到床旁亲自看一下患者。我知道你们没有足够的时间给每个患者做系统查体，但我希望你们能针对患者入院的问题做重点查体。"

主治医师承认时间有限，对提出的要求加以解释，使之合情合理。

"你们收集到的信息对我们下一步的临床决策很有用。如果患者有心电监护，你要检查一下监护记录，看看晚上是否发生心律失常。如果真的如此，我们必须知道，不然可能因为这点疏忽对患者造成伤害，更何况发现这些心律失常也正是我们给患者心电监护的目的所在。如果可能的话，和夜班护士交谈一下，问问昨晚患者的情况。虽然我知道大部分情况下护士都很忙，可能没时间和你交流，但如果真能沟通一下会大有好处，因为护士对患者的了解可能比你还多，她们观察到的细节有时对患者至关重要。这些事情都干完了之后，我还希望你们检查一下患者的化验结果，看看有没有什么新回来的报告，尤其是各种培养。培养往往需要几天才能有结果，如果一夜之隔发现有阳性的培养结果，也许会给我们带来惊喜。"

"保罗，我希望你在查房之前和实习医师讨论一下，对患者的诊疗计划有个初步认识。保罗和史蒂夫，你们不妨好好思考一下患者的诊治方案，并准备一下，在查房的时候尽量表达自己的观点。我并不要求你们知道所有的细节，但我希望你能对患者的诊治计划提一点想法。要知道，你们如果不试着提出自己的见解，就不会进步和提高。这可是你们成长的重要环节，我希望你们都能好好练习。"

住院医师工作查房

"保罗和史蒂夫，住院医师查房时你们要把收集到的临床资料告诉莫妮，简要介绍病例，并提出自己的见解。汇报简洁十分重要，如果你们不这么做，可就没有足够的时间看每一个患者了。莫妮，我希望你也能尽早来医院，最好在早晨8点之前。查房时和实习医师和医学生一起去看患者而不是只听汇报。再强调一遍，亲自看患者比任何临床资料都重要。不要轻信实习医师和医学生的经验，他们可能区分不出真正病重的和需要重点关注的患者。我希望整个小组一起参加你的工作查房，不要各自看各自的患者。了解彼此之间患者的情况是十分重要的，这样，当轮到谁休息时，其他人可以毫不费劲地帮他照看患者。"

在此，主治医师又一次指出"偷懒捷径"（分开来转患者，而不是团队一起转患者）十分不可取，并道出了其中的缘由，解释了这样做有损患者的诊治。

"在查房的时候，团队要继续患者的诊治工作，比如预约必要的检查、为可以出院的患者准备出院手续。即使我不同意该患者出院，上午晚些时候终止出院手续也来得及。我希望你们尝试做些决定，让我来评估你们的决策能力。最后，我希望团队能带着自己对患者诊疗的计划和建议来参加主治医师查房。如果你觉得自己给患者预约的检查或者开具的医嘱不太安全或者有些担心，可以事先给我打电话或者在主治医师查房时告诉我。我可以向你们保证，当你们对患者的处理有疑问时，可以随时和我打电话商量，我绝不会因此而不愉快。这也是我对自己作为病房主治医师的要求"。

在这里，主治医师明确向团队成员表达了他绝不会因为他的团队做出正确的事情而发火（即：对患者诊治有疑问时随时打电话和主治医师商量），为病房里奠定了"不责备"文化的基础。

"最后，请抓紧看完所有患者，准时参加早晨的晨间报告①。如果你发现时间来不及，请在第二天再早点来病房，不要耽误了晨间报告"。

主治医师查房

"我们大概在上午10点开始主治查房。除非我向莫妮特别交代，一般我们在第5中心病房见面。主治查房和你们早晨的工作查房一样，你们最好对每个患者提出自己的诊治计划，这样我将会更好地评估你们的决策能力，及时给你们反馈，有助于你们决策能力的提高。同时，有准备的查房也会为我们节省时间，进行更多的临床教学。"

主治医师希望学生不要习惯停留在"报告者"的角色，干巴巴地汇报一些临床资料而不加以分析，也没有勇气做出自己的决策。他解释了参与制定临床决策，提出诊疗计划的重要性，并告诉团队成员这样做有利于他们的成长。

"我希望我们团队中的每一个人都能穿着干净、整洁和职业，表现出对患者的尊敬。除非你下夜班没有时间更换衣服，否则平时上班不要穿刷手服。记住，你越是真正把自己当成患者的负责医生，你就越会在成长的轨迹上找寻到自己所需要的技能。患者对于穿着刷手服的你可能并不认同，会觉得你只是值班医生而不是他们的负责医生，在临床信息的提供上也会有所保留，这会影响你和患者的和谐关系。当然奇装异服的影响更差。"

---

① 晨间报告（morning report）是教学医院病房常见的教学形式，利用早晨主治医师查房前的时间进行病例讨论和文献汇报等，一般由总住院医师组织住院医师和实习医师参加。——译者

"在查房中不要带背包或钱包，这些不必要的物件只会让 MRSA 和 C. diff①在医院里有机可乘，最好把你们的私人物品放到安全的地方保管。同样的，在查房中不要带饮料和食物，带着食物去查房会显得我们很随便，并且食物本身也是细菌的来源，再者这种行为对不能进食的患者而言是一种不尊重。如果我们实在疲劳需要喝点咖啡来提神，不妨在看患者之前到会议室坐一会儿，一边讨论患者情况，一边做些调整。"

上班穿刷手服在一些医疗机构里可能是无伤大雅的，主治医师要根据自己所在的医疗机构中的规定来统一对自己团队成员的着装要求。无论如何，主治医师要在轮转一开始就告诉团队成员什么是恰当的和不恰当的着装。有了这样的事先规定，在今后的轮转中如果遇到需要纠正着装不当的事也不会显得突兀。

"我们每天都在接触患者，我已经一再强调看患者比任何临床资料加在一起都重要。在进出病房时，要记住洗手或者使用消毒啫喱，即便你前前后后都没有触摸患者，别人也无从得知你真的没有触摸。看患者前后洗手是医生的好习惯，我希望你们每个人都要养成。如果你们发现谁忘记洗手，不管他的年资高低，我都希望你们能提醒他，其中也包括我自己。这一点很重要。"

在洗手这件事情上，主治医师指出所有人的行为，都必须从患者的安全出发考虑，包括他自己在内，由此进一步延伸了病房里的"不责备"氛围。

"在走进每一个病房之前，我会问你们有没有什么敏感信息不便在患者床旁议论。如果有，我们应该在病房外讨论完了再进去。如果没有，我们可以在患者床旁进行我们的讨论。这样患者会了解到我们是一个团队，有助于消除在此前我们分别看患者过程中患者对谁是负责医生的困惑和误解。同时，这也会让患者对自己的病情多一份了解，让他们体会到我们这个团队正在为他们的诊治做出努力。所有这些都有助于节约我们解释的时间。在病房时，我们要表现出对患者的尊敬。我不会在患者床旁占用太多的时间。我们整个团队一起看患者，就如同之前住院医师工作查房那样，会让我们团队中的每个成员都对别人主管的患者有所掌握，当某个团队成员不在的时候其他成员可以继续接替他进行患者的诊治工作。"

我们将在第 3 章中进一步讨论，床旁查房是一个评估学生和患者之间的医患关系（涉及职业精神和患者诊治等）和建立团队和患者之

---

① MRSA（耐甲氧西林葡萄球菌）和 C. diff（难辨梭状芽胞杆菌）都是常见的院内感染病原菌，医生的私人物品、白大衣和手都是院内感染传播的主要途径之一。——译者

间纽带（即：让患者意识到团队为他们的病情诊治所作出的努力）的好机会。尽管这么做大有好处，但毕竟机会不多，主治医师要事先提出床旁查房的要求，以免在第一天的查房过程中让团队成员觉得措手不及。

"我们在讨论时，尤其是在患者床旁时，尽量不要回复呼机或接电话。站在你面前的人更需要得到你的尊重。如果这是个紧急呼叫，我们肯定会从抢救广播中进一步得知。最后，我们每天的查房尽可能在上午 11 : 45 前结束，这样，实习医师和医学生可以去参加他们中午的教学活动。莫妮和我将继续讨论剩下的患者，必要时，莫妮，我会自己看完剩下的患者。中午的主治医师讲座也是你临床培训的重要组成部分，我希望你不要落下任何一次。这对我来说同样重要。"

主治医师在这里提出了在时间紧迫时的协调办法（由住院医师和主治医师完成 11 : 45AM 之后的查房）。主治医师当然也知道一味地告诫团队成员们出席教学活动的重要性，和那些来自总住院医师、培训项目负责人等的告诫一样是老生常谈，但这话通过主治医师的口亲自说出，并规定了主治查房的硬性结束时间，可以让学生更深刻地体会到中午的教学活动的重要性。

下午的工作和教学

"保罗和史蒂夫，尽可能在下午完成你们的日常病程。史蒂夫，如果你下午有常规门诊，尽量早点回病房写病程，不要把大部分的活儿留给莫妮去完成。另外，当天病程一定要当天完成。我不希望你们上午去做这些事，上午应该集中精力查房，你们也不可能一大早就得到写病程所需的资料。查房后写病程记录更能反映出团队查房讨论后得出的统一的诊疗计划。"

关于这条记录日常病程的要求不同的医疗机构也会有不同规定。有些医疗体系注重医疗文书的书写，而不是医疗决策的制定（上午花时间在病程书写上，而不是制定诊疗计划），这样做其实并不妥当，它将学习者限制在"报告者"的阶段，无法完成报告者 – 解析者 – 管理者 – 教育者（RIME）的层层进阶（4，5）。

"史蒂夫，让保罗先尝试写病程记录是很重要的，但你要记住患者每一天都需要有医生书写的病程记录，而保罗现在还只是医学生。我希望你能完成全部的病程记录，并修改保罗的记录，给他反馈，告诉他怎样才能做得更好。莫妮，我并不要求你来书写病程记录，但我希望你在史蒂夫忙不过来时帮他一把。我也相信你会审查修改史蒂夫的病程记录，并给他反馈的，哪里需要补充，哪些诊疗计划需要写得更加明白，我希望你能把这些都做好。你在团队里要发挥带头作用，保证每一个患者的诊治计划正确有序。"

主治医师不仅对团队的每一个成员都提出了自己的要求，也告诉他们怎样和其他成员合作。他向团队成员传递了一个信息：个人职责的完成和基于团队合作的患者诊治都十分重要。

"对你们所有人而言，我希望你们的病程记录要真实可靠且体现出工作的成就感。你们的医疗文书是临床工作的基石，其他医疗成员，包括护士、社工、会诊医师等都以此为基础来协助患者的诊治。尽量书写全称，不要使用缩写，并不是所有人都能明白我们的日常用语、缩写和床旁的只言片语。草率的文书意味着草率的治疗。如果你的文书看上去很草率，没人会信任你采集的资料和做出的评估，这就意味着会诊医师需要重新采集完整病史和体格检查，完全是一种时间上的浪费。"

主治医师以病程书写作为切入点来提醒团队成员在患者诊治上他们并非孤军奋战：他们在进行医疗行为时，需要同时考虑其他参与其中的多学科医疗团队的需求。

"最后，莫妮，当我下午太忙，没法进行教学时，我希望你能抽点时间和其他成员一起坐下来，教他们一点东西。在这一点上，我会尽可能帮你。这不仅是因为临床教学必不可少，而且你在进行教学时，也可以更好地了解自己知识的掌握程度。教学相长，教学可以让智者更聪明，莫妮，这是我对你提出的希望。"

一天的结束：交接班

"史蒂夫，你要亲自把每个患者的情况和值夜班的住院医师进行当面交接。莫妮，如果史蒂夫在门诊没法赶回病房，我希望你能把交接班的事干好，并完成其他的正常工作流程。史蒂夫，如果你在门诊，就不要老盘算着还要多久才能赶回病房，应该把注意力放在门诊患者的接诊上。再提醒你们两个一下，必须和夜班住院医师当面交接班，不要就偷懒拨个电话，也不要就在交接班本上草草写几句。医生交接是最容易发生医疗差错的地方，我希望我们尽一切所能保证团队内部及团队与团队之间的良好沟通。"

值班日

"值班的时候，和平时一样，我们会在上午10点开始进行简单的查房。为了保证上午的查房不影响到你们处理新病人及紧急情况，我们的查房会尽可能简洁。在值班日的下午或者晚上，我会和大家一起，进行第二轮查房。这时候，我们可以讨论白天新收治的患者，给一些患者办出院，继续其他患者的诊治。这样，我们可以压缩一部分下夜班日的查房时间，以便留出更多的时间进行教学。"

这种值班日的工作框架也因主治医师所在医疗机构的不同而不同。但无论如何，主治医师需要明确值班或收患者日和普通工作日在日程安排上的不同之处。

"莫妮，我的工作就是当你的顾问和教练。任何时候，无论白天还是晚上，你有任何问题都可以毫不犹豫地给我打电话。我在临床决策上会给你足够的自由度，但一旦你有疑问，请给我打电话。我必须知道你想让哪个患者出院、任何患者的死亡和病情突变情况、以及两个科室之间的转科事宜。比如，急诊科想让内科收一个你不想收治的患者，或者外科想转一个你认为不合适的患者到内科，这些都是患者诊治过程中的高风险事件，请和我商量，我会不遗余力地告诉你我的经验和建议，保证我们做出正确的决策。不同科室之间的冲突，你更要告诉我，要知道，我对那些科室的主治医师可比你要熟悉，和他们的关系也比你铁，处理这些问题可比你要容易得多。"

主治医师鼓励和住院医师之间心怀坦荡的交流方式，这可是医疗安全的制胜法宝。在此呈现出的清晰要求特别考虑了自主权和监管之间的平衡。主治医师知道，如果他要求住院医师的每一个决定都向他汇报，住院医师就没法成长为一个真正的管理者，也没法在 RIME 的成长道路上走得更远。同时主治医师也知道，如果住院医师不敢给他打电话，患者的医疗安全也就无从保证。

下夜班日

"下夜班日，我们的查房时间从上午 7 点开始，11 点之前结束。这样你们就有足够的时间完成对各自患者的处理，并按要求在下午 1 点前离开医院休息。莫妮，我希望你能协助我有序地讨论患者的治疗，你要抓住三个要点：危重情况，诊断进展和能否出院。我们会先开始讨论危重患者的诊治——即那些病情复杂或需要 ICU 评估的患者；接下来，我们会讨论那些还要花时间去做检查、拍片或等待会诊来明确诊断的患者；然后，就是那些已经可以出院的患者；最后讨论其他患者。如果我们查房时间不够了，其他团队成员可以在 11 点解散，把剩下的患者交给我和莫妮来继续讨论。"

实习医师和高年住院医师之间的最大差别就是不过分依赖化验来识别危重患者的能力。通过这样的顺序来查房，主治医师不仅可以保障医疗安全（危重患者优先讨论）和诊治效率（接下来讨论诊治进展和出院患者），还可以以此来衡量住院医师和实习医师识别危重患者的能力（如果在查房即将结束之际，突然又发现一个被忽略的危重患者，表明这个团队缺乏识别危重患者这一重要能力）。

❖ 监管和自主的尺度把握：如何做出这样的决定

病房管理要在等级制定和平等主张之间取得平衡，病房教学要在监管和自主权之间取得平衡。正如在之前的对话中那样，主治医师通过提出决策制定的要求，通过客观评价来决定和调整轮转过程中监管和自主以及等级和平等之间的平衡，这样可以大大提高临床工作的效率。

自主权和独立决策能力是医生从一个阶段进阶到更高阶段的关键所在，而这只有通过积极主动地参与患者的诊治过程才能实现。在有着强大后盾的环境中学习制定患者诊治的最佳决策，对受训者提高独立决策的能力和自信心大有裨益。

如上所述，我们要鼓励团队成员学习怎样独立决策，这有助于他们尽快成长为一名独当一面的内科医师。主治医师通过日复一日地评估他们的责任、义务和能力，随时调整对他们的自主权和监管程度的尺度。

我们要把团队中的住院医师培养成团队的领导者，因为他们会在病房奉献大部分的时间（住院医师一周在病房里要工作 80 小时，主治医师每周的查房时间仅为 15 小时）。我们鼓励团队成员在临床决策方面进行自由讨论或者辩论，但必须事先强调，当主治医师不在时，在患者诊治方面如果有不同意见，最后由住院医师说了算。同样，我们也鼓励团队成员在主治查房时进行自由辩论，经讨论仍有意见分歧时，主治医师保留最后的决定权。无论什么场合，在主治医师发表见解之前，我们都希望住院医师和医学生先有自己的分析。

❖ 提出沟通的要求

团队成员之间的沟通途径

在初次见面时团队成员之间要交换手机号码和寻呼号码，以便成员之间拥有彼此的联系方式。为了方便共享文章和参考资料，彼此交换电子邮件也是很有用的。这样我们可以把文章用 PDF 方式发送，而不是复印一大堆纸质文献。纸质文献的下场往往是被学生随手丢在值班室，或者埋在学生宿舍床旁某个不断堆积的文件堆中。

对团队成员之间的沟通要求

在团队成员的彼此交流方面主治医师也要对自己提出要求。主治医师要鼓励团队成员之间平等地自由讨论，也要告诉他们在沟通时注意到"不越级"很重要，不然可能因交流不充分而在某个临床环节上脱节导致不良事件的发生。

　　"我希望你们都记住莫妮是这个团队的领导。保罗和史蒂夫，我欢迎你们向我提问题，但在患者的管理决策问题上如果我让你们先去和莫妮商量，不要感到惊讶。我们团队中的每个成员都不要越级处理问题，莫妮需要知道我们都干了什么，如果她遗漏了某些信息的话，可能会导致错误的临床决策，对患者产生不利影响。比如说，如果我们给患者开了 β 受体阻滞剂，莫妮在打算给患者开另一种降压药时需要了解到这个信息。莫妮，我授权你让史蒂夫开医嘱，但如果你在查房后更改了某项医嘱，你要让史蒂夫知道，保证临床环节的完整性。如果我开了某个医嘱，当然这很少见，我会让你们都清楚我干了什么，这样才能保证我们在患者诊治上保持一致。"

口头交流

　　主治医师应提出他对口头病例汇报的要求。关于如何提出口头病例汇报的要求可以在第 4 章中找到。病例汇报的水平是反映医学生临床思维和诊治思路的标尺。主治医师可以在初次见面时提出口头病例汇报的具体要求，也可以在首次查房听取口头病例汇报时再提出。

团队成员之外的沟通：书面交流

　　正如在对话中描述的那样，主治医师要对出院小结、入院记录和病程记录等医疗文书提出自己的要求。和口头病例汇报一样，如何要求病历书写也会在第 4 章中涉及。当主治医师和团队成员第一次共同面对病历之时，即主治医师首次查房查阅病历时，正是提出对入院和病程记录的具体内容和结构要求的好时机。就像在此前的例子中那样，主治医师要明确各种病历书写的要求、病程记录书写的及时性、以及上级医生查阅、编辑和修改病历的职责。具体要求因医疗机构的不同而不同，但有个放之四海而皆准的要求：团队成员不要随意取走病历中的医疗文书。

追踪患者临床数据的要求

　　很多医学生和住院医师并没有掌握如何动态追踪患者临床数据的

方法，每当查房之际，他们就从病历中抽出一张病程记录，照着上面念给主治医师听。我们要告诉学生不要随意从病历中抽走病程记录，这样会妨碍医疗团队的其他成员（如护士、社工、会诊医师等）及时对患者进行诊治。

　　我们要求团队成员都学会如何动态追踪患者的临床数据，这样有助于他们察觉到其中的变化趋势。住院医师如果仅靠当日的病程记录来了解临床数据，可能会连续几天忽略以每天 1g/L 下降的血红蛋白。主治医师应该要求每个团队成员都能有自己追踪整理患者临床数据变化的方法，根据各人的喜好，采用卡片、书本、PDA 等方式（我们在第 5 章的数据管理中将提供更多的信息）。

❖ 建立"不责备"文化

　　患者安全运动最大的进步就是"不责备"文化，在这样的氛围下，医疗团队的所有成员，无论级别高低，都能出于患者的利益考虑，为了医疗安全和医疗质量畅所欲言。正如主治医师在对话中表现的那样，他要一开始就告诉团队成员他们不会因为承认错误而受到惩罚。然而，"不责备"并不意味着"无责任"，主治医师应该清楚地界定二者之间的区别，我们在下面的对话中举例说明：

　　"对于你们所有的人，保罗、史蒂夫和莫妮，都不可能不犯错误。人非圣贤，孰能无过，我也时不时地犯错。医学高深莫测，我们不可能做到完美。只要你们行事遵循我提出的三个要求，无论你们犯什么错误，我都不会生气，会无条件地帮助你们。"

　　"第一，你们要准时到病房，全身心投入患者的诊治工作和学习中去。我想我已经把这个要求说得很清楚了。第二，你们要实事求是。比如，有时你根本没有看到某个化验指标，千万不要由于记得前一天的化验指标很正常就冒险说你看过今天的化验了。你可以诚实地告诉我你还没来得及去看化验指标，这样至少团队里的其他成员知道这项指标需要去查看一下，患者不会因此而受到伤害。如果你说你已经做过了，那么好，我们都相信你做过了，结果你在说谎后忘了去查看，而其他人也不再会去查看这项指标，患者可能因此受到伤害。"菲德拉斯医生停顿了一下，看着大家的反应，"现在，我提醒你们每天要记得查看患者的化验指标，这是你们的职责。在这个团队中，我们要做好各自的角色。但我保证不会因为你的诚实而责备你。对我而言，诚实可比某项任务没有完成重要得多。"

"我的第三个要求是团队合作。无论你在团队中的'地位'怎样——住院医师，实习医师还是医学生——重要的是我们充当好各自的角色。要记住我们是一个团队，这关系到患者的安危。打压同伴或者只顾自扫门前雪，都不会有好结果。对那些促进团队合作、关心同事、眼中有活、处处跑腿的团队成员，我会对他提出表扬。这对我来说也是一样，如果需要的话，我可以帮你们写点病程记录或打电话预约个检查什么的，相信我还记得这些该怎么做。不过，我已经忘了怎么用手从直肠抠大便了，这活就交给你了，史蒂夫。"团队笑声一片。

"开个玩笑，如果真需要我也会干的。好吧，大家都记住了吗？准时上班，实事求是，团队精神。"

在轮转刚开始时，对于临床问题我们应鼓励团队成员之间相互质疑和辩论甚至质疑主治医师。主治医师要解释其中的理由：只有当学生不再依从别人的观点行事，他们才能真正掌握分析问题和有效解决问题的能力。学生为了替自己的意见辩护会把问题分析得通彻见底。在一个良好的学习环境中，辩论能够加速学习的进度，这不仅仅是对住院医师或者医学生个人的学习而言，对团队的成长也是如此。对于这种自由而坦诚的辩论，我们不但允许，还要从一开始就加以鼓励，建立一种"不为自我，心想患者"的文化氛围。在医疗决策上本着开放的态度，让团队成员们各抒己见，将会引导一种氛围，在这个氛围中的每个人，无论级别高低，哪怕当他们看到主任或院长没有洗手时，也会自然地做出提醒。

❖ 提出评估的要求

要告诉团队成员关于评估与反馈的要求，老师会对他们的临床活动每天进行评估并给予直接回馈，正式的评估会在轮转中期和轮转结束进行两次。纷繁复杂的病房环境，堆积如山的信息量，不知不觉中磨灭着团队成员的自信心，甚至连最为自信的团队成员都可能会误解中期评估和老师的每日回馈，把它当成一种失败的指责和不满的宣泄。若是我们在轮转的伊始、中期和尾声，反复强调评估和回馈只是个正常流程，它能有助于团队成员的进步，相信经过这样的强调，团队成员面对评估时的心理压力和情绪变化就会缓和得多。在本书的第6章，以及医学教育丛书系列中《医学教学理论与实践》的第3章中（6），会就如何评估与反馈学生的表现做进一步具体阐述。

❖ 小结

设立学生轮转的要求和目标是病房培训的重要组成部分。无论病房工作的压力有多大，在轮转伊始，主治医师应花时间对每一个学生和整个团队讲清楚轮转期间的要求。刚开始时，提要求或告诉别人该怎么做总会让人感觉不舒服或苛刻，但其实只要这些要求合情合理，学生就会接受，并会感激你一开始就清晰地告诉他们正确的做法。准确了解教学目的和要求对于教师和学生来说，都是一种心理保障。如果事先未阐明规则，待学生犯错之时再去纠正行为，反而更加让人不快。

这些期望和要求要通过恰当的方式传递给团队，形成"不责备"的文化氛围。在这样的氛围中，团队成员求知上进，醉心于自由讨论，勇于承认错误，所有这些终将有利于患者医疗安全和质量。通过为每个团队成员制定目标和要求，展现团队成员彼此之间的团结合作。通过平衡自主权和监管力度来制定医疗决策，在主治医师的期望下的团队集体智慧将引领轮转的顺利开展。最后，根据轮转要求和目标，主治医师在轮转中期和轮转结束时进行评估和反馈（第6章），保证整个轮转培训过程更顺理成章和卓有成效，学生对轮转中的各个环节不再陌生，因为它们早已有明确的规定。

参 考 文 献

1. **Accreditation Council for Graduate Medical Education.** Outcome Project. Accessed at www.acgme.org/outcome.
2. **Litzelman DK, Cottingham AH.** The new formal competency-based curriculum and informal curriculum at Indiana University School of Medicine: overview and five-year analysis. Acad Med. 2007;82:410-21.
3. **Smith SR, Dollase RH, Boss JA.** Assessing students' performances in a competency-based curriculum. Acad Med. 2003;78:97-107.
4. **Alguire PC, DeWitt DE, Pinsky LE, Ferenchick GS.** Teaching in Your Office: A Guide to Instructing Medical Students and Residents. 2nd ed. Philadelphia: ACP Pr; 2008.
5. **Pangaro L.** A new vocabulary and other innovations for improving descriptive in-training evaluations. Acad Med. 1999;74:41-5.
6. **Ende J, ed.** Theory and Practice of Teaching Medicine. Philadelphia: ACP Pr; 2010.

第 3 章

病房主治医师进阶法宝

Jeff Wiese, MD, FACP

Lorenzo Di Francesco, MD

Neil Winawer, MD, FHM

要点:

- 病房主治医师需要尽一切所能确保医疗与教学并重。
- 几个策略可以帮助主治医师充分利用并合理分配有限的时间。
- 为团队不同层次的个体安排不同的教学内容,可以使主治医师的教学更有效率。针对学生的时间安排教学,同时还要审慎给予他们一定的自主权。
- 主治医师可以通过一些标准来衡量住院医师是否具备独立工作的能力,以及能否承担临床决策的责任。
- 统筹实施查房,如在哪里查房(医生办公室还是患者床旁);讨论哪个患者的哪条医嘱;查房的内容等等。
- 主治医师查房应涉及患者转诊及连续性医疗内容(如何从病房医疗向基本医疗平稳过渡)。
- 临床教师应精通病历书写、疾病编码、医疗费用等要求。

正如本书引言所述,病房主治医师的工作充满了挑战,但挑战中也蕴藏着独特的教学机会。本章将重点介绍住院病房这一独特的教学环境。病房主治医师必须制定相应的策略在完成既定目标的同时承担应尽的责任。当时间紧迫时,往往最先牺牲掉的是教学,随之而去的是教学带来的发自内心的成就感。本章将重点讨论在管理者这一角色之外，病房主治医师们每日要应付的一些综合性问题。同时还告诉主治医师如何统筹安排时间做到临床与教学两不误。接下来将讨论最具挑战性的话题，如何处理团队的多样性以及评估团队成员独立工作的能力与需要督导的尺度。还会提到如何策划实施一次成功的查房和患者转诊的话题。最后，本章节还将提及在教学环境中如何完成主治医师的经济责任（疾病编码和账单支付）。

❖ 重点需要关注的问题

主治医师有很大的责任确保轮转结构有利于教学与临床。否则，当不可能完成所有的教学与医疗的目标时，教学往往首先被摒弃了。主治医师保证教学的关键点为：

主治医师应呼吁管病房期间他的时间必须被保障，以确保履行医疗与教学的基本职责。这一点对于很多医生并不容易做到，比如传统意义上的内科医生在病房教学任务的同时还要出门诊；专科医生管病房期间下午常常安排了操作；甚至对于全职住院部医生[①]也常同时有其他工作（会议、术前会诊）。当可能时，管病房期间会议应重新安排，其他活动（写文章、出席电话会议、完成商业报告）等应延期。主治医师应该强烈呼吁在繁忙的管病房期间确保他们在病房的时间。时间就是金钱，没有什么比出现医疗差错或失去培训项目认证损失更大的了。

主治医师应当呼吁住院医师和医学生的培训项目有足够的教学时间。一个理想的培训环境应该尽可能紧凑地安排教学，减少学生"碎片时间"的出现（例如，早晨住院医师晨间报告[②]、然后 1 个小时主治医师查房、紧接着午间会议、随后是病房、门诊）。理想的时间安

---

① 住院部医生（hospitalist）是西方近十几年兴起的职业，他们主要负责住院患者的医疗，不出门诊，患者出院后移交给家庭医生管理。西方的经验表明住院部医生和家庭医生联合管理的模式能最大效率地利用医疗资源。——译者

② 晨间报告（morning report）、午间会议（noon conference）都是教学医院病房常见的教学形式，利用早晨和中午的时间病例讨论、文献汇报等，一般由总住院医师组织住院医师和实习医师参加。——译者

排是把效率最高的时间用于临床决策（例如，上午不应被门诊或讲课占据）。住院医师和医学生的时间表应该设计得更有效率，使他们缺席时的损失减到最少（所有的学生不能同时去诊所，也不能在同一天休息）。当一个主治医师第一次管病房时，这些问题显然已经超出了他的影响范围，应该为他创造最好的教学环境。随着时间的推移，主治医师应该要求作出改变，以保证医院能为住院医师和医学生创造良好的教学环境，这对于医疗和教学都是必不可少的。

主治医师应当呼吁管病房时间能保证完成他的既定目标。管病房时间过长会影响主治医师的门诊工作，导致门诊患者堆积。相反，少于 2 周的管病房时间则不经济。频繁的轮换导致时间浪费在熟悉新患者和磨合团队中。时间过短，主治医师对团队需要教什么还没头绪，教学会有漏洞可能需要补救，这些都会影响教学质量。

无论大环境怎样主治医师都应当努力将自己的时间安排与住院医师和医学生的时间合拍。门诊时间应被缩短或停止。会议应尽量安排在住院医师和医学生参加其他不需要主治医师参加的教学活动（如晨间报告、午间会议、住院医师查房）的时间窗内。相反，手下的高年住院医师不在病房时（休息或住院医师门诊时间①），为了保证患者安全，主治医师应当留在病房，因为年轻的实习医师和学生经常在上级医生不在时耽误患者的处理。当团队下夜班②时，主治医师应拒绝所有其他事务，因为这天下午你的住院医师团队不在，你要处理所有的患者。

❖ 时间安排策略

如今，如何在确保医疗质量的同时保证优秀的教学是摆在主治医师面前的前所未有的挑战。为了达到这个目标，主治医师必须学会统

---

① 美国内科住院医师培训项目除了专门的门诊轮转外还要求住院医师每周有一次的固定门诊时间，随诊自己的患者。——译者

② 美国教学医院病房为团队（team）制值夜班，团队中的住院医师带领实习医师值夜班，第二天为下夜班（post-call day），根据住院医师工时规定，连续工作不得超过 30 小时，所以如果值班为 24 小时制，下夜班那天下午必须休息。所以那天的患者处理由主治医师亲自完成。——译者

筹安排时间。

如果病房信息系统允许远程登录，主治医师应该在家里准备电脑和相关软件，随时"侦查"患者的实验室数据。虽然"侦查"这个词有点不大好听，但悄悄地关注很重要，以免让团队认为，反正有主治医师盯着，他们不再需要关心实验室结果。一大早，主治医师就能知道今天医疗工作的规模和强度，在一天工作开始之前先想想：晚上收了新患者了吗？如果有，多少个？患者的病情有变化吗？有患者准备出院吗？知道这些后，主治医师自己就能在上班的路上好好规划一下这一天如何查房、能有多少教学时间、教学环节讨论那些话题。

主治医师应该亲自看一下早晨准备出院的患者。一到达医院，主治医师的第一件事就是去看今天可能出院的患者。让查房从这些患者开始，而且如果需要的话（见下），分出一部分团队成员快速完成出院医嘱，启动出院程序。关于实验室检查结果，主治医师应练习悄悄观察，减少团队的依赖性，锻炼团队独立工作能力。

主治医师尽可能避免把手下的团队割裂开来。全组查房（保证所有团队成员参加并转所有的患者）能在团队合作中向学生传授潜在其中的课本知识，扩充他们的诊疗经验，更重要的是当团队某个成员不在时保证患者治疗的连续性。只带领团队部分成员（比如只有住院医师或只有实习医师）的查房看似能节省时间，但其实因彼此不熟悉情况导致的混淆处理反而会浪费更多的时间。同样，某个团队成员为了节省自己的时间不参加查房，会引起后续工作的低效率，反而得不偿失。当然，如果是一件很快能做完的事（如开一个出院医嘱），让一名团队短时离开去完成可以节约查房时间。24小时值班制的下夜班日（见上文注解）是例外，由于要求所有值班人员下午必须休息，当团队有两个以上的实习医师时，最高效的方法是带着住院医师、一个实习医师和医学生查房，让另一个实习医师去处理病房常规事务。这样能保证在下班前仍保持核心团队工作。

教会团队成员高效独立地工作能使主治医师的工作也更高效。高效的团队能维持一定的床位周转率，而且有筛选地提供给主治医师用于临床决策所必需的数据（见第5章"重要性"与"紧迫性"）。

我们要求住院医师在主治医师查房前必须带领实习医师与医学生小查房，主治医师可以要求住院医师在主治医师查房前思考每个患者的诊疗计划，对于诊断不清的患者提出自己的诊断假设（见第4章）。在查房时杂乱且无针对性的讨论是最浪费时间的。有针对性的讨论，即使决定和假设是错误的，讨论纠正也会高效得多。

主治医师必须知道如何补救表达的缺陷。如上所述，无序冗长的学生和住院医师的病例汇报会影响查房的效率。第5章将专门讨论这个问题。比如时间管理的教学，如果主治医师把相关教学技巧教给住院医师，让住院医师承担起对团队其他成员的教学工作，这会给主治医师带来巨大的帮助。

主治医师应当把查房时间用于教学，将财务、签首页、病历等文字工作安排在下午。在查房时让学生们看着你做文字工作是十分不明智的，这既破坏了教学时间，又降低了团队士气，它还会使查房时间延长，把住院医师的"操作时间"（住院医师执行主治医师查房指示）推迟到下午，错过了很多工作完成的高效窗口。所以最好把主治医师查房时间留给临床决策和教学。

财务、签首页、病历等文字工作在不同医院不同病历系统，要求也有所不同。如果系统允许，主治医师最好能将自己的病历与住院医师或实习医师的病历记录链接，这不仅能节省时间而且能让主治医师有机会仔细审查下级医生书写的病历。

主治医师应尽量每天巡视患者2次。另一个查房的危险是宝贵的时间被啰嗦的患者浪费了。除了Ⅱ轴精神疾病①患者，啰嗦经常缘于下列两种原因之一：①患者很难表达自己的意思、觉得被误解了或反复用不同的方式说同一件事。②患者觉得他只有这么一个机会和大夫谈话，感到紧张而且有压力，试图把所有的问题一股脑儿说出来，结果混乱的言语使得患者觉得被误解，转为前一种原因（恶性循环）。主治医师有3种办法来解决这个问题。首先，在患者床边坐下，坐着的大夫不像站着那样给人一种马上就要离开的感觉，能缓解患者那种"什么都得赶紧说"的压力。第二，向病人保证这次没说清楚的事会在下午继续讨论。这可以缓解压力，使谈话流畅减少焦虑。最后，在

---

① 美国精神病学会DSM多轴相评估将精神疾病分为5轴（axis）：Ⅰ临床疾病，Ⅱ人格障碍与智力迟缓，Ⅲ身体疾病，Ⅳ心理社会及环境问题，Ⅴ功能的整体评估。——译者

必要时重复患者的话，让患者明白他的意思已经被正确理解，减轻了由于第一种原因造成的啰唆。

每天看两次患者还有其他好处，下午简短地访视一下患者，能对患者的病情变化第一时间作出反应，尽早发现并解决小问题避免酿成大祸。另外下午晚些时候能得到患者一些检查结果（例如运动试验阴性），早点确定哪些患者可以出院，减轻第二天查房的压力。

下夜班日下午的晚些时候是联系患者家庭医生①的最佳时机。那个时候，你的团队成员都下夜班休息了，家庭医生的工作也逐渐结束，下班前打电话最有可能和家庭医生直接对话而不是玩"电话捉迷藏"（指两人都希望直接通话，却只能互在对方留言机上留言的情形）。和家庭医生沟通，不仅能了解新入院患者的病情、避免重复诊断检查，还能了解患者的个性及对治疗的需求，使门诊与住院平稳过渡。

在团队值班日②查两次房可以节省时间。这样能尽早地让该出院的患者出院，减轻下夜班日的工作压力。也能让主治医师尽早了解白天入院患者的情况，住院医师团队当天汇报病例肯定要比他们值了一天夜班后再汇报更有说服力，住院医师也能在当天给这些患者制定诊疗计划，这些同样可以减轻下夜班日的工作压力。施行晚查房后，早晨的查房可以缩短，让团队成员早一点去收新入院患者，这种方法也能加快患者周转。晚查房能有更宽松的教学环境用来讲一些复杂的临床问题（见本书第二部分关于酸碱平衡问题的教学对话，以及网络部分有关心电图的对话，可以在 www. acponline. org/acp_ press/teaching 上得到）。

下午独自看完患者后，要留出时间与团队成员联系，哪怕是给住院医师打个电话。一些很快能够出院的患者可以和住院医师再看一下。这种讨论可以使住院医师从容面对计划外的出院："潘达先生看起来好多了，如果明天早上他的血红蛋白稳定，你早晨巡视患者时可以给他办出院。"任何下班前得到的诊断信息应及时做出反应而不是拖到第二天再行动："菲利普夫人的 CT 回来了，没什么特别的诊断意

---

① 目前美国的医疗体系为患者住院期间的医疗由住院部医生（hospitalist）负责，出院后的随诊由家庭医生（primary care doctor）负责。所以住院部医生需要与家庭医生有密切联系保证患者诊疗的连续性。——译者

② 所谓 on call day 就是团队的值班日，一般所有新入院患者都由当天值班的团队负责，很多医院为 24 小时值班制。——译者

义。我想明天给她做支气管镜。你能联系一下呼吸科的专科会诊医生吗?"

❖ 团队的异质性

与门诊教学不同,病房主治医师面对的是一个团队,团队成员各不相同。他们有各自的知识水平(从医学生到住院医师)和专业兴趣(非医学兴趣、大内科、专科),下面介绍三种方法如何因材施教。

将水平较高者带入更高层次

主治医师注意不要高估学习者的水平。临床医学教育的特点在于随机性,也就是学习的机会随患者的不同而变化,很可能一个第2年或第3年的住院医师还没有见到过糖尿病酮症酸中毒。如果住院医师在临床养成不好的学习方法,以前所学的基础知识也会随时间推移而遗忘。所以,主治医师不要不屑于指导内科最基本的问题。

不过主治医师应该注意保护住院医师的个性,维护他们在团队中的权威性。遇到问题时可以这么说"你已经是住院医师了,这个问题我知道你肯定会,我想让你考虑一下如何教别人"。这就改变了住院医师以自我为中心的位置,如果她真的明白这个问题,她会考虑如何教学;如果她不会这个问题,为了教别人她必须回去学习。

循序渐进

对于复杂话题,主治医师可以通过循序渐进的方法逐步增加难度来解决团队成员水平不一的问题。这么做的过程中,认识团队的能动性很是重要。问太难的问题自然会导致错误的答案,使学习者感到很尴尬,尤其是对于团队的领导者(住院医师)来讲更是如此,这样会破坏住院医师在团队其他学生中的形象,当主治医师不在时影响团队的工作效率。当提问的难度逐渐推进时,保证团队中低水平的学习者(医学生)跟上进度也很重要,主治医师要经常询问他们是否理解或者给他们一些鼓励减轻他们的精神压力,如说:"这是实习医师和住院医师应该掌握的,对你来说太难了,不会也别担心"。本书第二部

分的教学对话和本书相配套的网络部分（www. acponline. org/acp_
press/teaching），对于循序渐进的方法有很好的示范。

利用团队不同成员下夜班、出门诊和上课的时间

　　由于团队成员的不同轮转计划，经常有实习医师或住院医师下夜
班、住院医师出门诊、学生去上课的时间。这可能并不是坏事，某一水
平的团队成员的缺席正好给了主治医师基于不同的水平选择教学题目的
机会。例如，在住院医师下夜班的时候，正好可以讲些基础知识；实习
医师下夜班时，可以选些针对医学生的话题；更复杂的问题留到只有住
院医师在的时候讨论。关键在于尽一切办法因材施教（1）。

❖ 评估学生能力，把握自主与监管的尺度

　　医生的能力体现在临床决策的能力，尤其是困难病例的决策能
力，这需要勇气、自信和洞察力。这些只能通过亲自实践及思考才能
获得。所以，主治医师需要营造一个宽松的氛围放手让学生主动处理
患者，而不是被动地告诉他们该干什么。而且，主动管理患者能使学
生对患者有责任感，这是体现医生职业精神的重要品质。

　　在积极鼓励学生主动决策和培养责任感的同时，尤其要注意患者
的医疗安全。学生并不是有经验的医生，主治医师最终要对每个患者
的处理负责。自主与监管的平衡点在于学生的能力水平，能力强的可
以给他更大的自主权。然而，即使是同一级别的受培训医生，能力差
别很大，有些住院医师比他同年资的医生更适合自主管理患者。

　　在自主和监管的平衡中，给学生最大可能的自主权能让他们获得更
大进步。为了保证患者安全，主治医师必须知晓学生处理患者的能力和
责任心。接下来将讲授一些评估学生是否具备自主工作能力的方法。

查房时多观察学生

　　评估自主工作能力从观察她在查房汇报患者情况的表现开始。汇
报病例紧张而无序，不停地翻化验单寻找临床数据，这样的学生显然
对于独立管患者还没做好准备。主治医师尤其应注意学生分析病情与

诊疗计划部分的报告，学生从初学者经过汇报者－分析者－管理者－专家等阶段不断成长，其中汇报病情是最容易掌握的部分，而分析和处理病情是他自主工作能力的体现。

当然也不能仅仅依赖临场表现，有时表现不好可能是由于恐惧当众演讲、焦虑、或住院医师和实习医师没有提供必要的帮助；表现优秀也有可能是住院医师或实习医师的功劳，医学生的能力可能被高估。

观察观察者

观察住院医师在医学生或实习医师汇报病例时的表现也可以洞察一个住院医师是否有独立管理患者的能力。例如，一个住院医师在医学生汇报病例时忙着记录那些数值，提示他（住院医师）是第一次听到这些结果，这说明这个住院医师责任心不强；相反，如果住院医师在学生汇报时显得十分自信，可以从容地纠正学生的一些错误并流畅地回答主治医师的问题，这显示他很了解患者的情况，可以赋予更多的自主权。

床旁查房时观察患者

患者床旁是一个绝佳的场所。在床旁汇报病情的过程中，患者先与学生接触显示了这个学生对所管的患者很负责任，并做好了独立工作的准备。相反，学生在患者面前显得紧张，或者反复被患者指出他陈述的病情有不准确的地方，这些都说明他对自己的患者不够上心，不该得到更多的自主权。

了解病案质量

和口头汇报病例一样，入院病历可以显示出学生对患者病情的掌握程度和临床决策的能力。组织良好、完整、准确的病历记录是学生责任心的表现，可以考虑给他多一些独立管理的空间。与口头报告一样，诊断与处理部分，尤其是其中体现的临床分析推理能力最能显示学生是否从一个"汇报者"上升到"管理者"水平。而且病历记录不会像口头汇报病例那样受演讲者紧张情绪的混淆。不过，这也有"保护性偏倚"的影响，就是优秀的住院医师的监管能力会让表现一般的学生看起来比他们实际的能力强。另外，一些学生由于拷贝上级医生的病历记录，让他们看起来很优秀，这在使用电子病历的系统中尤其如此。

独立观察

"保护性偏倚"对于评价口头汇报病例和病历记录来说的确是一个问题。主治医师可以利用上级医生不在的时候（例如下夜班时）独立观察。如果学生的表现一如既往地好，说明可以对他的工作能力有自信，如果表现明显不行，说明存在保护性偏倚。

两次查房

主治医师下午自己巡视患者时，可以问患者："你的主管大夫是谁?"。能被患者很快说出名字的学生证明是个有责任感的人，可以给予更大的自主权。

护士的评价

除了患者自己，没有人比护士更了解患者实际诊疗了。问问护士学生下午是否在病房、和护士的关系如何，通过这些可以了解谁更有责任心，这对于实习医师与住院医师来讲尤其如此。得到护士认可的医生可以给予更多的自主权。

利用值班日的下午单独评估学生

对每个学生进行单独直接的观察和评估当然是最好的。由于病房工作时间紧迫，每天对每个学生进行评估显然不可能，主治医师要努力寻找时间相对独立地观察学生的临床表现。值班日的下午是一个很好的机会，主治医师可以利用这一时间单独询问学生、实习医师或住院医师他们新收入院患者的情况细节，如果时间允许，看一个学生问病史、查体具有更大的价值。主治医师可以从中获取准确的信息，提高主治医师评价学生的精确度。

❖ 查房

教学查房的时间应根据主治医师所在医院的工作时间而定。在这一过程中，主治医师应呼吁要求获得足够多的时间用于提高医疗及教学质量。也就是说，主治医师要限制其他活动，保证查房时间，保证有组织的教学查房不受到打扰。

查房的内容和形式可随团队的需求、经治患者的病种和病情、团队成员的组成（下夜班日哪些人还在）、医疗所需时间等等而变化。每天的查房都应是教学查房，主治医师应该根据教学状况来选择教学内容，确定查房的地点、查房先后顺序和重点。

选择查房地点

在会议室查房有它独特的优点。教师能用白板或黑板画图、讲解病理生理和复杂的内容；能自由讨论患者的诊断和治疗计划，偶尔还能开个玩笑（这在重患者的床边谈论是不合适的）。但是即使选择在会议室查房，还是应该花一些时间有选择性地在床旁看几个患者，因为床旁是内科学习的最好地点，而且要做到所有的讨论和处理都是以患者为中心。

床旁查房比会议室查房有更多的好处。它让患者参与其中，甚至参与讨论治疗，这种以患者为中心的方法，主治医师可以观察、展示、确认、反驳患者的病史与查体，在床旁展示一些重要的体征（如入院时没有见到的神秘皮疹、主治医师听到的心包摩擦音）。在床旁，主治医师还能涉及疾病的社会与心理层面，展示医学的人文性，同时也让患者在医生的建议与指示中亲身体会到医生也是教师。

主治医师应根据每天的不同情况决定是在会议室查房还是在床旁查房。临床任务重时床旁查房更高效；相对清闲时，就可以利用会议室施行"白板"教学，之后再看患者；下夜班日由于前一天的工作强度查房最好在会议室进行，让团队在享用咖啡和早餐的同时处理前一夜遇到的问题。查房中教学的内容也要根据查房地点来决定，显然，查体最好在床旁教学，而需要用图解来讨论的复杂问题最好在会议室进行。

查房的先后顺序

当工作效率需要优先考虑时（如教学任务很重时），主治医师应选择床旁查房，因为这限制了每个患者的查房时间（而会议室查房每个患者会先在会议室被讨论一次然后在床旁又讨论一次）。更有效率的技巧是"地理查房"，查房的顺序根据患者病房的地理位置①决定。进一步提高效率的方法为在每个病房外的走廊讨论，走进患者床旁直插主题。很重要的一点是提醒学生对患者负责，注意不要在床边讨论患者隐私。

从性质上，主治医师自身工作的高效率和团队的高效率是很难同时获得的。主治医师最好在查房时不要写病历②，虽然这对于主治医师能提高工作效率，但延长了整个查房时间而且推迟了团队在查房后执行查房意见的时间，最终导致团队的低效率。追求效率不应牺牲学生的自主权，尽管更高效的做法是主治医师直接告诉团队应该做什么，但这无法提高学生的临床决策能力，与教学目的背道而驰。

时间允许时，查房应重点讨论临床思维。住院医师与实习医师的一个突出不同是确定疾病严重程度的能力，也就是说，判断哪个患者病情更重。让实习医师或住院医师安排查房的顺序，主治医师可以从中看出他们这方面的能力。团队可以使用 3D 原则：突发事件（dire）、诊断（diagnostics）和出院（discharge）。应该先看病情严重或可能需要转 ICU 的患者，然后是那些需要赶紧做检查以获得诊断的患者（X 线胸片、会诊等），最后是那些准备出院的患者。顺序确定后，主治医师可以了解一下团队的反馈意见，看有什么例外，比如考虑到时间需要提前安排检查或办出院，这种方法能提高效率，确保患者的周转量，同时还给团队上了很好的关于如何统筹安排时间的一课（见第 5 章）。还有非常重要的一项原则需要强调，那就是把所有感染的患者（如耐甲氧西林的金黄色葡萄球菌，耐万古霉素肠球菌、艰难梭菌等）放到最后看，这能减少患者之间的交叉感染。

查房中教学和评估临床思维的技巧

鼓励学生和住院医师尽可能地多看患者

直接看患者是学习临床知识的最佳途径，能让学生对于疾病的典

---

① 美国很多医院病房不分专科，团队的患者不集中在某个病房，可能分布在不同病房不同楼层，所以有"地理查房"一说。——译者

② 美国医院一般要求住院医师、主治医师每天分别给患者记录病程记录，所以写病历也是主治医师很繁重的一项临床工作。——译者

型与不典型表现有更直观深刻的体会。主治医师作为老师，应该让学生知道尽可能多地看患者，然后通过看书来提高自己是成为一个优秀医生的最好途径。对于一种疾病，学生看到的患者越多，越有可能运用自己的知识识别各种不典型的临床表现。即使学生们的经验有限，对疾病的知识了解有限，主治医师也要鼓励他们查房后多回到床旁去看患者，这样能让他们在头脑中建立起内科常见病的概念。

定期教授流行病学与危险因素的知识

学生从临床思维的第三阶段发展到第四阶段，表现为他们能将患病率、概率等流行病学知识与鉴别诊断联系起来。主治医师的任务就是强调实际病例中蕴藏的流行病学知识，并和书本上的知识作对比。这种方法在帮助学生鉴别常见疾病的不典型表现时尤其有用，因为流行病学知识可以让他们能够识别即使症状表现很不寻常的隐藏疾病。

强调病理生理和基础知识，帮助学生将基础与临床知识相结合

适当的时候，主治医师应该让学生运用基础与病理生理知识解释临床表现。当没有经验的学生懂得了疾病是如何引起临床症状的时候，他们记忆和运用相关疾病知识的能力就会获得很大提高。这种方法帮助学生增强诊断的能力。

多运用循证医学知识

示范循证医学方法是教学临床思维的重要组成部分。在查房或下午的时间示范文献搜索能激发学生进行循证医学实践的兴趣。当证据不存在或患者选择了一种非证据支持的观点时，不要坚持自己的观点或将自己的选择强加给患者，主治医师应该告诉学生患者的选择比最佳证据更重要，这是循证医学的精髓所在。

下夜班日查房的特殊性

在下夜班日，主治医师会担负起处理所有新入院患者的责任。主治医师要根据患者的复杂程度做好规划，在查房开始时让住院医师告诉他一共有多少新患者，并将新患者归入以下几类：①简单的（如胸痛，已经排除心肌梗死）；②有一定复杂性的（1个原发问题，经过鉴别诊断已确诊）；③复杂的（多系统疾病或尚未确定诊断）。对于大多数主治医师来说，听汇报并讨论这些患者的病情大约需要的时间

为：第 1 类，10 ~ 15 分钟；第 2 类 20 ~ 25 分钟；第 3 类，25 ~ 35
分钟。

如前所述，如果前一个夜班工作强度不高或新入院患者很多时，
下夜班日最好是床旁查房，这样可以提高效率；但如果夜班很忙，查
房至少要保证有一部分时间在会议室，能让团队成员们休息、喝咖
啡、吃早餐。

当一个团队有 2 个实习医师时，特别是收了很多患者时，为保证
不违反住院医师工时制度（连续工作不超过 30 小时），查房时主治医
师可以让其中一个实习医师去处理患者的医疗事务，留另一个实习医
师汇报病例，然后两人交换位置。

❖ 连续性医疗的教学

主治查房是教学转诊和连续性医疗的理想时机，主治医师需要示
范如何做患者教育、如何决定从其他医疗机构转入患者、如何决定哪
些患者可以出院。

在收治患者的过程中，主治医师应询问患者谁是他的家庭医生，
并强调与家庭医生沟通的重要性。如果患者没有家庭医生，主治医师
可以让团队帮他安排一个。主治医师应该主动与家庭医生直接对话
（见前文讨论），鼓励团队成员参与对话，最好定期与家庭医生联系。

在患者的病情讨论过程中，要注意确定每个患者'需要解决的问
题'，并不是所有的问题都需要在住院期间解决，但至少应在出院前
为患者确定一个长时间治疗计划。学生们可能在他们的临床经历中养
成了一些不好的习惯需要纠正。对于住院与门诊衔接的问题尤其不应
该有的想法是，住院医师"不想"解决的问题可以放到出院后随诊时
去解决。需要告诉学生们，在患者住院期间我们虽然不能解决他所有
的问题，但应该为他们没能解决的问题制定一个计划让他们在门诊有
计划地解决，为他们安排门诊、预约所有的检查，保证出院后的第一
次门诊随访顺利完成。最后，还需要强调药物的依从性，出院前床旁
看患者时告诉患者什么药回家后要继续吃，什么药可以停掉。

❖ 病历、支付编码和账单

主治医师要干所有涉及患者医疗的事情，如问病史、查体、和医疗决策（评估及处理），他还需要将所有所干的事记录到病历中，病历中的诊断及操作名称应符合 CPT 编码①。表 3-1 概括了住院医疗服务常遇到的支付编码和标准。

表 3-1　住院医疗服务的常用支付编码

CPT 编码	病史	查体	决策
入院			
99221	详细	详细	直接
99222	综合	综合	中等复杂
99223	综合	综合	很复杂
每日病程			
99231	集中问题	集中问题	直接
99232	扩展的问题	扩展的问题	中等复杂
99233	详细	详细	很复杂
出院			
99238	30 分钟以内		
99239	30 分钟以上		
会诊			
99251	集中问题	集中问题	直接
99252	扩展的问题	扩展的问题	直接
99253	详细	详细	轻度复杂
99254	综合	综合	中等复杂
99255	综合	综合	很复杂
危重医疗			
99291	30 ~ 74 分钟		
99292	每个都多用 30 分钟		

---

① CPT（Current Procedural Terminology）是美国医学会（American Medical Association，AMA）使用的类似于 ICD 编码的标准代码，准确描述各种医疗服务项目，用于管理、保险支付、分析等用途。

在一个教学医院，由于教学工作的繁重，主治医师往往没有足够的时间来处理医疗文书等工作，一个比较好的方法是，让主治医师的支付信息关联住院医师的病历记录。

关联病历的关键点

关联病历有三个关键要素，病历必须记录①主治医师在场；②主治医师参与了采集病史与查体的关键部分；③医疗处理（也就是说，评估与计划）。一旦关联建立，主治医师就可以根据 CPT 编码所确定的等级获得报酬。联邦医疗补助①规定各州有所不同。

不允许关联的行为

仅有住院医师证实主治医师的在场和参与是不够的，主治医师必须记录下她在场和参与的指示（就是处理患者的计划）。如果主治医师想使用住院医师病历的任何部分（例如住院医师采集的病史、患者的用药史、家族史以及系统回顾、查体、诊疗计划等），主治医师必须使用合适的链接用语，如"同意以上处理"、"已查房、已审阅、已同意"、或"和住院医师讨论同意"等写法是不合适的，因为上述的三大要素不完整。

关联学生的病历

主治医师不能关联学生写的病历，只有一种情况例外，当学生采集病史时主治医师或住院医师在场，那主治医师可以关联学生病历中的系统回顾、既往史、家族史、个人史部分。当然，在场应该被记录下来（2）。

关联住院医师病历的最好方法

有两种情况主治医师可以关联住院医师的病历记录。

1. *主治医师和住院医师一起看患者。* 这种情况下，主治医师可

①　联邦医疗补助（Medicaid）是美国由各级政府资助、以穷人和伤残者为对象的医疗补助计划。——译者

以直接关联住院医师的病历记录。记录应该描述主治医师在重要和关键的医疗处理部分在场并直接参与了患者的处理，如："我和住院医师一起参加了采集病史和查体，并和他讨论了患者的病情，同意住院医师所记录的发现和诊疗计划"。于是支付编码就根据住院医师所记录的决定。

2. 住院医师看患者、查体然后记录患者的处理时主治医师不在场。例如，住院医师晚上收患者，主治医师第二天下夜班日才看患者。和第一种场景不同的是，住院医师问诊、查体、制定诊疗计划时主治医师不在。这种情况下，主治医师的关联病历应该记载他自己看了患者并参与了患者治疗的关键或重要部分（查房中亲自问病史和查体、和住院医师一起制定诊疗计划并参与患者的医疗处理）。例如："我看过患者，和住院医师讨论了患者的病史、检查和诊疗计划，我同意住院医师所记录的发现和诊疗计划，除了以下几点……"。

关联病历的教学价值

可以想象绝大多数的住院医师把写病程记录看作例行公事。在大多数系统中，住院医师知道他们的记录并不用于支付账单，所以，他们根本没有兴趣来提高病案记录的水平。主治医师需要营造一个氛围促使住院医师主动地去学习如何提高病案记录水平（表3-2和表3-3）。当住院医师的记录能及时反映患者的病情变化与处理，他们学习的积极性就提高了。

表 3-2　病史采集的要点

内　　容	定　　义	举　　例
频率/时间	症状多长时间发作一次？什么时候患者感到有症状？	胸痛夜间加重，常在运动后发生
相关的体征和症状	还有哪些伴随症状？	恶心、出汗、眩晕
特征/性质	描述症状的特征？	压榨性疼痛、放射性疼痛、钝痛
起病/时间	症状什么时候开始的？症状发生的规律与频率是什么？一般出现在什么时候？	进食后胃痛，夜间加重，常在运动后发生

续　表

内　容	定　义	举　例
位置	什么位置上?	左胸部,下腹部,左腿
持续(时间)	患者有症状和体征多久了?	3天前开始痛的
严重程度	严重情况怎样,程度,症状的剧烈程度(1~10定量分级)?	5分(1~10分级)
诱因	什么情况下会出现症状或者说,症状出现时患者在做什么?	上楼梯时出现的胸痛
加重缓解(减轻)因素	什么可以改善或使症状恶化?	硝酸甘油可以使疼痛缓解,可卡因使疼痛加重

表 3-3　病史与查体的关键要点

项目	病史要点				查体要点
	主诉	现病史	系统回顾	既往/家族/个人史*	
集中问题	有	<4要点	0个	0	涉及身体1个区域或内脏系统
扩展的问题	有	<4要点	>1个	0	对受累脏器局限性地检查,涉及2~7个身体区域或内脏检查
详细	有	>4要点	2~9个	1项中至少1个	扩展了对受累脏器的检查,同时加上2~7个身体区域与内脏检查
综合	有	>4要点	10个全	每项至少1个	全面地多系统查体(更多脏器系统)

* 既往史包括既往疾病史、外伤史、手术史、住院史、近期用药史、过敏史、免疫接种史。家族史包括双亲、兄弟姐妹、子女的健康情况。个人史包括婚姻史、居住条件、职业史;使用毒品、吸烟、饮酒情况;受教育程度和性交史。

关联病例记录不仅节省了主治医师的时间,还给学习者提供了一个学习机会。无论她最终的专业是什么,将来都要涉及支付和编码。

虽然大多数住院医师培训项目会有一些课时涉及这方面的教学，但仅靠课堂传授是不够的，这需要不断实践，通过关联病历主治医师能日复一日地教授住院医师病例记录的技巧。当他们的记录有缺陷时，写补充记录是一种有效的方法，既能传授病历书写的原则又能给住院医师的学习提供反馈意见。

参 考 文 献

1. **Ende J, ed.** Theory and Practice of Teaching Medicine. Philadelphia: ACP Pr; 2010.
2. **Centers for Medicare & Medicaid Services Transmittal 1780.** Supervising Physicians in Teaching Settings. Accessed at www.med.ufl.edu/complian/Q&a/CMS_Transmittal_R1780B3.pdf

第 4 章

病房的临床思维教学

Joselph Rencic，MD，FACP Richard
Kopelman，MD，FACP Jeff Wiese，MD，FACP

要点：

- 病房不仅是临床知识教学的重要场所，同时也是临床思维教学的合适地点。

- 病房主治医师可以通过多种途径了解学生的临床思维能力，包括观察学生的日常表现、病历书写水平以及病史汇报情况等。

- 学生临床思维能力的发展要经历多个阶段，从最早只关注临床症状，逐渐发展至能够归纳总结各种症状表现、并且运用非逻辑思维和逻辑思维方法进行临床诊断和治疗。

- 专家们通常采用直觉思维、模式识别等非逻辑思维方式。尽管这一思维方式适合于专家们，但对于初学者来说可能会形成潜在的认知陷阱，让他们难以领悟到正确临床决策的整个思维过程。

- 临床流行病学原理不仅能够帮助学生形成正确的鉴别诊断思路，而且有助于理解临床治疗时机。

- 贝叶斯理论为病房主治医师开展以病房实际病例为基础的分析性临床思维教学提供了具体完整的理论基础。

除了疾病及诊断等临床知识的教学外，病房的主治医师们需要意识到，要想做一个出色的教练，他们必须重视临床思维能力的教学。但问题在于，医生们在处理问题的时候往往不会有意识地去注意自己是如何思考的。期待学生仅仅通过像学徒观察师傅的行为那样就能学到临床思维往往是不切实际的。如果主治医师只是将这些思维活动存于大脑，这些过程自然不会被学生们领悟到，除非主治医师向学生们清楚地表达出自己的思考过程。同时，如果语言表达缺乏组织和逻辑性，可能难以使学生们捕获到内在的思考过程，即便是经过精心组织的表述，也可能仍然无法全面展现形成最终诊疗决策的整个思维过程。

❖ 主治医师

那么主治医师该怎样应对这些挑战呢？首先，主治医师需要意识到自己的临床诊断过程已经成为一种"潜意识行为"——工作这么久，可能已经忘记当初是怎样学会如何作出诊断的。就像学习加减法一样，实际进行临床诊治相对容易，而要教会学生如何进行这一过程就有些难度了。由于我们很容易假定每个人都在同一水平上思考问题，自然而然会很难理解其他人为什么不这样做。

其次，主治医师需要意识到学生的临床思维能力各有差异，对高年资医师有效的教学方式也许并不适合经验缺乏的医学生。"代理学习"（learn by proxy）方法是指初学者可以跳过必要的基础学习阶段而直接达到专家水平。而实际上，临床思维能力的培养与任何复杂事物的学习一样，有赖于基础知识的积累，也就是需要具备扎实的临床知识和较强的分析能力，这两者缺一不可，否则可能导致学生未来临床思维能力的缺陷。另一方面，越能把抽象的诊断思维方式具体化，学生就越容易领悟到这些方法，而对于教师来说，也就越容易判断学生的进度，以此提供针对性的指导。

评估临床思维能力最有效的方法为观察学生接收新患者的过程，然后通过问答的方式与学生展开充分讨论。由于时间限制，对学生的观察很难面面俱到，而与学生展开讨论则要容易的多，可以在收患者次日的主治医师查房时进行。其他衡量临床思维能力的方法包括观察学生的病历书写水平及口头病例报告水平等，这些也将在本章节的后面部分加以讨论。

❖ 临床思维过程：专家在诊断中如何思考

正如临床教学系列丛书之《临床教学的理论与实践》第 1 章（1）所述，专家们在诊断过程中巧妙地结合了逻辑思维（基于假设的演绎推理）和非逻辑思维（模式识别）的分析方法（2）。举例来说，一位老年患者出现低热、干咳和低氧血症，根据这些临床症状或模式，医生可能会诊断为肺炎。但如果经过两天抗生素治疗后患者的低氧加重伴有心率增快，医生则会回过头来重新考虑先前的诊断，可能就会意识到自己遗漏了"肺栓塞"这一与肺炎表现相似的疾病的诊断。在大多数情况下，初步诊断是正确的，患者也会很快治愈出院，但敏锐的医生能够意识到何时应该运用逻辑思维进行缜密思考。至少在以下两种情形下需要运用逻辑思维方法：①临床资料不足以得出明确的诊断；②在某些特定病例中有必要重新审核或验证原先的推理判断。实际上，医生经常在诊断过程中同时贯穿这两种思维方法。

由此可见，主治医师在带教过程中需要同时兼顾非逻辑思维和逻辑思维方法的教学。从非逻辑思维的角度出发，主治医师应该着重强调疾病的特征性表现，尤其是流行病学，使学生在脑海里形成准确而详细的疾病框架，这些疾病框架被称为"疾病脚本"（illness scripts）。当主治医师开始阐述自己的思路历程时，自然就进行了这方面的教学。

主治医师同时也要善于培养学生的逻辑思维能力，这方面的教学做起来并不容易，因为它需要主治医师掌握相关的诊断试验和贝叶斯理论等方面的知识。

从教学的角度出发，主治医师应该更多地侧重于分析、定量的逻辑思维方法教学，而不是非分析、模式识别的非逻辑思维方法教学。由于大脑能够自然而然地进行模式识别，所以无论学生有没有接受相关训练，他们都可以通过自身临床经验的增长提高非逻辑思维能力。而逻辑思维能力就没有那么直观和易学了，通常需要经过积极训练才能获得提高。在本章接下来的部分会详细阐述逻辑临床思维教学的实用方法。

❖ 学生临床诊断思维的发展

目前已形成许多理论体系解释诊断思维的过程［见《临床教学的理论与实践》第1章（1）］，这里将重点阐述诊断思维发展的五个阶段。

第一阶段：单纯症状诊断

医学生们从生理学基础知识开始学习，逐渐理解疾病的前因后果（3）。这一阶段的学生遇到临床问题时，往往会关注于某一症状并从生理学角度思考原因。学生们很难从众多症状和体征中找出规律以诊断出某种疾病。因此，处于早期阶段的学生的思维特点是每次仅关注一个症状。例如学生会关注水肿、然后气短、最后是夜间阵发性呼吸困难症状，但不能将这三个症状联系起来，也不会意识到这些症状都是充血性心力衰竭的临床表现。这一阶段的诊断分析过程通常比较缓慢，并且会涉及许多无关紧要的细节（4-7）。

第二阶段：临床症候群模式识别

随着学生们不断积累临床经验，他们的知识也在不断归纳总结。学生们能将病理生理、疾病知识和相关症状融合成临床症候群。他们很少依赖于病理生理知识，而是更多地依靠症状表现进行诊断。例如，学生们这时候就能够意识到气短、夜间阵发性呼吸困难和下肢水肿是充血性心力衰竭的临床症候群。这一临床思维在思考常见或简单症状时有效，但如果学生不认识这些疾病或临床表现时，他们依然还是应用病理生理学思维或生物医学知识。在这一阶段，学生们还没有全面了解流行病学和疾病危险因素的相关知识，可能会出现不确定诊断甚至错误诊断的发生。

第三阶段：临床症候群与叙事结构的结合

还包括诱发因素或易患因素的流行病学知识（比如人口特征和危险因素），可以帮助学生快速除外某些疾病（7-10）。例如，对于一位夏天出现发热伴肌痛的患者，第三阶段的学生能够通过流感仅发生于冬季的流行病学知识排除"流感"的诊断，而第二阶段的学生由于缺乏相关的流行病学知识，可能还在考虑这一诊断，因为"发热、肌痛"这一临床症候群是流感的典型表现。随着这一阶段的发展，模式认知在思维活动中逐渐发挥更为主导的作用。

第四阶段：逻辑思维方法：假设－演绎推理

在第四阶段，学生们开始运用逻辑/假设演绎推理。这一方法将学生的临床思维灵活性提升到了另一个层次，这是主治医师需要鼓励的方面。医生首先根据初步获取的信息提出诊断假设，然后通过详细的病史采集、体格检查以及数据分析，拒绝或采纳这些诊断假设。通过不断重复这一过程，最终形成正确的诊断。

这个过程的第一步是生成假设。根据患者的年龄和外貌特征、主诉特点以及疾病病程，可以生成假设（往往通过模式识别来完成）。然后根据这些假设产生临床问题，评估每个诊断假设的可能性。再经过进一步的信息数据，证实或消除某些假设，抑或产生新的假设。随着鉴别诊断范围的缩小，需要更加细致的鉴别手段以减少假设诊断的数目，在假设诊断的基础上考虑相关的化验或影像学检查。最后是确定诊断（类似于评估和计划），这时医生需要评估诊断的充分性和一致性。充分性是能解释患者所有临床表现，一致性是临床表现符合患者的病理生理变化状态。经过这些步骤以后，医生会选择一个最可能的诊断，有时尽管可能依然不确定，他们会开始治疗（11）。表4-1概括了这一临床思维过程。尽管学生在运用非逻辑思维的同时也可能获得逻辑思维能力的提高，但如果缺少经验丰富的主治医师的指导，他们或许仍只能处于初级水平。

第五阶段：从初级过渡至专家水平的转变：灵活运用逻辑思维和非逻辑思维。

尽管有经验的医生在诊断过程中经常应用非逻辑思维，且多数情况下是有效的（尤其是对于典型表现或常见疾病），但是主治医师还是应该鼓励学生多采用逻辑思维方法。学生们无论是否接受过相关培训，都会潜移默化的运用模式认知的非逻辑思维方法。基于这一点考虑，主治医师应该起表率作用在临床中多采用鉴别诊断中结合疾病症状与体征的发生率，向学生展示这一深入分析在提高诊断能力方面的重要性。学生们若能够长期应用这种分析方法，就能打下更为扎实的临床基础。随着经验的积累，诊断过程会逐渐变得直观和非逻辑，而这也和早期阶段逻辑思维的培养密切相关。

表 4-1 第四阶段 假设 – 演绎推理示例

解剖部位	Long lists：符合主诉的诊断	Smart list：符合临床表现模式的诊断	Ranked smart list：根据临床表现模式和疾病患病率推测每项诊断的可能性	Smart list 2：根据进一步病史采集、体格检查和化验结果推测诊断的可能性
胃	胃肠炎 消化道溃疡	胃肠炎	胃肠炎（40%）	胃肠炎（20%）
十二指肠	十二指肠溃疡			
肝脏/胆管	胆管炎 胆囊炎 肝炎	胆管炎 肝炎	胆管炎（5%） 肝炎（20%）	
胰腺	胰腺炎	胰腺炎	胰腺炎（5%）	
肠道	肠梗阻 阑尾炎 憩室炎 细菌性肠炎	阑尾炎 憩室炎	阑尾炎（25%） 憩室炎（5%）	阑尾炎（80%）

❖ 经验性临床思维

前面讨论过，专家水平的临床医生经常在简单疾病的诊断中运用直觉思维、模式识别、或者"本能"判断等非逻辑思维方式，但其实当他们遇到复杂疑难病例时，也会在逻辑思维方法的假设生成阶段使用经验判断。所谓经验判断，是人们用以识别和归类事物的一种快速而非逻辑的简洁思考方式。在多数情况下，直觉或非逻辑思维方式往往能够得出正确的推理结果，但这种方式也存在潜在的错误风险。经验性思维可能会导致诊断偏差，而这类错误是发生在潜意识层面上的，因此不容易被发现。主治医师应该提醒学生这一点，使他们认识到这类诊断错误，同时鼓励他们运用逻辑思维方法验证诊断（例如，"假设演绎推理"中提到的确认步骤就降低了非逻辑思维造成的诊断错误风险，这部分内容会在下面加以讨论）。以下列举一些常见的经验认知误区：

1. 代表性经验：通过借鉴既往类似的经验判断，根据患者的某些症状特征潜意识里快速地将患者诊断归类至一种疾病或临床综合征，而不考虑患者的其他表现。代表性经验忽略了以下原则：常见病的不典型表现与少见病的典型表现相比，前者的诊断可能性更大。

2. 可得性经验：是指医生很容易回忆起自己熟悉或印象深刻的疾病，因此很容易作出这类疾病的诊断。例如，学生对所有高血压患者都会考虑到嗜铬细胞瘤这一罕见疾病，仅仅是因为学生的兴趣偏好使他们很容易回想起这类疾病。

3. 近因经验：类似于可得性经验，由于近期见过或者了解过某种疾病，所以潜意识里增加了这种疾病的诊断可能性。例如："好事成双、祸不单行"的迷信说法；或者说："我刚刚从杂志上读过骨髓瘤的相关内容，今天就诊断出一个骨髓瘤病例，真是太神奇了。"

4. 戏剧性经验：是指对于致命性或严重疾病，临床医生会在非逻辑思维层面上赋予这类疾病更高的诊断可能性。虽然致命性疾病具有更低的诊断和治疗阈值（详见后面介绍），但其实这些疾病的患病率并不高。例如"对于所有气短症状的患者都要排除肺栓塞诊断"，虽然肺栓塞的致命性使它具有更低的诊断或治疗阈值，但高死亡率并不增加肺栓塞的患病率。举个荒谬的例子：把"天花"纳入皮疹患者的诊断考虑，虽然这一疾病具有很高的死亡率，但显然在21世纪这不是常规要考虑的诊断。

5. 锚定性经验：临床医生更愿意相信支持诊断的信息，而不容易相信那些排除诊断的信息，即使后者有可能更重要。锚定性经验会导致以下两种情况："过早结束诊断"（没有考虑鉴别诊断的情况下过

早作出诊断）；或"转诊偏倚"（医生一般习惯于接受前面经手医生作出的诊断，推翻他人的诊断需要很大的勇气）（12）。

6. 阳性结果性经验：临床医生潜意识里对阳性检验结果诊断意义的重视程度要高于阴性结果（13）。

❖ 应用贝叶斯理论，使临床思维更加形象具体

假设演绎推理方法的局限性在于，证实或排除假设诊断的过程依然是模糊的。一旦做出错误决定，就很难再剖析整个过程找出错误所在。这对学生而言，可能会造成两种后果：①忽视错误，导致临床思维能力不能得以提高。②吸取教训，但过于谨慎，为避免再次出现错误而矫枉过正，这样可能会导致另一种错误的发生。举一个前文介绍的经验认知陷阱的实例，学生漏诊了一例肺栓塞，下次当他遇到患者时，会过度考虑肺栓塞的诊断，做出抗凝治疗的决策，导致患者出现致命性大出血。

贝叶斯定理指出，疾病诊断的验前概率直接影响验后概率（14）。应用贝叶斯定理，对诊断与鉴别诊断的疾病分别赋予各自的概率值（将可能性大小具体化），可以使抽象的诊断过程更加具体化。

在贝叶斯理论方法中，数值取代了医生的经验（表4-2）。如果出现错误，医生可以通过检测每个步骤的数据（验前概率和用于验证假设的数据）找出问题所在（图4-1）。首先，医生根据初步患者临床信息列出所有可能的假设诊断，根据疾病患病率和分析法而不是直觉得出这些诊断的验前概率，然后依据这些可能诊断进行相应检查（如体格检查和辅助检查），获得检验结果，并通过检查的敏感性、特异性和似然比等概念进行分析得出验后概率。

步骤1：确定诊断的验前概率

假设演绎推理的第一步是获取初步信息（如主诉、病程等），提出诊断和鉴别诊断。基于这些信息得出的每项诊断都有相应的确诊概率即验前概率，根据演绎推理方法，所有诊断的概率之和应该等于100%。就像做单选题一样，排除一项诊断就能增加其他诊断的可能性，也就能增加其他诊断的验前概率。贝叶斯定理为每项可能诊断分

配相应的验前概率数值。

表 4-2　贝叶斯定理的应用

步骤 1	步骤 2	步骤 3	步骤 4	步骤 5
确定疾病的验前概率	转化为验前比值比	乘以似然比（LR）得到验后比值比。若检验结果阳性，使用阳性似然比；若检验结果阴性，使用阴性似然比	将验后比值比转化为验后概率：	得到验后概率
60% 的概率是阑尾炎	60% 是/40% 不是	腹部 CT 结果阳性；对于阑尾炎，腹部 CT 的阳性似然比为 10.0		
60%	60/40	600/40	600/(600＋40)	94%

CT＝计算机 X 射线断层扫描技术。

就学生的认知水平而言，现在处在一个发展阶段，要让学生知道，他们以后很少能够看到专家会给每个诊断假设赋予明确的概率数值。如果不强调这点，学生会对这种方法不以为然，仅仅把它当作一种个人风格偏好而已。要让学生明白，运用这种分析和数学方法，能够有效地培养他们缜密的临床诊断和鉴别诊断思维，发现和弥补他们推断过程中的薄弱环节。来看看下面一段对话：

"保罗，我想让你在评估患者时运用下面的方法。虽然医生不会常规给每个诊断可能确定概率值，但是这样做能够使你的临床思维更加形象具体。好吗？"

"好的，"保罗回答道。

"好，先说说你今天夜班收患者时要做的事情吧。和患者交谈，规范地询问病史，把问诊注意力放在疾病病程和主诉特征上。记住'FAR COLDER'，询问主诉的这几个特点。"菲德拉斯边说边写出这几个缩写字母：F（frequency 频率）、A（associated symptoms 相关症状）、R（radiation 放射）、C（character 特征）、O（onset 起病）、L（location 部位）、D（duration 病程）、E（exacerbating factors 加重因素）、R（relieving factors 缓解因素）。

"这是诊断学的内容，我记得。"

"是的。下面教你新方法……史蒂夫，我想你作为保罗的上级医生监督保罗应用新方法，可以吗？"史蒂夫点了点头，同时也注意了让自己去复习这种方法。菲德拉斯继续道："保罗，把你刚才问诊的内容记下来，在你书写入院记录时，这就是入院记录的第一部分。当你获得这些资料后，围绕主诉思考一下鉴别诊断，列出能够解释患者症状的所有可能诊断。这个月我要重点训练你一些重点主诉的鉴别诊断思路。但今天晚上，因为不知道你可能收什么样的患者，我让史蒂夫帮助你。"

"好的，"保罗说道，"我要了解病程和主诉，然后列出所有可能的诊断。"

"完全正确。你在纸上列出鉴别诊断列表，紧接在每个诊断的后面再写上一个数值，也就是每个可能诊断的确诊概率，这个数值介于1%和100%之间。假设只有一种疾病能完全解释患者的症状，那么所有这些数字的总和应该等于100%。当你确定这些数值时，应该考虑患者的年龄、性别和疾病流行病学特征，以及病程和主诉与所考虑疾病临床表现的符合程度。

"没问题。我先得到主诉和病程，列出所有可能的诊断，然后给每个诊断确定一个确诊概率。可是，万一我错了怎么办呢？"保罗问道。

"这时候不用担心，只要写上这些数值就可以了。明天你汇报时，我想看到你列出的可能诊断列表以及每个诊断的概率数值。"

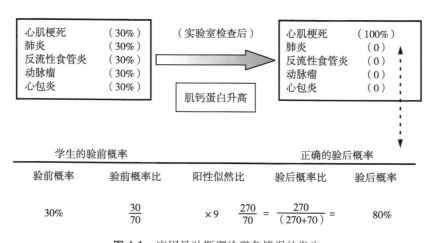

图4-1 应用贝叶斯理论避免错误的发生

步骤2：引导学生根据鉴别诊断思路有针对性地进行病史采集、体格检查和辅助检查

要让学生意识到第二步的价值所在，也就是根据鉴别诊断思路针

对性询问病史的意义，这点很重要。学生之所以很快就结束问诊是因为他们不知道有针对性地进一步询问更多问题的意义。他们经常看到这样的情景：专家走到患者床旁，简单问了几个问题就做出判断。专家的言行很容易被学生模仿，但区别在于，学生不像专家那样经验丰富，也不知道简明扼要的提问需要足够的知识积累。专家多采用非逻辑思维方式，他们很清楚自己提出这些问题的意义（基于他们的鉴别诊断思路），因此他们的病史采集过程可以做到简短且具有针对性。但学生并不了解专家的思考过程，也难以领悟到貌似简约的提问是建立在全面缜密的鉴别诊断思路之上的。学生只学到了"简单问几个问题就足够了"这一错误的想法。而那些"撒网式"盲目询问病史的学生和前面的其实没有本质区别，他们也不知道该问些什么，只能不断地逐条询问病史，期待偶然发现有意义的病史资料。无论是上述哪种情况，如果学生不了解正确的临床思维，那么他了解到的病史就会大打折扣。让学生首先在获取简单病史后进行验前概率比较（产生鉴别诊断），然后在获取详细病史后重复这一训练（基于鉴别诊断思考），能够强化鉴别诊断思路的重要性，驱使学生运用鉴别诊断思路进行病史采集。

菲德拉斯继续说道，"好的，保罗，接下来要做的是：你和史蒂夫问患者一些问题，这些问题要能够帮助评估你所列出的诊断的可能性。这样能够帮助你理清问诊思路，使问题具有针对性。'针对性'就是能够帮助我们评估鉴别诊断的内容。明白吗？"保罗点了点头。"好吧，重复一下'针对性'是指什么？"

"就是能够帮助我们评估鉴别诊断的内容。"

"非常好。举个例子，如果遇到胸痛的患者，那么心肌梗死肯定会纳入你的诊断列表中，针对心肌梗死你就会问这样的问题：'你吸烟吗？有心脏病家族史吗？血脂高吗？'明白了吗？"

"明白了，"保罗回答。"但如果我对诊断很有把握，我还要针对每项鉴别诊断逐一问相关问题吗？"

"等你有一天成为专家以后，即使不用这种方法也可以做到游刃有余，但是现阶段我还是希望你按照我说的方法做。这种方法能够帮助你不断积累成为专家所需要的经验。而且，保罗，如果你出现了错误，这一方法还能让我发现你的错误之处，进而提高你的思维能力。所以，毫无疑问，你需要根据列出的每个诊断逐一询问针对性问题。这步以后，再在每个诊断的后面列出你修改的概率数值，这就是验前概率。写病历时，这些问题的答案是入院记录的第二部分。听起来不错吧？"

"当然，"保罗回答。

"太棒了。期待明天你的报告。"

步骤3：将验前概率转化为验前比值比

下一步是指导学生将验前概率（第二步后获得的概率）转化为验前比值比（图4-1）。接下来学生需要思考：诊断检验是如何影响临床决策制定的。

步骤4：诊断检验评价

每项检验（包括体格检查、辅助检查或影像学检查）都有各自的诊断敏感性和特异性，并且它们对不同疾病的诊断敏感性和特异性都各有不同。例如，心电图对心肌梗死诊断的敏感性和特异很高，而对肺炎诊断的敏感性和特异性却很差。问题是我们在这种演绎方法中会同时注重排除和证实诊断，因此敏感性（排除诊断）和特异性（证实诊断）都至关重要。在贝叶斯理论中，需要一个能够同时反映敏感性和特异性的复合指标。

似然比是贝叶斯方法中用以评价诊断检验的数值（15）。阳性似然比用于检验结果阳性时。阳性似然比 = 敏感性/（1－特异性），也就是检验结果的真阳性率与假阳性率之比。阳性似然比的数值高，说明阳性的检验结果是真阳性的可能性很大，提示这项检查有诊断意义。通常阳性似然比≥1，当它乘以验前概率（实际上是验前比值比），疾病诊断的可能性增加。例如：心电图结果阳性增加了心肌梗死诊断的可能性。阴性似然比用于检查结果阴性时。阴性似然比 = （1－敏感性）/特异性，也就是检验结果的假阴性率与真阴性率之比。阴性似然比的数值低，说明检验结果是真阴性的可能性大，提示这项检查有除外诊断的意义。通常阴性似然比≤1，当它乘以验前概率（实际上是验前比值比），疾病诊断的可能性降低。例如：心电图结果阴性降低了心肌梗死诊断的可能性。

似然比的优点在于能够使医生能够使用客观数值来评价检验的诊断效力（即检验结果增加或降低疾病诊断可能性的能力），而不依赖于医生的临床经验。阳性似然比越大，检验结果对诊断某种疾病的意义越大；阴性似然比越小，检验结果对排除诊断的意义越大。接近1

的似然比既不能证实也不能排除某种疾病。这些知识可以使学生避免过分看重所谓"客观"，但实际上灵敏度和特异性都很差的检验（例如中度可疑的通气灌注显像的似然比为1.0），而忽视病史和查体的诊断意义。学生也许会问："为什么要用似然比，而不是阳性或阴性预测值呢？"，这时候主治医师就应该向他们解释清楚，阳性或阴性预测值的结果来自特定人群的疾病患病率研究，会受到疾病患病率的影响，而似然比则不然，可以直接应用于特定的个体患者中，这些患者的验前概率主要根据患者特征和临床表现得出。

　　"好的，保罗，你昨天说过心肌梗死诊断的验前概率是30%。这里肌钙蛋白的结果是阳性的，那根据这项检验结果，心肌梗死诊断的验后概率是多少？你之前说是100%，对吗？"。

　　"是的，我说过，毕竟检验结果是阳性的。"

　　"好，我让你查一下肌钙蛋白结果阳性对心肌梗死诊断的敏感性和特异性分别是多少……查到了吗？"

　　"查到了，敏感性是90%，特异性也是90%。但是有很多种不同类型的肌钙蛋白。"

　　"的确，看上去只依赖于一项实验室检查不那么可靠，是吧？"

　　"是的。比我想象的含糊一些。"

　　"不过出于本次教学考虑，我们就假设这些数字是正确的。检验结果是阳性的，我们要用哪种似然比呢？想想看，阳性似然比……阴性似然比还是阳性似然比？"

　　保罗笑了笑，回答道："阳性似然比。"

　　"很好，阳性似然比＝敏感性/1－特异性，如果要计算阴性似然比的话，当然这里不会用到，只需要把这个公式里的'1－'挪到分子位置上就可以了。要记住，两个等式中，'敏感性'都在分子位置上，说个简单记忆的方法，按照敏感性和特异性的英文字母顺序，sensitivity排在specificity的前面，自然放在上面，也就是分子的位置。"

　　"阳性似然比就等于90%/（1－90%）……90%/10%…… 对吗？"保罗问道，"'90%'就是'0.90'，对吗？"

　　"是的，90%相当于0.90。所以90%除以10%应该是……"

步骤5：将验前概率和似然比结合

　　根据贝叶斯公式，诊断的验前比值比乘以诊断检验的似然比，可以得出诊断的验后比值比。实际的数学运算见表4-1示例。

"所以计算出似然比是9。也就是9倍的可能是心肌梗死，可以这么说吗？"保罗问道。

"不完全是，保罗。让我们回到30%的验前概率上，然后一起算一算。这样会有些繁琐，但能够帮助你理解这些知识，并且后面还可以帮你找出错误所在。我问你如果验前概率是30%，那么验前比值比是多少？"

"呃，根据你前面教我的内容……．30%在分子上……除以（1 - 30%）……．所以，应该是3/7。"

"正确。现在将3/7乘以9，得出的值是多少？"

"9乘以3是27……再除以7……所以是27/7。"

如果每项检验都是独立的检验，似然比可以"累积"（也就是说，肌钙蛋白和心电图的似然比可以累积，但两份心电图的似然比不能累积）。验前比值比与第一项检验的似然比相乘后，所得的数值可以继续乘以第二项检验的似然比，以此类推。然后将验后比值比转化为验后概率。

随着时间的推移，医生能够积累一些常见体格检查和诊断检验的似然比数值，记在脑子里，或者在需要时查阅文献（15）或网络。运用这些简单原则和似然比数值，医生能够迅速评估检验结果对验后概率的影响，避免得出"检验结果比准确详尽的病史和查体更有诊断价值"的错误观点。

步骤6：计算验后概率

诊断的验前比值比与检验似然比相乘得到验后比值比后，再教学生将验后比值比转化为验后概率，应用"分子/（分子 + 分母）"，也就是"比值比/（比值比 +1）"的公式。假如验后比值比为1/2，那么验后概率为1/（1 +2），即33%。再假如验后比值比为3，那么验后概率为3/（3 +1），即75%。

"正确。现在要把验后比值比转化成验后概率。还记得怎样转化吗？"从保罗便秘一样的痛苦表情可以看出，他已经想不起来了。菲德拉斯继续说道："好吧，记住，是'分子/（分子 + 分母）'，也就是27/（27 +7），或27/34。算算是多少？"

"大约80%。哇，比我想象的小多了，这怎么可能呢？"

最后要求学生将实际验后概率与他此前"想象"的验后概率相比较。尽管数学方法看起来很繁琐，但这样能够巩固这方面教学内容（见框4-1）。

步骤7：发现错误所在

通过运用贝叶斯理论进行一系列数学运算的繁琐过程，在这一步显现出优势。学生想象的验后概率与计算出的实际验后概率之间的差别，揭示了决定诊断准确性的两个重要指标：准确的验前概率估计和准确的诊断检验效力的评估。框4-1列出了常见的诊断错误。轮转一开始就教会学生如何运用这六个步骤，能够让后续的轮转有更多的时间讨论。

"保罗，这就是我想让你知道的重要内容。这个公式里只有两个变量：验前概率和检验的似然比。任何一个变量发生了错误，就可能高估或低估了疾病的验后概率。所以错误原因有两种：要么是高估或低估了疾病的验前概率，要么就是高估或低估了检验的诊断效力。"

"但是，菲德拉斯医生，这些验前概率是我假定的，我怎么能知道实际的验前概率呢？有什么书可以参考吗？"

"没有，保罗，这就是需要医生的理由。只有通过医生的思维才能评估验前概率，因为只有通过我们的思维才能处理各种变化无常的情况，包括各种各样的患者类型、年龄或性别、不计其数的合并症、纷繁复杂需要考虑的疾病等等。没有书本可以参考，而是依靠你的临床思维，这就是为什么我们花那么多时间在这里的原因了。从中我们也可以看出谁的临床诊断能力更为出色。谁的验前概率估计得越准确，临床诊断的能力就越强，就是这么简单。所有的医生都进行同样的CT扫描，能不能准确地预测验前概率可以区分他们的临床诊断水平。这也是让你学习这一数学方法的原因，这样你可以理解这些道理。"

"呃……但怎样知道我的验前概率估计是错误的呢？"保罗问道。"也许错误在于我对检验赋予的权重呢？"

"确实是。但是正如你昨天晚上所做的，你可以随时查阅诊断检验的敏感性和特异性。要记住，你需要查阅这些内容来评估你所考虑的疾病。"菲德拉斯顿了顿，继续说道，"保罗，这里教你些经验，如果你做出了错误诊断，希望你能够运用这个方法，回顾你预约的检查，想想你赋予检验结果的比重有多少，然后查阅文献明确两者是否匹配。如果匹配，那么考虑唯一的错误可能就在验前概率了，这时候要回顾病史，想想哪里可能会出现问题。在分配验前概率时，哪项诊断过于自信？还是哪项诊断过于保守？"

"哇，这确实很有帮助。我们哪天有机会还能练习吗？"

"当然。"

框 4-1 临床思维中的错误类型

病史：

错误 1：高估了错误诊断的验前概率。

例如：仅仅根据患者曾经住过监狱的病史，过于自信地做出结核的诊断。

错误 2：低估了正确诊断的验前概率。

例如：对于呼吸困难的患者，没有意识到长途飞机旅行病史是肺栓塞诊断的危险因素之一。

体格检查和辅助检查：

错误 3：高估了诊断检验阳性结果的诊断效力。

高估了检验的阳性似然比，做出错误诊断。例如，尿常规检查提示 0~5 个白细胞，就确诊了泌尿系感染。

错误 4：低估了诊断检验阳性结果对正确诊断的诊断效力。

例如：低估了心电图 T 波倒置对心肌缺血的诊断作用。

错误 5：高估了诊断检验阴性结果（即阴性似然比）对正确诊断的诊断效力。

例如：根据 1 次血培养阴性结果就排除了败血症。

错误 6：低估了诊断检验阴性结果（即阴性似然比）对错误诊断的诊断效力。

例如：尽管经食管超声心动图结果阴性，仍坚持感染性心内膜炎的诊断。

治疗：

错误 7：准确地评估了疾病的验后概率，但由于高估了治疗的潜在风险、或者低估了治疗的潜在获益导致设定的治疗阈值过高，在患者需要的情况下没有给予相应的治疗。

例如：你根据准确的验后概率考虑阑尾炎的诊断，但由于高估了手术并发症的风险或者低估了手术治疗的获益，没有让患者接受手术治疗。

错误 8：准确地评估了疾病的验后概率，但由于医生过于重视治疗的获益却没有意识到治疗可能带来的伤害导致设定的治疗阈值过低，过早地给予治疗。

例如：你根据准确的验后概率考虑心肌梗死的诊断，所以给予患者溶栓治疗，但导致致命性的消化道出血。因为你没有注意到患者 1 个月前的胃出血病史。尽管治疗指征适合于大多数患者，但对这个患者而言，却存在很高的并发症风险，治疗阈值也会更高，要想让治疗最大程度地获益，心肌梗死诊断可能性就必须接近于完全确定。

❖ 将临床思维融入教学查房中

在本章的开端我们已经概括了主治医师进行临床思维教学的三个阶段：①认识到自己在"潜移默化"中具备的临床思维能力；②认识到对于学生来说临床思维能力是可培养可发展的；③认识到将抽象的思维过程具体化，以更好地进行这方面的教学和评估。

临床思维能力教学的一个有效手段是通过临床实例进行教学，将临床病例逐步剖析，在病例讨论中穿插一些问题并加以讨论，阐明临床推理过程的原则。这种教学方法能够让学生切实体验到医生遇到实际患者时的真实思路历程。这类似于《新英格兰医学杂志》中的病例讨论专栏，通过逐段列出病史资料、在每段之间穿插着病例剖析，能够清晰呈现出专家的诊断思维过程。如果将病例信息一气呵成地全面呈现出来，容易造成一些回顾性或"事后诸葛亮"式的偏倚。下面的例子就诠释了这一教学方法。对话发生在新入院患者的床旁，医学生保罗新收了一位晕厥待查的患者，他正在向主治医师菲德拉斯、住院医师莫妮和实习医师史蒂夫汇报病情。

"保罗，以前汇报病例多是从头到尾一气呵成，今天我们换个方式，小段小段地汇报，然后我们在每一小段之间进行一些讨论。我想把讨论重点放在临床思路上。让我们从最相关的病史开始吧。昨天我们讨论过关于'相关性'的定义，就是能够帮助评估可能诊断及相应鉴别诊断的信息。"

主治医师通过应用这一教学方法，能够很好地在每段病史和查体中展现自己的临床思维过程，起到示范作用。

"好的。患者是赫特先生，35 岁，既往有高血压、高脂血症和肥胖病史，今天早上在教堂起立时突然出现晕厥，发作前有头晕症状。据在场的人说，意识丧失持续时间大约 1 分钟。"

"好的。先在这里停一下。保罗。根据这一主诉，你初步考虑晕厥的原因是什么？"

主治医师是在评估学生的初步诊断假设能力。

"呃，我会考虑血管迷走性晕厥、直立性低血压、心源性晕厥如心律失常或心瓣膜病变、药物因素以及精神因素。"

"非常好。在你开始了解病史时，需要拓宽鉴别诊断思路、熟悉这些鉴别诊断。随后很重要的一点是通过早期评估缩小鉴别诊断范围，这需要你根据症状、体征和辅助检查积极证实或排除某些诊断。所以，现在改变一下你的思路，告诉我你认为最可能的诊断，并且根据你了解的病史和查体，为每种可能的诊断估计一个概率数值。"

主治医师向学生强调，随着对病史的深入了解，需要将最初考虑的一系列鉴别诊断列表根据可能性大小进行排序，因为医生很难排除每项诊断的可能性。通过这一方式，主治医师鼓励学生作出初步诊断。

"我想我会重点考虑血管迷走性或心源性晕厥，我猜大约30%的可能是血管迷走性，70%的可能是心源性晕厥。"

"非常好，保罗。我同意你的想法。那你怎么定义和区分血管迷走性晕厥（也称神经心源性晕厥）和心源性晕厥呢？"

主治医师是在考察学生对疾病典型表现也就是疾病脚本的了解程度以及根据鉴别诊断做出初步诊断的能力。与此同时，他还要求学生应用具体数值进行讨论，从而使诊断过程更加形象具体。

保罗说："我想心源性晕厥是突发的，没有太多征兆，而血管迷走性晕厥恰好相反，很少是突发的。"

"这是很好的切入点。为了区分这两类疾病，要进一步向患者了解哪些病史呢？提示一下，这些是需要写在入院记录'第二部分'中的信息。"

主治医师要求学生对两种疾病进行对比，以此阐明有鉴别诊断意义的特征性表现。这一方法可以帮助他们发现学生出现诊断错误的原因所在。

史蒂夫插了一句："神经心源性晕厥在发作前常有先兆症状，比如头晕等，并且病人不会像心源性晕厥那样严重。"

"很对，史蒂夫。再详细地说说，神经心源性晕厥可能出现哪些特异性的先兆症状？"

"呃，可能会有头晕、潮热、出汗，有时还伴有恶心。"

"非常好。另外，有什么诱因吗？莫妮，你怎么想？"

主治医师在此引导团队成员考虑到疾病诱因，因为存在诱因有时会影响疾病的验前概率。

莫妮回答说："应激可以诱发神经心源性晕厥，咳嗽和进食也会。"

"很好。这些是询问病史时需要重点关注的内容。除了你提到的这些之外，长久站立也是一个诱因。流行病学对神经心源性晕厥诊断的帮助有限，因为任何人都可能出现这类晕厥发作。保罗，这些病史都问过吗？"

"我问了。患者在晕厥发作前站立了一会，感觉头晕、出汗、恶心，随后出现意识丧失，据他妻子回忆晕厥持续了约 1 分钟，意识很快恢复，但醒来后仍感恶心。"

"根据这些病史，你首先考虑的诊断是什么？"

主治医师要求学生作出初步诊断。

"我考虑神经心源性晕厥的可能性为 80%，而心源性晕厥的可能性为 20%。"

"我同意。那你在查体时需要注意哪些，来证实或排除诊断？"

主治医师在此强调了诊断试验，并且说明了查体也是一种很有价值的诊断试验。

"注意患者有没有受伤，监测生命体征，尤其是有无直立性低血压、心动过缓或心动过速，仔细听诊心脏有无杂音。"保罗回答道。

"非常好。保罗，这个病人的查体有什么特殊发现吗？"

"呃，患者没有直立性低血压，心率 76 次/分，心律齐，但是心脏听诊发现 2/6 级收缩期杂音，以心底部最明显。"

"查体很细致。这些查体发现改变你的诊断假设了吗？"

"呃，心脏杂音似乎提示主动脉瓣狭窄的诊断，而且主动脉瓣狭窄是可以导致晕厥的。据我所知，主动脉瓣狭窄依赖于前负荷，对容量不足非常敏感，这个患者晕厥前曾在闷热拥挤的教堂里站立过一会，很可能出现左室充盈减少，诱发晕厥发作。所以我现在考虑主动脉瓣狭窄是最可能的诊断。"

"很好。告诉我一个概率数值，根据你的推理，诊断的可能性有多大？"

"我想主动脉瓣狭窄的可能性为 80%，血管迷走性晕厥的可能性为 20%。"

"那么再说说主动脉瓣狭窄的流行病学和临床表现？"

"我知道主动脉瓣狭窄的杂音特点是先递增后递减，以主动脉瓣听诊区最明显。但对流行病学特点不是很了解。"保罗回答道。

"史蒂夫，你能帮助保罗回答吗？"

"当然，"史蒂夫回答，"主动脉狭窄的患者在晕厥发作前常有劳力型心绞痛的病史。杂音通常向颈动脉传导，并且颈动脉搏动可能会减弱或变慢。此病多见于老年人，但在主动脉瓣二叶瓣畸形的年轻人中也可以发生。"史蒂夫停了一会，"我们这个患者好像太年轻了点。"

"这些是需要特别强调的内容，"菲德拉斯说，"掌握疾病的细节很重要，尤其是掌握流行病学特点。当你提到'主动脉瓣狭窄'时，我的想法是'可能性很小'，因为主动脉瓣狭窄多见于六七十岁的老年人，虽然可以发生在二叶瓣畸形的年轻人，但二叶瓣畸形本身也相当少见。所以，根据流行病学特点，我不会过多考虑主动脉瓣狭窄的诊断。另外，就像史蒂夫提到的，心脏杂音的特点也能够帮助评估主动脉瓣狭窄的可能性。昨天晚上我在网上搜了一下心脏杂音对于主动脉瓣狭窄诊断的似然比，如果心脏杂音没有传导到右侧锁骨头区域，那么杂音对主动脉瓣狭窄的阴性似然比为0.1。主动脉瓣二叶瓣畸形在男性人群中的患病率是2%～4%。保罗，你能根据贝叶斯理论计算出验后概率吗？"

主治医师对学生进行流行病学方面的教学，旨在帮助学生根据流行病学知识来确定鉴别诊断的优先顺序。通过引用主动脉瓣狭窄的查体诊断相关的循证医学文献，让学生将体征科学地融入到临床推理过程中。最后主治医师要求学生根据贝叶斯理论进行计算，继续运用直观数字使临床思维过程更加形象具体。

"我试试看。"保罗拿出昨天的笔记开始计算。菲德拉斯仔细检查学生的每个步骤以确保方法是否正确。

"如果患病率是4%，那么验前比值比是0.04/（1－0.04），也就是0.04/0.96＝0.042。然后将验前比值比乘以阴性似然比，0.042×0.1，得出验后比值比0.0042。再把它转化为验后概率，根据比值比/（比值比＋1）的公式计算，得出验后概率为0.4%。根据这个结果，基本可以排除主动脉瓣狭窄的诊断。"

"对于这个例子，在验前概率这么低的情况下，可能就不需要具体计算了。"菲德拉斯停了一会儿，继续说："这里充分证明了一点，阴性似然比可以帮助我们更加确切地排除主动脉瓣狭窄这一诊断。"菲德拉斯又停顿了一下，"保罗，看到流行病学知识的作用了吗？哪怕你不知道主动脉瓣狭窄的杂音特点，也可以仅仅根据流行病学特点就能基本排除这项鉴别诊断。现在我们一起去检查一下患者。"

主治医师让学生详细计算出验后概率，形象具体地展示了流行病学知识和体格检查在鉴别诊断中的重要作用——能够帮助排除某一疾病。

检查完患者后，他们回到走廊上。菲德拉斯继续说道："保罗已经基本排除了主动脉瓣狭窄的诊断。那么接下来谁会考虑给患者安排超声心动图的检查？"所有人都举起了手。

"好吧，所有人都会考虑超声心动图的检查。对于晕厥的患者，超声心动检查已经变成'常规'，用来确保不会'遗漏'器质性心脏病的诊断。但我们要问这样的问题：'这项检查有必要吗？'，如果患者没有心脏病史、查体没有阳性发现、心电图检查又是正常的，那么超声心动图发现病变的可能性只有5%～10%。不过我们这个患者不同，查体发现了心脏杂音。既然你们都想做超声心动图，那么想想可能会有什么发现？把你们的答案写在纸上，然后递给我。"

主治医师向学生示范了如何运用循证医学文献来帮助制定临床决策。他还运用团队成员之间进行竞争答题的方式，增加了教学互动，营造了有趣的学习氛围。

　　菲德拉斯看了看大家的答案，说道："看来除了莫妮和我，大家都倾向于肥厚型心肌病。莫妮，你为什么认为检查结果是正常的呢？"

　　"呃，患者的病史很符合血管迷走性晕厥，而且经过查体后我们也发现，心脏杂音符合功能性杂音的特点，患者在站立和下蹲时杂音强度也没有发生变化。功能性收缩期杂音很常见，血管迷走性晕厥也是很常见的疾病，而肥厚型心肌病却少见，即使在晕厥患者中也不多见。"

　　"我同意你的推断。在临床经验缺乏的阶段，你们自然会更多地依赖诊断试验来验证自己的诊断推测，尤其是诊断试验既安全有方便的情况下。然而，如果你的诊断可能性很大，那么有必要在检查前评估一下检查的诊断价值，例如似然比或敏感性和特异性。你要推测一下这项检查能为你提供多少额外有效的信息。既然患者的临床表现很符合血管迷走性晕厥，而且肥厚型心肌病这一鉴别诊断的验前概率还不足1%（患病率很低），那么我认为这个患者也可以不做超声心动。莫妮，既然你认为超声心动不会有阳性发现，为什么还要考虑这项检查呢？"

　　由于住院医师与其他团队成员持相反的诊断意见，主治医师要求她解释这一观点。随后主治医师又提出更适合于住院医师的深入问题，从而体现了分层教学的理念。

　　"呃，超声心动图是无创检查，并且肥厚型心肌病可能会危及生命，所以权衡检查风险和潜在获益，我想这项检查是合理的。还有一点原因，患者的心脏杂音位于主动脉瓣听诊区，而功能性杂音的常见部位是胸骨左缘第2肋间。"

　　"非常好，莫妮。我想大多数医生都会赞同你的观点。我很高兴你能这样回答。"

❖ 治疗决策方面的教学：治疗阈值

　　在假设演绎推理的最后阶段，临床医生需要决定是继续检查还是开始治疗。临床问题和医疗决策往往存在不确定性，临床专家的治疗决策直接取决于他对诊断的把握程度。如果某项诊断的可能性很大、治疗效果好并且风险低，那么不需要继续检查就可以开始治疗了。相反，如果某项诊断的可能性不大、治疗效果不佳、并且存在治疗风险，临床医生就不会给予治疗而选择继续检查。当遇到诊断不确定、疗效不确切、几种治疗方案难以定夺、或存在治疗风险等情形时，临床决策过程会面临很大的挑战。

　　第一步：诊断思维方法的关键是确定每项诊断的可能性。在诊断过程的最后阶段，仍可能出现1个以上可能诊断的情形，学生需要认识到这些可能诊断依然十分重要（这能解释第四步内容）。

第二步：治疗决策是根据治疗成本风险和获益综合考虑的，两者共同决定治疗阈值。如果治疗获益高而且风险低，例如应用抗生素治疗疑诊肺炎的患者，较低的诊断概率（例如 20%）的情况下就可以加用抗生素。如果治疗风险高、获益又小，例如肿瘤患者化疗，那么就需要在明确诊断（100%）的情况下才给予治疗。有必要强调的是，尽管治疗风险和获益由于个体差异而各有不同，但治疗阈值不受患病概率的影响。也就是说，阿司匹林的治疗安全性和获益决定治疗阈值，而琼斯女士接受冠脉介入检查因此改变了冠心病的验后概率但并不改变治疗阈值。

第三步：如果疾病的诊断概率超过治疗阈值，即使诊断把握不足100%，也应该开始治疗。如果诊断概率仍然低于治疗阈值（图4-2），则不应开始治疗。这能够缓和医疗过程的不确定性所带来的困惑（在100%的诊断把握前制定治疗决策），解释不同疾病治疗阈值的可变性（例如，为什么需要99%以上的肿瘤诊断把握才能开始化疗，而只需要20%以上的肺炎诊断把握就可以加用抗生素）。

"菲德拉斯医生，我有点困惑，为什么要给理查森先生加用华法林治疗。"

"好的，保罗，那我们来讨论一下。"菲德拉斯画出一个矩形，在它的左侧和右侧分别标记出 0 和100%，然后继续说道，"假设我们给泌尿系感染的患者加用抗生素，风险会有多大？"

"风险不大。"

"是的。那治疗效果会怎么样呢？"

"我想会很好。"

"好，如果想给怀疑泌尿系感染的患者加用抗生素，你如何把握治疗时机？"

"呃，这主要取决于患者患泌尿系感染的概率有多大。"

"不完全是这样的。想想看，"菲德拉斯停了一会儿，"抗生素的治疗风险会因为他的患病概率而改变吗？如果这样的话，我们就得通知药厂，需要保证他处于持续健康状态？"

保罗笑了笑："我想不会。"

"抗生素的治疗获益会因冠心病的患病概率而改变吗？同样道理……如果这样的话，我们又得通知药厂了。"

"不会。"

"所以我们可以说，某种治疗的风险和获益不受患病概率的影响。"保罗点了点头表示同意。"好，再回到你的问题上。如果治疗风险低、收益大，那么需要多大的诊断把握才会开始治疗？"

"不需要很大的把握。"

"你在这个矩形框的 0～100% 之间画一条垂直线，表示你需要有多大把握才会对怀疑泌尿系感染的患者开始抗生素治疗。"保罗在 20% 的位置画出一条垂直线。

菲德拉斯继续说："好，再来问问你，对怀疑肺部肿瘤的患者，你需要有多大的诊断把握才会开始化疗？"

"呃，需要有很大的把握才会开始化疗。化疗的获益不大，而且风险很高。"

"是的，保罗，你已经领会到我的意思了。在这个矩形框上再画条线，表示需要有多大的诊断把握才开始化疗。"保罗在 90% 的位置画了一条线。

"非常好。所以需要掌握的几点包括：治疗阈值取决于治疗的风险和获益。风险高（如化疗）和/或疗效差的治疗措施，治疗阈值会很高；而风险低或疗效好的治疗措施，治疗阈值则会很低。如果疾病的验前概率高于治疗阈值，我们会开始治疗；但如果低于治疗阈值，就不会开始治疗。"

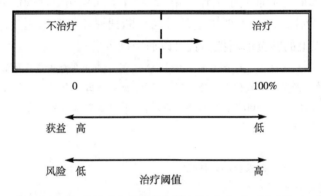

图 4-2　图中所示垂直虚线将矩形框划分为"不治疗"和"治疗"两个区域。在治疗收益高而风险低的情况下，虚线会向左偏移；而在治疗收益低而风险高的情况下，虚线会向右偏移

第四步：学生在应用这种方法时可能会产生各种各样的问题，即使这些问题没有被他们明确提出，但他们心中往往存在疑惑。年轻医生经常会有这样的困惑：为什么患者的患病概率相同而治疗方案会有所差异？这是因为治疗风险效益比由于个体差异而有所不同。这时最佳的教学方法是列举几个实例，这些例子中患者具有相同的患病概率，但治疗风险不同，通过举例向学生解释某一种治疗方法在不同患

者中的不同应用。要让学生理解以下要点：①疾病的患病概率与治疗阈值无关；②某一治疗的风险和获益具有个体差异。要引导学生认识到治疗风险和获益的个体差异，理解不同患者存在治疗差异的原因，否则学生会盲目照搬前面相同疾病患者的治疗方案。另外，还要向学生强调，最终患者需要参与决策，患者的偏好可能会导致治疗方案的变化。

"菲德拉斯医生，我理解'治疗阈值'的概念了，但有一点不太明白，同样是房颤，为什么给达力瓦先生使用华法林，而上周史力帕克先生却没有加用，他们俩的房颤患病概率似乎是相同的。"

"非常好的问题，保罗。是因为治疗阈值因人而异。"看保罗有些疑惑，菲德拉斯说："这样吧，我们讨论两个房颤病例，你告诉我你会不会加用华法林治疗。假设这两位患者的患病概率相同。第一位患者是 60 岁男性，患有高血压、糖尿病、脑卒中和房颤，没有出血的危险因素，你会加用华法林治疗吗？"

"当然会，他的 CHADS 评分是 3 分，治疗获益高，而且风险小。"

"很好，也就是说，治疗阈值会很低，可能是 20%，对吧？"保罗点了点头表示同意。

菲德拉斯继续说："好的，再看第二位患者，50 岁女性，有糖尿病、酒精性肝病病史，经常会摔倒，还因为摔倒出现过硬膜下血肿，既往有过一次上消化道出血的病史。你会给这样的患者使用华法林吗？"

"呃，不会。风险太高了。"

"但治疗效果会很好啊？可以预防脑血管意外，"菲德拉斯说道。

"是的，但风险还是太高了，我会把治疗阈值放在 80% 以上。"

"很好，保罗。这里可以看出，即使房颤的患病概率相同，不同患者的治疗阈值也会有所差别，明白了吗？"

"现在明白了。"

由于患者偏好而改变治疗决策

治疗阈值具有个体差异，不仅会因为患者的生理变化而变化（例如，患者的出血风险决定了抗凝治疗的时机），还会受到患者价值观和信仰因素的影响。治疗决策会因为患者偏好而发生变化，临床专家很容易理解这一点，但年轻医生却未必能够领会到。当标准治疗因为个人价值观和偏好而改变时，主治医师要注意提醒学生这一点，不然学生会以为这一疾病缺乏标准治疗方案，会对所有治疗决策不以为然、仅仅认为这是医生的"风格偏好"而已。

多种疾病

演绎临床推理过程基于奥卡姆剃刀原理①：统计学上来说，尽量用一种疾病来解释患者的病情全貌。主治医师应该注意学生容易混淆之处，常见的有：

1. 推导出单一诊断

即使应用奥卡姆剃刀原理，刚接触临床的学生仍然难以根据多种症状推导出某项单一诊断。主治医师应该向学生讲授奥卡姆剃刀原理（也称为吝啬定律），同时引导学生寻找能够解释一组症状（如水肿、呼吸困难和乏力）的疾病综合征（如心功能衰竭）。应用维恩图②以及教授疾病的病理生理机制（见第二部分充血性心衰教学部分），可以帮助学生用一种疾病或综合征将一组症状串起来。

2. Hickam 格言

主治医师需要向学生阐明，有些患者尤其是老年人或免疫抑制患者，可以同时患有两种截然不同的疾病（Hickam 格言是：只要患者情况符合，就可以有符合患者情况的多项诊断）。这时候要向学生解释，Hickam 格言是特例情况而并非普遍现象，这点很重要，否则容易导致学生长期锁定在临床思维的第一阶段（在这一阶段，学生容易把这些特例情况理解为普遍现象）。

3. 合并疾病

年轻医生有时会将合并疾病（如高血压、糖尿病、慢性阻塞性肺疾病）与现阶段问题看得同等重要，在处理这两类问题上花费同样的时间和精力（包括诊断时间）。不正确地处理导致以下两种不良后果之一：①学生在处理现阶段所有问题（即入院诊断）和各项合并疾病（即使病情稳定）上花费同样的时间和精力，因此减少了对目前主要问题的关注度；②学生完全忽略了所有合并症。为了应对这些问题，首先主治医师应该指导学生把时间和精力（80%）集中在主要问题

---

① 奥卡姆剃刀原理是著名的逻辑学原理，也就是简单有效原理，当你有两个处于竞争地位的理论能得出同样的结论，那么简单的那个更好。——译者

② 维恩图也称文式图，在逻辑学中用于显示元素集合重叠区域的图示。——译者

上；其次要向学生解释，并非所有问题都必须在入院当日处理，长期的合并疾病可以留待住院期间慢慢处理。最后，引导学生理解"需要解决的问题"的概念是很有帮助的。正如第 3 章所述，这些问题应该在出院前'解决'，但不需要在入院第一天完成。

"保罗，入院记录写得怎么样了？"

"呃，差不多了。我会用两段式书写现病史，也知道怎样写既往史、体格检查和辅助检查，但不太会写拟诊讨论和诊疗计划。你说过要基于每个问题构思拟诊讨论，作出一个诊断假设并且列出支持点，还应该讨论鉴别诊断并且列出除外理由，但我需要对每个问题都应用这样的方法吗？"

菲德拉斯看了看保罗正在书写的病历，保罗正在用上述的方法对每个问题进行分析，记录长达五页纸。他正在纠结于如何写"糖尿病"的鉴别诊断，因为患者已经诊断糖尿病很长时间了，实在没有什么可以鉴别的，保罗不知道该写些什么。

"保罗，我来帮你梳理一下。首先，希望你把大部分时间和精力，至少80%吧，花在最主要的问题上。我们不可能立刻解决患者的所有问题，当然也不能视而不见。在患者住院期间，我们有时间梳理患者的其他并发症，比如高血压、糖尿病等。但在入院第一天，我们要做的是针对每个问题制定诊疗计划以保证患者的安全，住院期间再处理其他细枝末节的问题。"

"第二，我来解释一下为什么要针对主要问题进行拟诊讨论。因为患者诊断不明确，所以我让你列出诊断假设、鉴别诊断、诊断的支持点和不支持点。这样可以向我和其他任何人呈现你的思维过程，同时也能帮你理清思路，尤其是你现在还处于建立和发展正确临床思维的初级阶段。"菲德拉斯又停顿了一下，"看看你列出的第三个问题，'糖尿病'。这个诊断不明确吗？"

"很明确，"保罗说，"那就是说，对于这样的问题，我就不需要全面地进行讨论了，是吗？"

"不需要了，保罗。我希望你做的每件事情都合情合理——如果诊断明确以治疗为主，那么希望你把关注点放在制定治疗方案和评估治疗反应上。在入院第一天，拟定一个治疗方案、确保患者的安全，其他的细节问题住院期间再微调。"

4. 在进行诊断的同时治疗两种疾病

最后，有时需要同时治疗一种以上的疾病。让学生疑惑不解的是：目标是确定一个诊断，但为什么主治医师要同时治疗两种疾病。主治医师应该认识到这个问题，同时要向学生阐明：如果两种疾病的诊断概率都超过各自的治疗阈值，两者都应该接受治疗。

"但我还有个问题，"保罗问，"为什么我们有时会针对一种以上的诊断进行治疗？为什么不是治疗所有诊断，或者仅仅治疗一种？"

"因为这取决于每个诊断的治疗阈值，保罗。当然，如果诊断明确，应该给予治疗。但假设患者患肺炎的概率为50%，那么根据抗生素治疗的风险和获益，你会治疗这位患者吗？"

"呃，这取决针对患者个体的治疗风险和获益。"保罗的回答融入了前面的教学内容，他停顿了一下，期待菲德拉斯的认可，菲德拉斯对他点了点头表示肯定。"假如是标准的风险获益，我会选择加用抗生素，因为治疗风险低、获益大。"

"很好，保罗，很高兴你这样想。现在再假设这个患者还存在 COPD 急性加重，假设概率也是50%。根据吸入激素和支气管舒张剂的风险和获益，你会加用这些治疗吗？"

"呃，我想会的，因为吸入激素和支气管舒张剂的风险没那么大，同时获益很高，所以 COPD 的概率高于治疗阈值。"

"说得很好，保罗。也就是说，要通过判断每项诊断概率是否高于各自的治疗阈值来考虑是否加用治疗。"

❖ 通过入院记录评估学生的临床思维

入院记录包括病史、体格检查和辅助检查等内容。如前所述，应当让学生认识到入院记录对病房团队的重要性：团队的其他成员（护士、技术员、社工以及其他医生）可以通过入院记录快速获得患者的疾病信息，不需要重复完整询问病史及查体。基于它的重要性，教师应该督促学生保证入院记录细致准确、简洁明了。同时，应用准确的语法和标点书写的入院记录能够反映书写者病史采集的认真程度；优秀的入院记录能够反映作者的专业素养和临床技能。入院记录的任何欠缺都可能迫使其他团队成员重新采集病史，这显然会浪费团队的时间。

除此之外，入院记录还有一个作用——可以用来评估学生的临床思维能力。病房主治医师显然很难有时间由始至终观察学生从问病史、查体到临床思考的完整过程，但他们可以通过学生的入院记录来评估学生的临床思维（这就如同通过血肌酐水平评估肾功能一样），他们也可以自由地选择检查病历的时间，例如，下午独自查房时。在学生轮转的 1 个月期间，主治医师应该将替代评估方法（通过入院记录评估）与金标准（直接观察学生的处理过程）结合，对学生进行评估。

第一步：要求学生围绕病史构思入院记录

1. 入院记录的第一段应该列出病程和主诉特征。

2. 要求学生按常规书写第二段。这段内容应该围绕诊断评估的问诊要点书写，不必具体列出鉴别诊断。对于初学阶段的学生来说，也可以让他们在入院记录旁边空白处列出鉴别诊断，这样能够使评估更加具体清晰。

3. 按照标准模式书写既往史、系统回顾和体格检查。

4. 引导学生按照以下形式书写拟诊讨论和诊疗计划，并以此评估学生的临床思维能力。拟诊讨论和诊疗计划应该围绕不同问题分别展开讨论，应把重点放在主要问题的讨论上（例如气短），对于诊断不明的患者，认真思考所有可能的诊断并围绕诊断展开讨论。

对于每个问题，学生应该使用肯定的语气（如"我们认为这是……"）具体陈述假设诊断，而不是模棱两可的表述（如"或许考虑为……"）。在每个假设诊断后面列出一两个支持点，随后列出其他的可能诊断以及这些可能诊断的支持与不支持点。最后写诊疗计划，还是应该使用肯定的语气（如"我们要加用抗生素治疗"）进行陈述，避免使用泛泛的说法（如"我们会考虑应用抗生素"）。

第二步：根据入院记录寻找学生临床思维中的错误

第一段内容过短，可能提示：学生提前结束病史询问；受到锚定效应影响认为没什么可问的；不知道该询问患者哪些内容或者面对患者感觉不自在；或者想偷懒。

第二段内容过短或内容缺失，可能提示：学生尚未达到依据鉴别诊断构思病史的层次；学生虽然理解鉴别诊断指导问诊的意义，却不知道针对这些鉴别诊断该问些什么问题。

体格检查内容看似八股文（例如，不同病人有着相同的查体记录）或程序编码（例如充斥着缩写符号 VSS，EOMI，PERRLA，RRR，CTA，大致正常），可能提示：学生没有根据诊断和鉴别诊断进行有

针对性的查体，而仅仅是照搬查体模板；学生记住了采集和书写病史的方法，但还不能理解这些。对学生提及"相关的"这个词时应当慎重，必须保证学生理解"相关性"的含义，对临床思维过程来说，"相关性"是指对评估鉴别诊断有意义的资料。体格检查部分应该同时记录对诊断有意义的阳性和阴性的结果。

针对每个问题（症状）列出孤立的拟诊讨论和诊疗计划，不能建立这些症状之间的联系，例如对于心功能衰竭的患者，应该将"水肿"与"呼吸困难"关联在一起讨论，这可能提示，学生只能针对单独的症状进行讨论，但不能依据这些症状群得出某一临床综合征的诊断。

诊疗计划没有包含确切的诊断假设、或者应用了模棱两可的语气进行表述，提示学生仅仅是在采集病史而已。在汇报者—解释者—管理者—教育者（RIME）（16）的发展过程中，这位学生只是处于汇报者阶段。

拟诊讨论中提出的诊断假设缺乏证据支持，提示学生只是猜测或者盲从他人的诊断意见而不去思考可能诊断或者除外诊断（锚定或盲从的认知误区）。

拟诊讨论中只列出一个诊断、没有涉及鉴别诊断内容，可能提示学生受到锚定效应的影响或者过早结束问诊。

拟诊讨论中列出的假设诊断具有证据支持，但没有涉及鉴别诊断内容，可能提示学生因只考虑到一项诊断而过早结束问诊。

拟诊讨论中经常参考团队其他医生的意见，提示学生存在盲从的认知错误。

即使上述列举的情况都是正确的，也可能是因为学生刚刚接受了培训，所以，直接观察学生的整个过程尤为重要，应保证在轮转过程中至少有 1~2 次（见第 3 章）。

❖ 通过病历汇报评估学生的临床思维能力

口头病历汇报也可以用来评估学生的临床思维能力，尽管同样会存在一些偏倚（在第 3 章讨论过）影响评估结果（17）。获取病史、查体及辅助检查信息、书写入院记录、汇报病史应该遵循相同的临床思维步骤（表4-2），所以病历汇报和入院记录应使用相同的结构。学生如果能够将这三个过程相互交融，临床思维能力也会得到逐步提高。比如当学生书写入院记录时，会促使他思考问诊时遗漏的问题；当汇报病史时，会促使他思考入院记录欠缺的内容；当问诊下一位患者时，会促使他结合入院记录需要完善的信息提出问题。这些使相对抽象的临床思维的理论概念与切实可见的病历书写和病历汇报过程相互联系。主治医师也可以通过听取病史汇报，更为切实地认识学生的临床思维水平，从而有针对性地提高学生的思维能力。

学生可能会想模仿既往接触过的医生的行为，但这种方法对学生来说困难而陌生。主治医师最好让学生认识到本章所阐述的方法的意义所在：作为初学者，这一方法能够帮助提高和评估学生的临床思维能力。等到将来积累了丰富经验能够更加适应模式识别或思维已融入习惯时，就不再需要严格遵循这种方法了。如果学生不理解这些，可能会很快抛弃这种方法甚至抛弃临床思维过程。"只有菲德拉斯医生这么做……其他医生都不这样。"就像前面第1章中所描述的那样，这一想法会阻碍学生临床思维能力的发展。

❖ 剖析错误：以错误为契机提高的学生临床思维能力

在病房里出现错误是在所难免的，尤其是在学生学习和实践临床思维的阶段。当学生出现与主治医师意见相左的错误诊断和错误治疗计划时，正是主治医师难得的教学契机，他们可以通过这些错误来发现学生思维过程的缺陷，通过针对性的教学使学生的临床思维能力提升至一个新的高度。所以应该鼓励学生不要害怕尝试，积极将所学的方法运用到临床诊断与治疗过程中。要知道任何专科的优秀医生都具有一个共同特征：即临床决策能力。只有积极参与临床决策过程才能提升学生的临床综合能力。当出现错误时，首先应该鼓励学生制定决策的勇气，然后让学生认识到错误并进行归类（框4-2），通过与学生探讨临床思维过程的每个步骤，找出错误所在以及错误原因，明确将来如何能够更好地处理类似患者。

框 4-2　临床思维过程的七步法

病史

　1. 采集病史。

　2. 建立可能的诊断列表（4~5个）。

　3. 针对每项诊断进行问诊。

　4. 确定每项诊断的验前概率。

体格检查

　5. 完善查体。根据你所考虑的诊断有针对性地进行查体，根据查体结果修正每项诊断的概率，然后重新确立诊断列表。

实验室检查以及其他检查

　6. 完善实验室检查及其他检查项目。根据你所考虑的诊断有针对性地完善检查。根据检查结果修正每项诊断的概率，然后重新确立诊断列表。

诊疗计划

　7. 根据得出的诊断列表制定诊疗计划。

❖ 结束语

　　病房为主治医师的临床思维教学提供了很好的场所。主治医师的临床思维能力越强、对这方面教学的关注越多，他的学生就越有可能发展成为出色的临床医生。这不正是病房教学的目标所在吗？

参 考 文 献

1. **Ende J, ed.** Theory and Practice of Teaching Medicine. Philadelphia: ACP Pr; 2010.
2. **Eva KW.** What every teacher needs to know about clinical reasoning. Med Educ. 2005;39:98-106.
3. **Schmidt HG, Rikers RM.** How expertise develops in medicine: knowledge encapsulation and illness script formation. Med Educ. 2007;41:1133-9.
4. **Rikers RM, Schmidt HG, Boshuizen HP.** Knowledge Encapsulation and the Intermediate Effect. Contemp Educ Psychol. 2000;25:150-166.
5. **Schmidt HG, Boshuizen HP.** On the origin of intermediate effects in clinical case recall. Mem Cognit. 1993;21:338-51.
6. **Boshuizen HPA, Schmidt HG.** On the role of biomedical knowledge in clinical reasoning by experts, intermediates and novices. Cognitive Science. 1992;16:153-184.

7. **McLaughlin KJ.** The Contribution of Analytic Information Processing to Diagnostic Performance in Medicine. Rotterdam: Erasmus Univ Pr; 2007.
8. **Custers E, Boshuizen HP, Schmidt HG.** The role of illness scripts in the development of medical diagnostic expertise: results from an interview study. Cognitive Instruction. 1998;16:367-398.
9. **Custers EJ, Boshuizen HP, Schmidt HG.** The influence of medical expertise, case typicality, and illness script component on case processing and disease probability estimates. Mem Cognit. 1996;24:384-99.
10. **van Schaik P, Flynn D, van Wersch A, Douglass A, Cann P.** Influence of illness script components and medical practice on medical decision making. J Exp Psychol Appl. 2005; 11:187-99.
11. **Kassirer J, Wong J, Kopelman R.** Learning Clinical Reasoning. 2nd ed. Philadelphia; Wolters Kluwer; 2009.
12. **Saint S, Drazen J, Solomon C.** NEJM Clinical Problem Solving. New York: McGraw-Hill; 2006.
13. **Eddy DM.** Probabilistic reasoning in clinical medicine: problems and opportunities. In: Kahneman D, Slovic P, Tversky A, eds. Judgment Under Uncertainty: Heuristics and Biases. Cambridge, United Kingdom: Cambridge Univ Pr; 1982.
14. **Tversky A, Kahneman D.** Judgment under Uncertainty: Heuristics and Biases. Science. 1974;185:1124-1131.
15. **McGee S.** Simplifying likelihood ratios. J Gen Intern Med. 2002;17:646-9.
16. **Pangaro L.** A new vocabulary and other innovations for improving in-training evaluations. Acad Med. 1999;74:1203-7.
17. **Wiese J, Varosy P, Tierney L.** Improving oral presentation skills with a clinical reasoning curriculum: a prospective controlled study. Am J Med. 2002;112:212-8.

第 5 章

病房中重要非临床技能的教学

Jeff Wiese, MD, FACP

要点：

- 病房是传授让人终生受用的职业技能的良好场所，这些技能包括时间管理、数据组织、人际交流以及在实践中不断学习的方法。

- 有几种技巧可以帮助住院医师和学生分清轻重缓急，掌握主次安排的原则，从而做好时间管理。

- 要鼓励受训医生去计划自己的行为活动、列出每天需要干的事、合理安排休息时间、及时整理医疗数据，这样可以使工作更有效率。

- 由于病房工作的复杂性和劳动强度，主治医师可以从中了解受训医生的人际交往技能，这些技能直接影响到他们的工作效率和解决纠纷的能力。

- 病房是一个绝佳场所可以培养阅读文献与自主学习的良好习惯。主治医师可以每天安排阅读时间，根据临床案例组织文献阅读，采取措施让学生日益衰退的阅读能力逐步恢复。

- 汇报病历让主治医师有机会了解受训医生的沟通技能，解决受训医生在汇报病历中不能很好地控制时间、紧张情绪以及不能适应角色等问题。

在医院的病房里，工作紧张繁忙，人际关系错综复杂，还有海量的医疗数据，这些都让教学充满了挑战。然而这同样意味着机会，主治医师能够传授给学生提升诊疗能力的技能，使之受益终生。本章讲述的是临床知识以外的职业技能的教学，这些技能同样也是医生能力的重要组成部分。本章首先要讲述的是如何提高学生的时间管理与数据组织技能。然后要阐述的是如何提升学生的人际交流技巧，还有传授及引导学生如何阅读医学文献的一些建议。最后本章还将讨论如何提高学生书面及口头的沟通能力。

❖ 时间管理教学

临床工作紧张繁忙，这也是受训医生实践及提高时间管理技能的理想环境。在教学的同时，我们就可以在工作中获得即时反馈，知道所传授的技能是否已经被掌握。掌握时间管理不仅有助于受训医生职业技能的提高，同样也给主治医师带来很多帮助。团队时间管理越熟练，病房服务的效率越高。时间管理技能的教学开始得越早越好，这样能为患者提供更好的服务，还能省出更多的教学机会。

除非有证据提前证明学生的能力，一般情况下主治医师都可以认为大部分学生没有必要的时间管理技能，他们会出现三种浪费时间的错误：分不清轻重缓急；看不出时间"窗口"；做不到整理任务与理清琐碎。这些都是病房里住院医师及学生需要掌握的涉及时间管理的问题。

优先权教学：紧急还是重要

时间管理的要点是根据任务的重要性及紧急程度安排优先权。重要性是由受训医生自己判断，认为任务对提高医疗服务及学习至关重要。而紧急性是由他人的计划安排等外部因素决定。学生要学会根据重要性、紧急性对工作任务进行划分。

优先权1：重要且紧急的任务

学生应学会首先关注那些既重要（提高医疗服务）且紧急（团队其他成员的需求）的事。举例说明：①如果一位患者需要接受某项治疗（重要），而治疗团队也做好了立即治疗的准备（紧急），则让患者接受治疗是首先需要做的工作。②如果一位患者马上就要出院（重要），而社工急需出院证明（紧急），则准备好出院证明是当前首先要做的事。作为主治医师，有必要随时确认你的团队成员所做的工作是否重要、是否紧急。

优先权2：重要但不紧急的任务

重要但不紧急的任务应当放在稍后处理，与此类似的是不重要但紧急的任务。不仅仅是学生，每个人都可能面对这样的困难选择：我是先做"我自己认为要先完成的事（重要）"还是先做"别人认为要先完成的事（紧急）"。我们应该承认每个人都认为自己的任务最重要，会人为地制造紧急气氛催促别人先干自己的事。而那些让你觉得他们的任务很紧急的人并不是有意的，他们只是没有将自己的任务与别人的相比较。作为医生应该根据工作对患者的重要程度而不是个人意愿（紧急程度）来评估安排优先权。

举例来说，实习医师正在看一位患者时接到传呼，护士说有一份口头医嘱①需要马上签字。虽然两项任务都不那么重要和紧急，实习医师应当集中精力处理面前的患者。即便护士坚持认为口头医嘱很紧急，也比不上处理当前的患者更重要。这里需要提醒的是，学生很可能错误地理解认为不重要的任务就不需要去做。口头医嘱仍然需要签字，只不过这项任务在当天的优先权排序中位置靠后而已。

查房时更合适用上述例子教学，尤其是在患者床边查房要求所有人的手机和呼机都关机。主治医师应提醒学生集中精力应对重要任务（面前的患者），完成后再处理紧急任务（呼机那头的患者），当然急救信号响起时例外。

还有一个关于实习医师预查房的例子。实习医师在预查房时巡视患者并开出医嘱非常重要，这能让患者更早地得到诊疗，并让后续住院医师和主治医师的查房更有针对性。而会诊医生希望实习医师在预查房时完成病程记录使他的会诊更高效；护士或社工希望实习医师在预查房时为明天出院的患者填好各种单据。这些都是紧急任务（根据

---

① 美国很多医院允许注册护士执行医生的口头医嘱或电话医嘱，执行完后需要医生签字确认。——译者

其他人的计划安排），不过因为可以放在后面的时间来完成，与看患者和开医嘱相比就显得不那么重要了。

优先权3：紧急但不重要的任务

当所有的重要任务都完成后，住院医师就要集中精力完成紧急任务。团队成员完成重要任务后转移到紧急任务（由外部环境决定的任务），这是个很自然的流程。不过主治医师要注意一些学生，他们接下来会把精力转移到那些既不重要也不紧急的任务上去，例如住院医师不抓紧时间完成出院总结，而上网冲浪欣赏一辆他买不起的车。值得强调的是专业精神的精髓并不在于外表和言辞，而是一贯如一地把患者与团队的需求放在个人利益之上的信念。

预测时间管理中的问题

学生和实习医师对合理安排时间感觉很困难，特别是在病房这样一种瞬息多变的环境下，每天都有不同的新情况发生。如何区分轻重缓急开始会很困难，要鼓励所有团队成员在不知道如何安排主次的时候学会寻求帮助。简单地问"接下来我该做什么？"并不是积极面对问题的方法。应建议他们先努力尝试后再提出问题，如"我已经把今天要做的事情安排好主次了，你能告诉我如果是你会怎样安排吗？"或"我有两件事要做，至于安排主次我的想法是这样的。你认为我的安排合理吗？"

耐心是必需的。养成合理安排主次的习惯需要老师坚持不懈地反馈和指导。主治医师可以直接指导团队的相对高年医生（住院医师）评估和传授时间管理的技巧，使他们成为你的左臂右膀。如何安全度过手下实习医师交接班的第一天？这是一个难题。随后，要让住院医师定期考察那些团队新成员（实习医师和学生），了解他们是如何安排主次的。

学生和实习医师还需要了解团队的优先权不可能总是与他们自己的一致。在安排任务优先权时，团队领头人（住院医师）对全局要有更好的视野，要信任她对重要性作出的定义。

通过时间管理传授职业精神

如果应用得当，教学时间管理的同时也是传授职业精神的好时机。时间管理的原则是始终将重要任务（也就是患者需要）的优先权放置于其他人的需求（包括医生自己的）之上。医院病房提供了让这一原则不断实践的场所。如果教师能坚持引导团队队员向这一原则靠拢，最终"患者第一"的潜意识会变得根深蒂固。

管理时间的同时维护人际关系

　　有人会将优先权误读为自私或懒惰，尤其是那些自己的紧急任务没有在第一时间被完成的人。这种误解在繁忙的病房工作中相当常见。主治医师需要提醒学生，并告诉他们如何在拒绝别人要求的同时维护良好的人际关系。举个例子如何表明上述观点：

　　"那么，史蒂夫，你应该明白了我希望你如何安排一天的工作。首先做重要且紧急的事，然后是重要的事，再次是紧急的事，最后是剩下的所有其他事。考你一下，当你正在完成一件重要的事，这时有人找你做一件紧急但不重要的事，你打算怎么办？假如说你正在和一个患者讨论他的预后，有人来找你填一份病历借阅申请。你打算怎么办？"

　　史蒂夫不假思索地回答："我会告诉他们，我正在做很重要的事情，稍后再处理你们的要求。"

　　"很好，你的主次选择很正确。不过如果有人这样对你说你的感觉是什么？我解读一下你的话，言下之意是我现在做的事比你想让我做的事更重要。"

　　"嗯，我也觉得说得不那么好。"

　　"让我告诉你一个办法，可以让你熊掌与鱼兼得，既坚持了你的工作优先权安排，同时还能赢得友谊与影响力。"

　　"听起来不错。"

　　"那好，第一步首先每个人都认为自己的议程最重要，这会联系到面子问题。如果你说没有把他们的议程放在第一位，他们会觉得受到了伤害，你没有把他们放在眼里。"菲得洛斯停顿了一下，"所以你要做的第一步就是承认他们的需要，让他们感到受到尊敬。不要没有诚意的敷衍，这样会让人有被欺骗的感觉。诚恳地说：'我认为这项工作非常重要，我一定会去做。'你试着说给我听，史蒂夫。"

　　史蒂夫回答到，"我认为填写申请表非常重要，我一定会去做。"

　　"很好！你已经做了两件重要的事，你即承认了他们工作的重要性也消除了他们担心任务会被搁置的担忧。记住所有的愤怒都是内心担忧的体现，你已经成功平息了因为任务没有被放在第一位所可能引起的愤怒。"

　　"那好，第二步告诉他们你在做什么。作为医生，我们认为每个人都明白我们在做重要的事情，可实际上并不是每个人都明白的。所以，像这样告诉他们，

'我正在看一位急需帮助的患者。处理完患者我马上就到。'把刚才那段再加上这段，试着说给我听。"

史蒂夫答应到，"我认为填写病历申请表非常重要，我一定会去做。我正在看一位急需帮助的患者。处理完患者我马上就到。"

"这只是比较容易的部分。如果他们正好在你面前，这样就比较难了。当他们当面要求你去即刻做一件事时，你很容易放弃自己的责任停下手上的重要任务。如果这样的话，建议你拿出你的工作备忘录卡片，告诉他们前两项任务。即便你当时并没有在看患者，仍然要告诉他们你正在做什么事，这件事为什么重要。然后当着他们的面把他们的任务加入到你的备忘录，并在边上标一个星号。这样他们会认识到你有多少事情要做，并确认他们的任务在准备完成的队列里。而且任务旁边有星号标记，总会有一些优先。"

史蒂夫问，"那么接下来我是不是要做标有星号的项目？"

"不用，这只是让他们感觉好一些。你仍应首先完成所有重要任务，轮到紧急但不重要的任务时再自由决定什么时候干。"

预测及防止"喷气流"

教师还需要对因病房事务繁忙可能造成的"分析瘫痪"① 有所准备。就像油门踩得过猛可能让汽车飘移，病房里被称为"呼爆了"的类似情形让住院医师因突然面对过多的要求而手足无措。过度的负担导致焦虑，从而降低工作效率，也就让备忘录中等待处理的事情越来越多，带来更多的焦虑，如此恶性循环。一旦进入失控状态，住院医师可能无法摆脱。主治医师可以通过培训受训医生，让他们适应，学会摆脱的策略，从而打破恶性循环——就像飞行教官教会飞行员适应喷气流（一种湍流），学会摆脱的策略。

"最后一点，史蒂夫，这将是对你心智的磨炼。在一天中有些时候你可能会遇到各种要求，看起来无穷无尽，让你觉得恐惧。开始只是焦虑，接着内疚，然后感到挫折，最后绝望。当你开始有这样的感觉时，试着去洗手间，找一个位置待会。坐上 10 秒钟，告诉你自己，'不管发生什么，时间不会停止。到时间我就会下班回家，在这以前，我会竭尽全力。'然后洗手出来面对一切。"

史蒂夫笑了。菲德拉斯继续说："出来后拿出你的待办事务列表，在任务来

---

① 分析瘫痪（analysis paralysis）为程序开发用语，指过度分析论证可行性而影响执行力。美国医院病房的医生常规佩戴传呼机上班，呼爆（status pagerous）是指医生的工作呼机在短时间内接到大量传呼，来不及处理。——译者

时继续加入你的列表。过度的负担导致低效率，那样的情况，你是担当不起的。那么，重新安排一天的任务优先权，做好第一项工作，然后第二项，第三项……基本上所有的任务都会有做完的时候。有些也许要耽搁到第二天，有些也许需要寻求住院医师或医学生的帮助，不过总是会做完的。最重要的是只要你尽心照顾好了患者，就不会有大问题。剩下的也就是些不重要的细节，不管你信不信，史蒂夫，有些事情，特别是那些不重要的事情，挪到第二天去做，天也不会塌下来。不管你信不信，风暴总会要过去。其他人也要回家，他们的要求会跟着他们一起回家。"

史蒂夫笑了。真是奇怪，菲德拉斯是如何知道他在想什么的。

如何利用"时间窗口"

在病房里每个小时都是与众不同的，一天中存在着一些时间窗口，某些任务如果在这些窗口开始，能快速完成，而一旦错过这些窗口，会大大影响任务的完成时间。例如，上午 8 点预约的磁共振成像（MRI）检查可能上午 10 点就能完成，因为这个时间段很少有预约。而上午 10 点预约同样的 MRI 检查可能会拖到第二天才做上。学生很可能会忽视这一原则，做出不合理的先后安排。这就类似高峰时间的交通状况：如果你在早晨 6：55 驶上州际公路，通行时间是 10 分钟，而在早晨 7：01 驾驶同一段路程，则可能需要一个小时。

一些任务比其他任务需要更长的"等待时间"。例如，出 MRI 的报告可能需要几个小时，而出胸片的报告可能只需 30 分钟。可以举准备感恩节晚餐的例子教会学生这一原则：烤火鸡需要 5 小时而做土豆泥只需 30 分钟，所以应该首先把火鸡放进烤箱里。费时的任务应该在一大早就"放进烤箱"。

利用时间窗口的一般原则

虽然分配时间应基于每天的工作需要，但掌握一些重要原则会对学生有所帮助。学生应学会通过三个 D 对涉及患者的医疗工作进行分类：突发事件（dire）、诊断（diagnostics）和出院（discharge）。这样，其他的医疗工作将有序进行。

突发事件。首先应处理的是危重症患者。例如，需要转到重症监护病房的患者。

诊断。然后重点放到影像检查、会诊和操作等诊断工作。前面提到的预约 MRI 就是一个很好的例子。一大早确定的预约可在中午前出结果，否则则可能要到第二天才出结果。要鼓励学生打电话催促预约过程或主动与会诊医生沟通，而不是填写预约单后就听之任之。后者的结果只会让自己的预约单与那些早上申请的其他预约单混在一起，失去了提前的优势。

专科会诊通常在午后。团队应学会尽早预约会诊，让负责会诊的住院医师或研究生[①]有时间看患者，并在下午的会诊查房中向上级医生汇报患者。如果在下午会诊前能准备好相关影像诊断结果，会诊医生就能及时做出后续诊疗决策。而如果会诊时没有相关资料，会诊医生只能推迟到第二天再讨论。

出院。社工、护士以及病人家属都需要时间来安排患者出院。团队要认识到住院的患者越少，让团队分散精力的琐碎要求就越少。是否要在主治医师看患者前准备出院手续？其实即使出院准备已完成也大可不必让患者在主治医师查房前离院。即便计划有变，在查房时取消出院比在查房后才开始准备出院手续要容易得多。

三 "D" 以外

医嘱。医嘱下得越早，执行得也越早。大多数查房都在上午，可以预见到中午的时候护士会被大量的医嘱所淹没。如果团队的医嘱能在上午 9 点前提交，中午前得以执行的机会就大。

操作。像穿刺、中心静脉置管这样的操作应该放在查房后稍晚一点进行，因为团队在操作后不适合立即执行重要任务。当遇到困难操作时，他们不希望在压力下仓促完成（有安全隐患），也不希望因为操作耗时过长而影响下一个任务。要教会学生不要因为准备操作所需材料而浪费时间。在操作前，他们应该早早提交"准备腰穿"的医嘱，让护士提前把腰穿包等器械放到患者床边。

家庭会议。应安排在下午或稍晚的时间进行，因为这可能会相当耗时。医生都不希望在开家庭会议时因为有其他任务要完成而削减家庭会议时间，也不希望因为家庭会议时间延长而取消已承诺的事。所以最好的办法就是将家庭会议安排在下午，留出足够的时间。

---

① 美国病房的专科会诊也是团队制，接到会诊申请后住院医师或专科研究生（fellow）首先看患者，下午查房时一起向上级医生（专科主治医师）汇报决定会诊意见。——译者

病历书写。书写病历①可安排在更晚一些的时候。教育学生"说得好不如干得好"。书写病历是一件很耗时的工作，上午，书写病历所需要的检查数据很多还没有回报，所以高效率而宝贵的上午时光应该安排其他工作。尽管有人会说"主治医师查房前最好完成病程记录"，但实际上病程记录对于夜班医生更重要，他需要了解白天的检查数据和临床决策，保证诊疗的延续性。

规划一天的安排

　　一旦团队成员明白了在一天的不同时间适合做不同的任务，团队成员应学会在每天的开始规划一天的安排。一般人在工作开始前有30分钟的心理准备时间，正好利用这段时间来思考一下如何组织一天的工作。团队开始工作时也要留出5分钟来规划一天的安排。

　　"保罗，听我说，我希望你每天先想一想你有什么要做的工作，如何度过这一天。准备一张3×5的卡片，在中间划条线分成两栏，左边是上午，右边的是下午。然后画三条水平线，每一栏分成四行，每行代表上午或下午的一个小时。请记住任务就像是气体，而不是固体：它们会膨胀以适应分配给它们的时间/空间。为每个任务分配预定的时间量。一开始你可能做不到很准确，你正好可以了解每个任务所需的时间。记下那些被你低估时间的任务……作为下一次计划的参考。"

　　保罗点头认同。

　　菲德拉斯继续说："保罗，提防那些简单任务。把所有简单任务放在开始来做不会节约时间。简单任务数不胜数，而做了一件就牵扯出另一件。任务之所以简单是因为任何人都能做。只要有足够的时间，其中一部分会有别人来完成。"

基于团队的任务整合

　　过度的负担会导致效率降低。我们要鼓励团队合作分配任务，这样能防止重复劳动、鼓励团队协作，并确保没有人被过度的负担打倒。团队领头人（住院医师）要确保每次查房（住院医师查房和主治医师查房）结束时全组一起讨论创建任务清单。每项任务应按时按人分配，避免责任含糊不清。并按照个人能力分配任务。这样能确保没有重复劳动，并让住院医师发现哪些团队成员在完成任务时遇到了困

---

① 美国医院病房要求医生每天书写病程记录，记录患者重要检查结果及诊疗考虑与决策。——译者

难。另外，这种方法可以减少任务碎片，整合任务。例如，派一个人去查询放射科的报告，而不是让团队成员一个个都跑到放射科阅片室去做浪费时间的查询。要实现这种方法，团队领头人要确定一个集合的时间与地点，让每个团队成员汇报哪些项目已完成、哪些尚未完成，哪些需要其他团队成员帮助（例如实习医师可能需要学生去取放射科的报告）。

碎片

碎片是指一个任务完成了一部分，另一个任务完成了另一部分……这样会给病房工作带来巨大的风险和混乱（病房里不同人此起彼伏的要求让团队成员无所适从）。主治医师需要提前预料到碎片的发生并指导学生克服它，以此减轻风险。首先是优先权的教学。同样重要的是任务的完成度，强调逐件逐个完成任务。例如，住院医师应在当前任务完成后再回复寻呼（除非是文字寻呼），以避免寻呼转移当前的注意力。空间碎片的风险也需要了解，例如，团队应在完成五楼病房的任务后再转到七楼病房。

❖ 数据整理的教学

医学不是跳棋游戏，玩家只能被动回应对手的发挥。它是国际象棋，玩家在移动棋子前必须了解六、七步后手。内科医生要预测的不只是某项治疗的预期反应（例如，血管紧张素转换酶抑制剂会改善心脏功能），还有所有的潜在后果（血压降低、药物相互作用，肌酐增高）以及它们出现的先后顺序。要做到这一点需要了解趋势，数据趋势比单个数据点能更好地预测未来。

主治医师应当意识到，大多数新手并不了解这一原则，从他们整理患者数据的方式就能看出来。所以，主治医师还要教授学生如何整理患者的数据，从中看到病情的发展趋势（例如，呈缓慢但平稳下降趋势的血红蛋白），让他们了解这一内科学的重要内容。团队整理数据的方式能让他们及时预见患者病情的发展程度，从而作出正确的决策。

最后，学生整理和存储数据的方法必须确保不破坏病历的完整性。这在电子病历系统中不常出现问题，不过仍然存在隐患。刚进入临床的新手通常眼界狭窄："我和我的患者是中心，团队的其他成员最多只能算作外围。"学生可能会忽略同样作为诊疗团队成员的其他人（护士、社工、技术人员、其他医生）的存在。即便他认识到其他人的存在，也不一定了解，对于团队其他成员来说，病历如同试金石一样重要。

下面的对话体现了教授学生整理数据的关键原则。

"保罗，病历汇报得很好。但我发现你汇报的是患者昨天的病情进展。"

"是的，对不起，菲德拉斯医生。我还没来得及完成今天的病程记录。"

"我担心的不是这个，保罗，这些事情总会有时间去做。我更希望你能每天一大早就投入精力积极救护患者，而不是仅仅写病程记录。"菲德拉斯停顿了一下，"保罗，那你是如何跟踪患者检查数据的变化的？"

"嗯，我认为记录到病程记录中就可以了。"

"嗯……我们简单讨论一下这个问题，保罗。首先是我的期望，然后我会给你我的理由。我希望能够说服你采用我建议的方法，这可能是对你有帮助。"

"首先，我想让你想一个不过分依赖病历的方法。有了电子病历后，这个问题很少再提。但是记住还有很多团队的其他成员，包括非医生和其他医生，他们需要了解我们的诊疗计划，并和各自的计划相协调。"

"好的。"保罗回答道。

"还有一个原因：每天的病程记录只能让你了解过去24小时发生的情况，当天的数据我们需要一种方法，保罗，能让你了解患者临床数据的发展趋势。例如，患者今天的血细胞比容是28%，嗯，如果过去两天都是28%，那可能不是什么大事。但是，如果昨天是38%，这就是一个很大的问题。患者的血压、肌酐以及几乎所有的检验结果都是如此。在内科，有两个重要概念你需要知道：首先，相对于检验数值本身我们更关心发展趋势。如果我们有良好的数据整理方法能让我们了解过去几天的趋势，那么我们可以更好地预测未来是向好的方向发展，还是向坏的方向发展。第二个，保罗，就是微积分。"

"微积分？"

"是的，微积分——DP/DT。指标随时间变化的程度，而不是变化本身，会给内科患者带来风险。有些患者进来的时候血压是180/100，他们看起来很好因为他们在这个血压水平已经有一段时间了。我们当然需要处理，不过不用太着急。还有的患者进来的时候血压170/90，比前面那个患者低，但患者有头痛和胸痛因为他们昨天的血压还是120/70。正如我所说，重要的是变化的速率，而不是变化本身。任何变量，如果突然变化，就可能给患者带来危险，因为身体不能很快地适应这种变化。所以，保罗，你要学会看清楚趋势。"

"我明白了，我以前没往那方面想过。"

"没关系，你现在认识到就行。我建议你用患者跟踪卡，自己做一个也行。这样你能每天获得大量的检测结果和生命体征信息。它还能让你的工作规范有序。就像在运动场上，当运动员疲倦或试图走捷径时就会让人失望。这种方法要求你每天都要往表格里填充数据，提醒你检查生命体征或遗忘的检测结果。"

"在卡片的另一面可以记下一些患者的具体病史。不过我希望你最后能把患者的病史都记在脑子里。我希望你能做到在医院的任何一个角落，遇到任何一个相关的会诊大夫，你都可以熟练叙述患者的故事，当然不需要包括所有的细节。"

"是所有的患者吗？"保罗问，"那好像不可能啊！"

"看起来不可能，不过我相信你最终能做到。与现在流行的不重视病史的潮流相反，如果你想要记住患者的病史，就会促使你在询问病史时更专注地去听，这样你肯定会成为优秀的医生。莫妮，我说得对吗？"

莫妮回应说："说得对。我也曾认为这是不可能完成的任务，不过现在作为一名住院医师我已经做得比过去好多了。"

"她是一个很好的榜样，保罗，我们都想帮你达成这个目标。卡片可以帮你记录一些不能指望你全都记得住的细节，包括患者的用药及剂量、个人史和其他诊断等等。卡片上可能还有一些空间可以建一个任务清单和'费用信息'，帮助提醒我们出院前需做的事。"

"随身携带卡片就等于随身携带着患者的信息。在遇到其他需要了解患者病情的人时，比如放射科医生、社工、会诊医生等，很方便，不需要回病房去取病历。"

"那好，我会这样做的。"

菲德拉斯递给他一张自己用的卡片作为示范（图5-1）。"保罗，这个是我用的，拿回去仔细看看。你不必完全用我的办法，只要符合原则，你也可以采用你自己的方法。"

Name			#	

History	Meds:
	1.
	2.
	3.
	4.
	5.
	6.
	7.
	8.
PMH:	9.
	10.
	11.
	12.
	13.

All:____ ETOH:____/d Tob:____pk/yrs Drugs:____

Physical Exam

Problems/Assessment

1)_____ 2)_____ 3)_____ 4)_____ 5)_____
*
*
*
*
*

Day 1	Day 2	Day 3
Day 4	Day 5	Day 6

Date						
BP						Echo:____ EF%
Pulse						
T max						
RR						
Sat %						
Weight						Cath:____ LAD
						____ RCA
						____ Circ.
HCT						
WBC						
PLT						CT:
PT						
PTT						
Na⁺						
K⁺						
Cl⁻						
HCO₃⁻						
BUN						
Creat						
Cluc						
Trop						
AST						
ALT						
Alk. P						
T. bili						
UA						
Cultures						

Name			#	

History	Meds:
	1.
	2.
	3.
	4.
	5.
	6.
	7.
	8.
PMH:	9.
	10.
	11.
	12.
	13.

All:____ ETOH:____/d Tob:____pk/yrs Drugs:____

Physical Exam

Problems/Assessment

1)_____ 2)_____ 3)_____ 4)_____ 5)_____
*
*
*
*
*

Day 1	Day 2	Day 3
Day 4	Day 5	Day 6

Date						
BP						Echo:____ EF%
Pulse						
T max						
RR						
Sat %						
Weight						Cath:____ LAD
						____ RCA
						____ Circ.
HCT						
WBC						
PLT						CT:
PT						
PTT						
Na⁺						
K⁺						
Cl⁻						
HCO₃⁻						
BUN						
Creat						
Cluc						
Trop						
AST						
ALT						
Alk. P						
T. bili						
UA						
Cultures						

图 5-1　数据卡样本

❖ 人际交流技巧的教学

在医院内进行教学的另一个挑战是复杂紧张的人际关系。这也给临床教师提供了教学的机会，向他的团队传授与病房形形色色的人进行有效交流沟通的技巧，这会让人终身受用。医院病房是"人际交往能力教学的实验室"，可以对各种技能进行教学和快速评估。

不过，病房并不缺乏紧张的人际关系。主治医师的一部分职责就是在平息这些冲突的同时教会学生更好地处理技巧，避免将来发生类似的情况。

效率

人际交往能力的教学首先就要坦承现实。病房的人际关系很复杂：每个人都有自我，每个人都有危机感。

当你忘记了人际交往技巧第一条原则时，在病房里与人打交道会很困难。那就是"这不是你的事情。这是你患者的事情。"无论是现在还是将来，只有当大家不再纠结于谁对谁错，而是关注于怎样做更高效，患者才能得到最好的诊疗。

"菲德拉斯，我想和你反映一下西区 5 病房一位护士的事。"史蒂夫看上去很愤怒。

菲德拉斯笑道说："好吧，怎么啦？"

"太荒谬了。我开了一个心电图医嘱，他告诉我他'太忙了'，让我自己做。"史蒂夫停顿了一下，又摇摇头说，"你能相信吗？"

"患者后来做心电图了吗？"

"嗯，最后护士还是做了，大约过了 30 分钟。我不可能做，我也这样告诉他。然后他威胁说要向你和我的实习项目负责人投诉，我也威胁要投诉他。像他这样的人没有资格在这里工作。"

"嗯，史蒂夫，你可能是对的。不过我想和你谈谈怎样和人打交道。让我先问你个问题，这场与护士的争斗你似乎赢了，不过这么做能提高病人诊疗的效率吗？我的意思是，为了让他做这个心电图你花了 30 分钟。"

"对，这很影响效率，不过，他应当……"

菲德拉斯打断了他。"不，我不是问谁做错了。你的前半句是对的，我只想知道这是否高效。"

"对,很没效率。"史蒂夫开始觉得有点尴尬了。

"那么我问你,哪个对你更重要,是要坚持自己是对的,把实习项目负责人叫来,最终赢得这场争斗,还是高效地达到你的目的?"

"当然是高效地把该做的做了。我记得你说过,这不是我自己的事,这是我患者的事。"

"说得很好,史蒂夫。让我们看看下一次遇到这样的事情有没有什么更好的解决办法。首先,提醒自己:效率就是竭尽所能达成患者的诊疗目标。每天早晨想一想你期望完成哪些诊疗目标,然后告诉你自己你在乎的是患者是否完成目标,至于采取何种手段,你并不在乎。只要达到了目的,你就取得了胜利。"菲德拉斯停下来观察了一下史蒂夫的反应,"然后你要想一想,能帮助你达到目的的人其实他们并不在乎你想干什么,他们在乎的是这个决定/行为会对他们造成怎样的影响,这就是人性所在。你如果想得到他们的帮助,就需要有所付出,让他们配合你达成目标。"

"可是如果他们不在乎我的意见,我该怎么办?"

"问得很好,这就是赢得朋友和影响他人的圣杯。稍后我们将说到这点。不过现在我给你画张图。图里的三方分别是:你寻求帮助的人(the person),你(you)以及你病人的目标(your patient's goals)。"菲德拉斯边说边画了张草图(图5-2)。

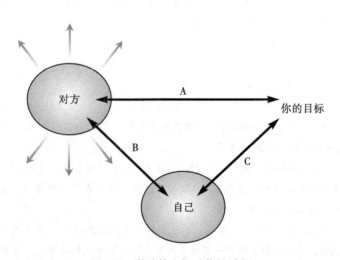

图5-2　激励他人加入你的计划

A=让他人的要求与你的目标达成一致(效率最高);B=满足他人的要求,忽略你的目标(效率稍次);C=仅仅考虑你的目标,忽略他人的要求(效率最低)

"如果你仅仅考虑你的目标而丝毫不考虑帮助你的人的要求，处在C的位置，那么这人看不到对自己有任何好处，他就不会愿意沿着A线走，这就是你现在的情况，史蒂夫。你只在意心电图，而根本没有考虑到这个护士的利益。顺便问一句，他叫什么名字？"

"我忘了。"

"你看，这可能就是问题所在。"菲德拉斯停顿了一下，"那么选项2，如果你只是满足你寻求帮助的人的要求，处在B的位置，你可能会偏移患者的目标。比如你为了讨好他，和他大谈足球啊什么的话题，而你的患者得不到及时的救治。"

"然后是第三个选项，"菲德拉斯指向A，"行之有效的唯一办法是让帮助你的人的注意力与患者的目标一致。如果有足够的理由，他会沿着A线走。"

"但是，我怎么能让他愿意来做这个心电图？"

"看，你终于提出了正确的问题。不过首先，史蒂夫，我说过我会对你实话实说。说实话，大多数情况下，人们关心的是自己。这并不是说他们不想帮助别人，不过他们的注意力集中在怎样帮助别人，而这种帮助又会给他们自己带来什么。帮助了你却得不到肯定，这种事他们肯定没兴趣。"

"那，我怎样才能让他们从任务中获得回报？"

"第二课，在生活中所有人都有自己的价值观，每个人的价值观各不相同。你会尊重那些与你自己的价值观相似的人，鄙视那些和你价值观不符的人。而从全局来说，你无法证明你的价值观比别人的更重要。只要高效完成，你尊不尊重并不重要。史蒂夫，你关注他人的价值观的好处在于为了达到你的患者的目标，你需要知道该如何投其所好。"

"那么我怎样才能了解他的价值观呢？"

"很好！史蒂夫！又一个正确的问题。"菲德拉斯与他握了握手。"搞清楚他的价值观并不容易，因为不是社会上崇尚的价值观就不会有人愿意公开。例如，护士想尽早下班回家，我相信他不会把这个透露给你，这个可不像为患者的利益作出自我牺牲那样讨好。"菲德拉斯停顿了一下，史蒂夫有点迟疑。

"有个小技巧，史蒂夫。平时多注意那些日常闲聊，你就能更好地了解别人，真诚对待与尊重别人。发现他们最在意别人的地方，这往往也是他们自己最在意的地方。问问他们在医院里最敬重谁？为什么？他们肯定想成为那样的人。问问他喜欢自己职业的哪点？这就是他的价值观。问问他为什么选择当一名护士？这些都是在他生活中影响他各种决定的价值观。"

"那么如果我想让他做心电图就要提所有这些问题吗？"

"不是的，史蒂夫，到那个时候就太晚了。那时候你能做的就是恳求他的帮助。所有这一切都需要提前准备，这应该是你今后的策略。真诚地关心你周围的人，认真思考他们对什么感兴趣，考虑他们的价值观。"菲德拉斯停顿了一下。

"还有一点很重要，史蒂夫。不要去评判他们的价值观。要从对方的角度看待问题。你无法证明你的价值观就比别人的高尚，接受别人的价值观。当你需要别人的时候，站在别人的立场提出你的要求，你的目标自然会达到。"

"我想我明白了。"史蒂夫回答说，"不过你说的站在别人的立场提要求是什么意思？"

"嗯，史蒂夫，举个例子。护士也看重效率，他只是讨厌大家在病房无所事事等着患者出院的态度。你可以这么说，'罗布，我知道你很忙，但我需要你的帮助。给菲利普斯先生做完这个心电图后，我就可以给他办出院了。'"

"噢，我明白了，你是把他的想法带到我的请求中去。"

"确实是这样的，史蒂夫。真诚对待尊重别人，不要说什么取悦对方的价值观。"

"太好了，还有其他诀窍吗？"

"当然还有一些，要站在对方的立场来理解对方。在你提出请求的时候，稍稍提及对方所受到的压力，这样更容易让对方帮助你达到目标。""接下来，史蒂夫，你要意识到你的请求给对方增加了负担。当你提出请求的时候，你就给对方已经挤满的盘子里又挤进去一些东西。如果可能的话，你要尽可能地从盘子里拿出一些东西。做不到这点的话，至少也要让对方知道你只加了很小一块。尽可能由自己来完成，只有在你无法独自做到的部分才去请求帮助。"

"那么这件事我应该怎么做才会有更好的效果？"

"嗯，您本来可以试着这样说：'罗布，我知道你很忙，病房里现在是忙疯了，我看到你有这么多事要干。不好意思，我还是需要你的帮助。只要给菲利普斯先生做完这个心电图，我就可以让他出院了。我帮你把机器推到床边，你只需要接导联和打印输出就行了。'"

冲突扩散

繁忙的病房里到处都是疲劳、紧张和沮丧的人。很多时候，挑起人际冲突的并不是住院医师，但由于住院医师不恰当的反应会把事情弄得更糟，这个时候正是教他们如何处理人际冲突的好机会。

第一步要让住院医师明白原则一，争端的双方都有对有错。如果对方认为你完全正确，他也就不参与争吵了。住院医师总在某些地方还有做得不好的地方，应该自己试图去发现。不要纠结于"我怎么怎么正确，你怎么怎么错误"，而应当关注"他哪些地方是对的，而我有哪些地方不对？"每次争论都是一个警告，提醒住院医师回过头来认真反思自己的表现。

第二步是让住院医师明白原则二，就算你占了上风，那也是输了。对方认为自己是正确的，她会支持自己的观点。每个人的观点和自我意识是统一的。要赢得争论，唯一的办法是破坏对方的观点，也就是破坏他的自我意识，那么他也不会有兴趣来帮你了。即便住院医师是对的，当护士怒气冲冲地离开了护士站，就别指望她会来帮你，留下你和你的患者孤立无援。

"菲德拉斯大夫，我和外科主治医师势不两立！"莫妮大叫。"他们就是不肯接霍尔斯特德夫人手术。刚才的吵闹你肯定听到了。"

"嗯……咆哮，呵呵，这听起来不妙啊。"菲德拉斯微笑着说。

"这一点都不好笑，外科的人只知道关心自己，我就是这么跟他说的，他一点都不职业。"

"你觉得孤单无助吗，莫妮？"

"菲德拉斯大夫，我是说，这样太荒谬了。"

"好吧。"菲德拉斯恢复了严肃的表情。"我非常认同你的意见。两个医生相互叫嚣着要教训对方，这实在是太荒谬了。你能想象霍尔斯特德夫人会是怎样的感受？"

"呃，我倒没想过这个问题。"

"听着，我并不想打击你。很遗憾这一切发生在你身上，也许我能帮你想想今后如何解决纠纷。"

"那太好了。"莫妮回答道。

"好了，莫妮。第一条原则，你陷入争端就是因为其他人认为他才是对的。如果你完全正确，那么就不该有争论。这样说吧，如果霍尔斯特德夫人的胳膊断了，血流满地，该不该送手术室会不会有争议呢？"

"不会，绝对不会。"

"确实是这样。所以争论的第一个原则，双方都有对有错。你的任务不是证明自己的正确，而是找出你错了的地方或者是找出有什么误会让对方觉得他是对的。"

"那我该怎么做？"莫妮问。

"等一等……我们再谈谈争论的第二个原则：即便你占了上风，那也是输了。就说今天的争论，我想，你那么聪明，不会没有讲清楚为什么霍尔斯特德夫人要做手术吧？看了记录，我认同你的意见，我会去和外科的人说的。"菲德拉斯停顿了一下，"不过我估计，我们现在说话这活儿，根据你刚才描述的情形，霍尔斯特德夫人肯定还没去手术吧？"

"呃，你说对了。外科医生在争论后怒气冲冲地离开了。"

"是了，就是这样的，莫妮。外科医生有自己的观点，他认为他是对的。他把这种观点与他的自我意识联系到了一起。所以你攻击他的观点就等于攻击他。观其言，查其行，他没有任何理由都助一个刚刚攻击过他的人。"

"啊，我没有想到会这样。我的确反复提到'他'和'他的观点'了。"

"就是这样的，这是争论中一个绝对禁忌，一定不能说'你'或者'你的'，这样只能让对方的自我与观点联系得越来越紧。教你个办法，试试会不会有效。没效的话再想别的办法。首先，莫妮，这不是你的事情，而是患者的事情，工作就是工作。不要去理会谁对谁错，做患者需要你做的。所以第一步是消除所有的情感。请记住，愤怒是内心担忧的体现，而你没有什么可担心的。你可能会很在意，但情感不会让你更有效率。如果有获得胜利的争论，那也是通过理性思维说服，让对方赞同你的观点。情感是理性思维的对立面。冲突就像小火苗，而任何情感都是火上浇油，甚至一次皱眉或一个瞪眼都可能点燃一场毁灭你俩的火灾。所以你的第一步是自我控制。"

"好的，不带感情。"

"第二步，站直了，手臂放在两边。手臂交叉的肢体语言表明你反对他们的想法，幅度过大的手势意味着威胁。手臂放回两边……用平和的语气说话。"菲德拉斯停顿了一下。"最重要的是，莫妮，你需要倾听他们的观点，不要着急打断，不做反驳。不要着急考虑下面该说什么，你会有说话的时间。没有人愿意费尽口舌说某个话题，却被人以反驳否定。因此，让其他人表达完他的观点。还记得我告诉过你双方都是有对有错吗？"莫妮点点头。"所以，他的观点肯定存在漏洞，让他自己去琢磨一下自己的言论，自己发现问题。还要记住，你的观点同样可能有某个漏洞。如果有，那就说明你得到的是错误或不完整的信息，倾听对方的观点也能让你搞清楚自己到底错在哪里。这是你在说错话前发现漏洞的机会。"

"哎呀，我没有想到这样做。我只顾着想我下面要说什么了。"

"好了，在你倾听他的观点的同时，我建议你还要同时思考两件事。第一，他在说什么？第二，是什么促使他这样说。是不是他所处的环境里可能存在某些东西让他这样做，比如最近有病人死亡或与某个重要人物的争执。如果出现这种情况，不管你怎么说你都赢不了：霍尔斯特德夫人要动手术，这不可能挽回那个病人的死亡或者解决与重要人物的争执。第二个方面是为你自己准备的，不要影射争论是因为别的原因引起的，例如说，'我知道你和你的女朋友出问题了'，这样会使矛盾激化。"

莫妮笑了。"好的，我明白了。考虑争论的同时我还要考虑人。"

"正确。让我们假设他说完了，轮到你说了。你应该这么做：寻找意见相同的地方，首先把这些点出来。还有这样结尾：'看来我们唯一有分歧的地方是x，但我们在a、b和c上意见相同。'强调意见一致的地方。"

"嗯，我们都同样认为她有小肠梗阻，情况不见好转。我们只是在她是不是应该手术这件事上意见有所分歧。"

"现在你明白了。你要把'你我之间的'争论转向'我们'如何合作治疗小肠梗阻问题上的讨论。这样你已经取得了90%的成功。

"要完成最后这10%，你需要做两件事。首先，承认你的错误，告诉他你因为信息不充分而犯了错，这样解除对方的戒备。要认清楚，对你来说真相比正确更重要。第二件事……给他个台阶下。我猜他没有看见我们今天早上的CT，对不对？"

"完全正确，我在最后提出来的。"

"现在，莫妮，他可能在放射室看见那张CT了，也可能已经认识到你是对的。但他还没给你打电话是因为你把他逼到了这个境地，他在想办法避免尴尬。"菲德拉斯停顿了一下。"这是人之常情，人都不愿意改变想法，他们认为自己是对的，他们的观点与他们的自尊心绑在了一起。如果你想办法找一个机会让他体面地接受新观点，也就是说给他个台阶下，那霍尔斯特德夫人可能已经在去手术室的路上了。说真的，我们试试，你有外科医生的电话吗？"

"当然有，给你。"莫妮回答说。

菲德拉斯拨了电话并等待接通。"斯通，我是菲德拉斯，内科主治医师。非常抱歉没有与你及时沟通。关于霍尔斯特德太太的事，今天早上我们申请了CT检查，我们没有及时通知你。"菲德拉斯停顿了一会儿，听见电话那头的斯通开始说话声很大，然后慢慢恢复了正常声音。菲德拉斯接着说："非常对，我已经和她说过这件事了。"菲德拉斯冲莫妮眨眨眼。"不管怎样，我只是想说对不起，因为我们没有通知你新的CT结果，我知道你习惯在查房前看到结果。"

菲德拉斯停下来等斯通说话。"不，我还没看过它……，是这样吗?! 可能是穿孔吗？"菲德拉斯再次暂停。"好吧，我们同意应该做手术，尤其是你认为该做。"又一次暂停。"好吧，谢谢你，斯通。合作愉快。回头见。"

"难以置信。她马上要手术了?!"

"莫妮，我们都知道她必须做手术。她是肠穿孔。"菲德拉斯停顿了一下。"你的错误不在评估而是没有效率。你太过执著于对错而忽视效率。有效率的做法，尤其是当你是对的时候，是想办法让对方不觉得尴尬地接受错误。"

"所以你向他道歉没有及时告诉他新的CT结果？"

"是的，我还知道你在想什么。你在想'看CT是他的责任啊，'是不是这样？"莫妮不好意思地笑了，"问题不是'是谁的责任'，而是能否给病人带来高效的处理。所以，莫妮，要吸取教训。下一次，保持双手平放两边，认真听别人的意见，把你花在争论上的精力用在替他人思考上面，找到双方一致的地方并予以强调。如果你错了就承认，如果你对了就给对方一个台阶下，别让人难堪。"

"受益匪浅，菲德拉斯。你不会在对我的评价上提这个吧?"

"我是你的教练，莫妮，不是记分员。再说了，你已经收到了我的评价，这次就算了。"

莫妮笑了，"那太好了。嗯，急诊室的约翰逊先生那里有点问题。"

❖ 让学生学会阅读

内科有很多东西需要学习，繁忙的病房里又难以有足够的时间。学生必须学会如何阅读。传统意义上的老师并没有义务指导学生阅读，但教练就不同了。如果临床教练不激励学生阅读并指导学生如何阅读，会影响今后的工作能力。有几个策略可以让学生不但多读而且会读。

简单的训诫"你应该多读"是没有用的，学生并不是因为"多读"还是"少读"而感到迷茫。学生可能养成了错误的阅读习惯。

纠正这些习惯

在临床前的几年，学生被安排学习基础知识（例如生物化学课程讲座）。默记和短期记忆能起到不错的效果，因为知识点是有限的，而目标是为了期末考试温习知识。不要求应用知识，更没有要求把知识融入其他课程。然而，要想在临床轮转中成功，学生就需要改变方式了。教练需要强调，临床学习需要掌握疾病轮廓，与其他的疾病进行对比，还要在病房内学以致用。

鼓励学生养成阅读的习惯

鼓励小孩子储蓄不是因为孩子存银行里的一点点零钱能攒成什么大数，而是为了培养他们储蓄的习惯。在以后的生活中，储蓄的习惯能给退休后的生活攒下一大笔钱。阅读同样是这个道理。学生现在学到的知识与她一生所能学到的相比微不足道。教练能做的只是每天反反复复的唠叨，"保罗，你昨晚读了什么？"还有每天以身作则，"你知道我昨晚读了什么？"

不要让学生作狂澜式阅读

阅读就像体育训练，学生不能直到大赛前才临时抱佛脚。要知道每次学习期间大脑能吸收的长期记忆数量是有限的，一旦已达到了极限，其余的注入短期记忆，并会迅速忘记。长期记忆才是学生的目标。为了实现这一目标，他每天都得读些东西。教练要说清楚："保罗，听着，我不在乎你每一天能读多少，我只在乎你每天都读些东西，数量无所谓。即便只是一个段落里面的一句，不要让一天在没有阅读中荒废。"这就是时间的力量：开始时每天读一句，然后是一段，接着是每天读一篇文章。

让学生像观看电影一样阅读有关疾病的文章

学生应学会把疾病当作一场电影一样观看：它有角色（症状或体征）、情节（疾病进展和治疗）和结论（结局或预后）。在没有了解所有这些内容以前，我们不可能理解一部电影。告诉学生一旦开始学习一个疾病，在他没有完全明白这三部分内容以前不要学习下一个疾病。

确保学生不要过于痴迷

学生会偏好自己熟悉的题目，比如反反复复地阅读关于贫血的内容。相比去开发一个自己什么都不知道的其他题目，阅读自己熟悉的内容更容易。必须要求学生学习疾病的基础知识（见上文），然后接着学习下一种疾病。鼓励学生参考某一本教科书，按照目录的指引一个标题接着一个标题的学习。目录会把相似的疾病编排在一起（例如，类风湿关节炎与红斑狼疮），便于学生在阅读时进行比较学习。让学生知道这不是红斑狼疮和这是类风湿关节炎一样重要。

让学生学会先打基础再添砖加瓦

学生有阅读偏好，喜欢在完全掌握一个题目的每个细节后再转移到下一个题目。这是在临床前的阶段养成的习惯，当时要求指导"A"和"B"之间的区别的细节之处。问题是学生因此失去宏观把握，不能对疾病进行比较和对比。下面的对话介绍了"书的骨、肉、皮"的阅读方法。

"保罗，你的个人书库中有什么教科书啊？或者说你最近在读什么啊？"

"嗯，我正在读《哈里森内科学》。"

"不错，是本好书。我告诉你一种读书的方法可以让你对医学有更全面的了解。把书籍分为三种类型：骨、肉和皮。"

"骨用简短的章节概述疾病。这些书就像《克利夫斯笔记》①（Cliffs Notes），他们不能替代完整的书籍，但他们不偏离主题，所以当你接下来阅读肉的时候不至于一叶障目不见森林。"

"肉的细节比骨更详细，又不及皮（《哈里森内科学》）那样面面俱到。肉的章节更长，如果你读过相应的骨章节，你就可以快速地浏览细节而不会陷入困惑。"

"皮，就像《哈里森内科学》，有主题相关的详细信息，但如果只看了一两个疾病章节而没有与其他疾病比较，你会深陷泥潭。"菲德拉斯停顿了一下。"所以，保罗，这里是我为你准备的阅读策略……你尝试一下，但如果不适合你，你还可以尝试一些别的东西。根据你的患者指导你的阅读。例如你管了一个糖尿病患者，晚上回家就看一些有关糖尿病的书。首先要看的一定是骨，章节简短，用5分钟就能看完。然后，如果还有时间继续看肉的相应章节。"

"为什么不干脆就读肉？"

"因为这样你会失去对全局的了解。而骨会给你提供一个粗的框架，让你对疾病的关键点有大致的了解，就像看电影。这样当你读肉的时候有个大纲，据此查找需要的细节内容。另外，保罗，你最好记住你的患者的信息，比如她的名字、外貌等等。稍后，当你回顾这部分内容时，可能有不少东西忘记了（这是很自然的事），但有时患者的外貌会让你回忆起这些细节，记住患者比较容易。"

菲德拉斯停下来思考了一会儿。"还有一个有用的策略，保罗，根据患者阅读能让你了解疾病患病率，病房的疾病谱和书中的疾病谱多数情况下是一致的。"

"如果我想按自己的方式阅读，那会怎么样？比如说，在周末或者其他什么时间阅读？"

"这是极好的习惯，保罗，这些日子里当你有更多阅读时间时，记得遵循这一策略：像观察患者一样进行阅读，从症状而不是疾病开始。例如，胸痛，想象你自己面对一位胸痛患者。这非常重要，保罗，形象化的思维能帮助记忆。把它想得和真的一样：从临床细节到查房讨论，到挽救患者生命的关键内容。如果你不能运用你学到的进行形象化思维，你可能没有选对书，换一本书。"

"那好，从症状开始，设身处地地想象自己面对有此症状的患者，然后把可能导致此症状的诊断列出来，就像现实生活里那样做，保罗，做出鉴别诊断。然

---

① 《克利夫斯笔记》（Cliffs Notes）是美国医学生流行的手册式教学参考书。——译者

后翻出骨，仔细阅读相关的诊断，把病史、查体和实验室数据进行比较和对比，然后想想用什么办法处理这个问题。"

"我从哪儿能找到处理办法啊?"

"我下面要讲的，保罗，就是病房与阅读衔接的办法。首先，根据白天在病房所看见的决定晚上要阅读的内容。其次，学习团队在病房处理问题的方式来整理你学到的内容"。

"这应该是一个不错的办法。"

让学生学会如何延缓技术退步

如第二章所提到的那样，知识会遗忘，技术也会退步，这在学习中是很自然的。学生的阅读策略应该采用让知识不断更新再生的方法。有很多策略可以帮助学生们，下面的对话提供了这样的一个策略。

"最后，保罗。我要你去买一个空白本，编上页码……，每两页编一个号就够了。给每10页分配一个主标题。例如，第一个10页是心脏病，下10页为内分泌等等。然后，你去买几个3×5的卡片放在你的口袋里随身携带。鼹鼠皮 (Moleskin)① 这样的名牌本子就更好了。"

"好的，一些卡片和一个空白本，"保罗复述道。

"然后表演开始了，保罗。你会接触很多关于同一主题的讲座，有些对你有用，有些不是。当你遇到一句话、一个章节或一篇文章对你有用时，就记录在空白本中。以后当你忘记了的时候，可以迅速找回，需要2个小时才能学会的知识2分钟内就能找回来。"

"那么我查房的时候要带本子吗?"

"不，不用。在你记笔记的时候，要把数据整合为你可以理解的格式。查房的时间太短，不便于记笔记也不方便进行整理。如果在查房过程中听到对你有特别意义的东西时，记在卡片上，等回家后整理所学的，工整地抄下来。不要强迫自己记下相关的所有细节，着重于框架和那些真正对你有意义的东西，另外阅读文章时也一样。"

"不需要记下所有的细节，将重点放在框架和对你意义的细节上。记录时要关注那些处理问题的方法。如果记录的是数据，想象一下自己该如何处理患者。

---

① 鼹鼠皮（Moleskin）是一笔记本的品牌，近两个世纪以来很多艺术家及思想家都曾用这个品牌的本子写过手稿、笔记、计划等，如梵高、毕加索、海明威等，被誉为传奇笔记本。——译者

目录不必完美，只要你自己能找到想要的内容就可以了。诀窍在于，关注宏观而不是细节。"

"谢谢你，菲德拉斯大夫。你信不信，以前从来没有人告诉我该如何阅读。"

"我信，保罗，"菲德拉斯回答说。

❖ 口头汇报病例

病房学习是建立在学生收集信息、处理信息、进行决策，并从上级医生那里获得反馈和指导的基础上（1，2），而这一切都取决于学生和主治医师双方的沟通以及主治医师对学生临床上需要提高的不足之处的准确把握。但病房临床工作的快节奏妨碍了主治医师直接观察每一个学生的工作细节。因此，口头汇报病例就成为评估和教学临床思维的重要内容。正如在本书第3章中提到的，在查房时仔细听取学生汇报病例是主治医师工作的重点。简短有效的报告能节约教学时间，而逻辑混乱的报告则浪费宝贵的教学时间和大家的精力。主治医师会碰到一些糟糕透顶的病例汇报，如果碰到了，你该怎么办？

首先，口头汇报的结构应基于临床推断的贝叶斯方法（见第4章），包括第一段：主诉及病程长短；第二段鉴别诊断相关的评估内容，以及既往史、家族史以及体格检查和辅助检查；最后是诊断和诊疗计划。这样做的目的有三个：①巩固学生的临床推理思维能力（每次重复病史、住院记录和口头汇报病例都遵循临床推理方法）；②让主治医师了解学生的临床推理的缺陷；③训练学生标准化汇报，以便于主治医师（以及团队其他成员）对患者情况作出准确评估。先汇报病史，听者会据此作出他们自己的鉴别诊断，然后根据得到的数据作出临床推理。

所以，口头报告病例是评估学生临床推理能力的好方法。不过正如我们在第3章提到的，学生的表达能力是混淆因素，会掩盖他们真实的临床推理能力。如果这项技能有缺陷并不加以改善，会影响他们与同事的有效沟通，削弱了团队协作能力。

纠正一个常见的表达（沟通）缺陷首先要找出存在的主要问题。糟糕的表达可能有不止一个缺陷，主治医师应选择主要问题并加以纠正，其他问题应暂不予理会，等稍后更正。

缺陷：汇报时间过长

即便是最复杂的病例，学生也要学会在 5 分钟内完成汇报。冗长的病例报告不仅浪费团队的时间（侵占本应用于教学的时间），而且对听众的注意力极限也是挑战，到后面的实验室数据部分，听众都已经昏昏欲睡，影响汇报后讨论等一系列问题，只会浪费更多的时间。

原因

这一缺陷可能源于以下一个或多个原因：①学生担心不能报告患者所有的资料；②学生不能将信息按轻重缓急分类；③陈述过程中夹杂过多不必要的评论。

处理

首先教会学生"60%规则"：流利汇报60%的患者资料要好过不流利地汇报100%的患者资料。让学生了解沟通的效果主要取决于听众而不是讲者。汇报时不必包含所有细节。

强调相关性。要了解哪些数据对患者本次入院有意义，不是所有的数据都同样有用，学生要学会放弃一些不相关的数据而不必担心。告诉学生，"只需要陈述相关的数据"。这要求学生清楚相关性的定义，而问题在于事实上他们通常并不明白。相关性的定义是那些有助于医生进行鉴别诊断的数据。临床数据有时也要包括系统回顾、一些既往史、个人史、家族史，还有那些对鉴别诊断没有什么帮助的体格检查和实验室检查。为避免混淆，我们需要在住院记录中把这些资料记录下来，但口头汇报应侧重重要的数据，举例如下：

"保罗，报告得不错，但还是需要精炼一点。想象一下你要去度假，你不会把所有的东西都打包带走，是吧？你只带那些假期必需的东西，对吧？"保罗点点头。"假如你要去夏威夷徒步旅行一日，你会带上所有的行李吗？你肯定只会带最必需的一身换洗衣服，对吗？"保罗再次点点头。

"嗯，把病人的信息和生活中的所有细节当作你家里的东西，把和疾病相关的信息当作你度假时要带的行李。这就是你的住院记录和口头报告的关系，口头报告只要最必须的部分。"

"我觉得我明白了，"保罗说。

"很好，我希望你这样做。看看你的住院记录，然后写下你的鉴别诊断，对照住院记录标出那些有助于进行鉴别诊断的资料。从病史、体格检查和实验室数

据中选择最多 20 项数据，划出你认为最重要的 20 项，然后重新汇报，只汇报这
20 项。"

保罗按照指示做。等他完成时，莫妮发表意见说，"哇，很不错嘛"。

"就是这样，保罗，"菲德拉斯说。"相当不错的报告。我觉得你明白了，但
说真正掌握还为时过早。记住行李超重的话航空公司收费会很贵啊。"

缺陷：分散注意力的表达

频繁使用"呃"、"嗯"、和"这个那个"之类的口头禅会分散听
众的注意力，影响沟通，而且也拖延了汇报时间。

原因

学生使用这些口头禅无非是两个原因：①她在说话时绞尽脑汁思
考，用"呃"、"嗯"来拖延时间思考下面该说什么；②她担心沉默
的时候被人打断。

处理

不管学生汇报得多么让人难受，主治医师都不应中断，也不能让
其他人打断，以免学生（或其他学生）用口头禅占用说话时间。最好
忍受到汇报结束而不是打断让问题遗留到以后的汇报中去。

在每次汇报的开始强调任何人都不允许打断病例汇报。学生要做
好准备，查房时的汇报和平时说话不一样，平时说话，你一旦停止别
人就会开始说；而汇报病例更像在舞台上表演，表演结束前没有人会
打断你。

提醒学生什么是"60% 规则"（见上文），学生之所以用"呃"
"嗯"，是担心忘记了什么。

教会学生如何讲故事。对于学生来讲，要记住一系列数据并不容
易，他们会停顿来回忆一些内容，并用一些口头禅来填补令人难堪的
停顿。主治医师要教他们怎样流利地讲故事，最好的办法是将内容串
起来，一项数据引出另一项数据。

"保罗，报告得不错。不过我想提醒你一下，可以吗？"

"当然，菲德拉斯大夫。我怎样才能做得更好？"

"我希望你在汇报过程中尽量少说'呃'和'嗯'这些口头语，这会分散观
众的注意力，导致他们厌倦你的发言。你发出这些声音是在思考下面该说什
么吧？"

保罗想了一会儿，点点头。

"那好，首先要记得，流利汇报60%的病人资料要好过不流利地汇报100%的患者资料。其次，你要像给你的好朋友讲故事那样汇报病例，把内容按时间顺序串起来，例如，'患者一年前出现胸痛，开始是在剧烈运动后才感到疼痛，三个月前休息的时候也出现胸痛，这星期症状加重，每天都有胸痛发作。'"

教会学生对汇报中的停顿泰然处之。

"保罗，除了'呃'和'嗯'以外，我希望你试试这个。你再来一次，当你想说"呃"的时候停下来默数三下，只管停下来保持沉默。这对你来说很奇怪，但其实沉默比'呃'要好。沉默就像音乐的休止符，突出你最后讲过的话，也让听众的记录能跟得上，还能给你接下来要讲的话增加悬念。"

保罗点点头。

"接下来，只要你发出'呃'或者'嗯'的声音，我就会打断你。一旦我打断了你，你就必须停顿5秒再重新开始。"

保罗重新汇报了一遍，虽然这次有显得不那么自然的停顿，但比上次好多了。菲德拉斯接着说："不错，保罗。我希望你继续练习，在句子与句子之间有意识地停顿3秒，然后减少到2秒、1秒。"菲德拉斯停顿了一会，"还有，把住院记录中的重要部分标出来，说完一项停顿2秒钟，你会看到'沉默'不仅能消除口头禅，还是一种很好的强调的工具。"

缺陷：缺乏眼神交流或汇报乏味

一个与观众没有目光交流的汇报很难与观众进行互动，也就不能吸引他们的注意力，造成沟通失败。理论上来说，汇报的内容应足以吸引观众的注意力，但是能做到的很少。人们听的是经讲者汇报的报告而不是报告本身。学生通过眼神与观众交流，能提高听众对汇报内容的兴趣。

原因

缺乏目光交流的一个主要原因是在讲者大庭广众之下觉得不自在，听众的任何举动会干扰学生的思路，其他原因还包括对卡片或笔记的依赖，这也是担心有所遗漏的表现。

处理

鼓励学生在镜子前面练习汇报。直视某人会觉得不自在，而学生必须克服这点，镜子是练习目光交流技能的很好的工具，在练习时学生还要注意自己的目光反应。

让学生做好"提醒卡片"，就像下面对话中那样：

"保罗，我发现你正在看着病程记录进行汇报。这不是什么大错，不过这样的话你会失去观众，因为我们看不到你的眼睛，这是你要面对的挑战，……准备好了吗？"

保罗点了点头。

"好。你下一次汇报的时候我只允许你用两个小便签。你想记什么就可以在便签上记什么，需要的时候可以直接看着便签读。再下一次汇报的时候我允许你用一个便签。再接着，保罗……不许用便签了。你要对我汇报，而我会与你互动。而当你埋在便签里的时候，我们无法做到交流。现在你准备好迎接挑战吗？"

"当然，菲德拉斯大夫。我会努力试试。"

缺陷：紧张

最开始的几次汇报会有些紧张，这是可以理解的。但是如果以后的汇报还是紧张的话就需要辅导了。紧张的表现有声音断续或颤抖、出汗，或者句子中间卡壳。

可能的原因

学生可能害怕失败或出现冒名综合征：就是感觉自己是冒牌医生，而听众知道得比他更多，他们正在等待他犯错，然后就会揭穿他。

处理

正视冒名综合征：

"保罗，关于糖尿病我们确实比你知道得多，因为我们工作时间比你长得多。但是，对于你的患者，我们不可能比你更了解。关于你患者的病史和状况，你应该是专家。你不可能了解糖尿病的一切，只需要专注于你的患者。在开始你的汇报之前，告诉你自己，'没人比我更了解我的患者，我是专家。'"

让学生想象自己做了成功的汇报；锻炼他们的汇报能力；提醒他们每人都有过糟糕的汇报，没人天生知道如何在查房时汇报患者，这是一项需要后天学习锻炼并需要教练指导的技能。

❖ 总结

医学毕业后教育认证理事会提出的核心能力（3），提醒病房主治医师医学实践是多方位的，要求学生不只掌握单纯的医学知识，还要指导学生管理时间、组织、沟通和交流技巧等有形及无形能力，尽管这些尚未成为主治医师的职业标准。此外，职业标准往往仅限于学生轮转期间，而很少去关注学生轮转结束后的情况。学生是否知道如何安排任务的先后顺序，能否作为患者治疗团队的一员有效地工作，并且更有效地阅读和学习？本章提供了一些策略可以教导学生提高这些技能。事实上没有哪个主治医师能够指导所有这些技能。住院医培养项目应该对这些问题予以协调，鼓励主治医师认真对待这些技能。它们不仅对于学生和住院医师阶段，而且对于将来的职业生涯都至关重要。

<h2 align="center">参 考 文 献</h2>

1. **Wiese J, Varosy P, Tierney L.** Improving oral presentation skills with a clinical reasoning curriculum: a prospective controlled study. Am J Med. 2002;112:212-8.
2. **Wiese JG, Saint S, Tierney L.** The spoken case presentation: issues and recommendations. Seminars in Medical Practice. 2002;5:29-37.
3. **Accreditation Council for Graduate Medical Education.** Core competencies. Accessed at www.acgme.org/acWebsite/RRC_280/280_coreComp.asp.

第 6 章

病房里的反馈、评估和补救

Jeffrey J. Glasheen, MD

Jeannette Guerrasio, MD

Jeff Wiese, MD, FACP

要点：

- 反馈与评估可以让学生欣赏自己的长处，认识自己的不足，制定改进的计划，并最终将自我思考、自我反省、自我提高的观念灌输到每个人的行动中。

- 主治医师可以在全方位反馈的基础上建立一种以评促改的氛围，全方位的反馈包括小反馈（每天反馈作为教学的一部分）和大反馈（更详尽正式的总结性评估）。

- 每种反馈都应当对事不对人，内容尽可能具体，表达尽可能清晰，同时要保护学生的自尊心。

- 大反馈需要投入一定时间，而且需要特殊的技巧保证能正确评价学生的优点和不足，避免学生的抵触情绪。

- 在处理"问题"学生和住院医师时，在反馈与评估之上，要注意如何补救。这常常属于住院医师项目负责人、实习项目负责人或相关领导的职权范围。

- 要警惕一些特殊的行为有可能是药物滥用或抑郁的信号，如住院医师外表或表现上的突然改变、情感无名爆发或对某些情况的过度反应、上班迟到或在不合适的时间离开病房等。遇到上述情况，主治医师应及时向住院医师或实习医师项目负责人报告。

医学实践需要终生不断地学习与提高。虽然每个人都有愿望不断提高，但其实这并非易事，因为这需要审视和罗列别人的优点与不足。从情感上来讲，剖析一个人是一件让人恐惧的事，进行反馈评估与收到反馈都会让人不舒服。这种不舒服导致没有意见的反馈或只是几句笼统而没用的话，例如"再多读点东西"、"尽量多看患者"，好像学生打算少看书或少看患者似的。

本章将介绍一些策略，可以指导主治医师们如何在患者轮转中给学生提供客观的小反馈（即刻反馈）和大反馈（轮转中期和结束后的评估）。这些策略可以提高学生的表现以及创造一个与患者安全相关的"不责备"的氛围。

不断提高的中心环节是认识优点与不足，这也是评估与反馈的核心部分。反馈与评估的目的可以精要地概括为4点：①鼓励学生强化和保持优势；②让学生认识到他们的弱点与需要改进的地方；③让改进的计划付诸行动；④通过这些措施，教会学生自我思考、自我反省、自我提高，让他们在培训结束后仍能坚持（自我）反馈与评估。

反馈与评估的基础是建立在与学生培训水平相关的预期上，所以获知学生在培训背景下的能力是很重要的（见第2章）。判断你的学生能力的一个简单而有效的办法是"RIME"：报告（reporter），分析（interpreter），管理（manager），教学（educator）（表6-1）（1）。这种

表6-1 RIME 教育模型

水平	描 述
报告	依靠良好的沟通能力，可靠获取临床发现；病历书写与口头报告清晰而有组织性。
分析	能够按优先顺序分析患者的问题，有鉴别诊断与下一步临床处理的能力；能分析各种数据的临床意义。
管理	对诊断与治疗总是能提出见解，能得到患者的肯定；能够获取知识，并能把知识与患者的临床表现结合起来，制定计划并按优先顺序处理问题。
教学	掌握最新医学进展，能自我学习并对其他人进行教学。

引自 Pangaro L. A new vocabulary and other innovations for improving descriptive in-training evaluations. Acd Med. 1999；74：1203－7.

* RIME 缩写是评估临床技能的标准。

方法可以作为标准评估学生是否达到他们培训要求达到的熟练程度，以及是否有需要提高的技能。RIME 模型的每一步都必须在前一步完成后才有可能实现。而且，RIME 模型可以用于各个方面评估学生在不同的能力方面能取得的进步。

❖ 创建一种进取的文化

并不是所有的学生都带着良好的精神状态来到病房。学生可能意识到，临床轮转也和本科以及基础阶段的课程一样充满挑战，必须表现出色才能获得 A 或"出色"的成绩。但基础阶段的课程学生是个人奋斗，考试时只有一个人，得到的成绩是他自己的，而病房的环境截然不同，这里需要的是以团队为基础的行为。主治医师会遇见这样的学生，他自己可能没做什么错事，但他总是考虑自己的需求（这对我的成绩会有什么影响?），对自己的表现总是很在意（我能得个 A 吗?）。问题就摆在了主治医师的面前，他要让这些学生认识自己的优缺点，接受建设性的反馈意见，最终取得长足的进步。

第一步：建立有预期的新文化

能得到有意义的反馈与评估的第一步是改变环境，要在第一天就带着目标与预期值开始实行。第 2 章已经概括了这一过程。改变氛围最关键在于以下几点：①错误不可避免（人无完人，但每个人都会进步）；②以团队合作为基础的"比赛"才可能胜利；③衡量成功的标准是行为是否帮助了患者。

第二步：为观察点建立数据库

尽管充满挑战，病房的环境也有它不可多得的一面，它可以让每个核心技能得以检验（见第 2 章表 2-1）。如第三章所述，主治医师应该全方位地观察一个学生的表现。间接评价（查房汇报病例、病历书写）应该不断地用直接观察来验证，确保间接评价工具的准确性（见第 3 章、第 4 章）。通过在不同的环境里仔细观察学生，不用花过多的时间就能得到他们各种能力方面的表现，例如，在急诊收患者（职业素养），在护士站与医疗团队的其他成员交流（医疗体系下的诊治患者），在家庭会议中的表现（沟通能力），获取文献解决临床疑问（临床工作中的学习）。主治医师还可以让学生承担工作与责任，从中观察他们。例如，让学生到床旁看患者并给患者解释治疗的计划与目标，以此观察学生患者照护和人际沟通能力；观察住院医师带领团队查房中的表现可以了解沟通与系统管理能力（例如医疗团队的领导才能）。

第三步：用不断的小反馈维系反馈文化

反馈是这样一种过程：老师提供给学生关于他们的表现和如何改进的信息（2）。反馈与评估有所不同，评估是在轮转结束后对学生的总体评价，是一种正式总结性的过程，而反馈是就学生每天的表现对他的优点和需要改进的地方做出评价。

小反馈与大反馈

有必要将小反馈（每天进行的简短反馈）与大反馈（不常进行，但形式更为正式内容更为详尽）区分开来。小反馈是 1 ~ 3 分钟左右的简短精粹，常穿插在日常工作中（见第 5 章关于人际交往的教学对话）。大反馈是 5 ~ 20 分钟的正式的有组织的反馈过程，通常在轮转中间、轮转结束后、或发生了某些事件后（如医疗过错）进行。

反馈要注意维护不断改进的文化

每天的小反馈是阶段性大反馈的基础。没有日常的反馈，学生可能会忽视或否认主治医师总结性的忠告，因为这看起来"太突然了"。小反馈非常重要，它使阶段性反馈得以实现。

为了了解小反馈的重要性，需要从心理学的层面研究一下好学生如何成为"好学生"，而坏学生又是如何变成"坏学生"的。这里"好"与"坏"是指学生表现的好坏，而不是指人品。好学生进入临床后被寄予厚望，她要学习什么行为是好的而什么不是。学生做出行为后，环境（不仅仅包括主治医师与住院医师）会对她的行为作出赞许（这个行为是好的）或指正（这个行为不对）的反应。这种"环境做出的反应"，尤其是主治医师的意见，就是小反馈。随着时间的推移，学生就会逐渐形成一些标准，什么是应该做的，什么是不应该的，这些标准最终会变成现实。

团队离开患者的病房后，菲德拉斯医生让大家停一会。

"史蒂夫，等一下，我们来说一下刚才和特尼先生家属的谈话吧。这是一次让人印象深刻的谈话。他的诊断明确，预后不好，我们能做的是尽可能让结果不那么糟……传达给患者和家属的信息是真实且共情①的" 菲德拉斯停了一会儿，"我想让你知道就该怎么做。"

坏学生也会对事实形成一种标准，但是他的这种概念往往不是建立在对反馈的深刻理解上，因为较差的表现经常得到很少的评论。好学生与坏学生在最初的行为上往往没有差别，因为开始的时候谁都会有做得不妥的地方。由于没有得到评价，这让坏学生认为这种行为是正确的，于是这就成了他的行为标准。所以好学生的行为标准是正确的，而坏学生是被歪曲的。大多数情况下，表现不好并不是由于能力不行，而是缺乏正确的引导，引导他们哪些行为是对的而哪些不对。

团队转到下一个患者那里，主治医师发现团队成员很明显没有提前看患者，没来得及在查房前收集患者的信息，病情报告没有条理。当大家进屋后，学生开始汇报，"他今天很好，昨天晚上没什么要紧的事"，而实际上哈姆先生的呼吸频率达每分钟 30 次，意识情况也在变差。主治医师尽管感到很生气，还是把重点集中在处理患者上，没有及时给学生反馈。

"好吧"，菲德拉斯医生停下来看患者，"莫妮，你能呼一下抢救小组吗？"

"好，我这就去。"

呼了抢救小组，初步处理了一下患者，患者被送到重症监护病房（ICU）去了。团队继续查房，"好了，"菲德拉斯说，"我们接着查房"。

在这个例子里，主治医师克服了郁闷和愤怒的情绪，尽管他没有表现得垂头丧气（这很好），但他错过了给团队提供一次小反馈的机会。正确的做法应是这样的：

患者被送到 ICU 之后，菲德拉斯停下来给大家小反馈。"让我们客观地说一下这件事吧。我知道大家都很忙，在主治医师查房前早点到病房看患者不容易。我也是从住院医师过来的，很理解大家，你们今天早晨肯定有什么特殊情况耽误了看哈姆先生。但是我要强调的是，每天早晨看患者，从夜班大夫那里获取一手资料是非常非常非常重要的。我不是对你们失望，而是对你们今天早晨的行为感到失望。"菲德拉斯停下来。

"我已经说了我想说的，希望你们下次注意好吗？"

大家点头。

---

① 共情（empathy）是心理学用语，是指在与他人交流时，能进入到对方的精神境界，感受到对方的内心世界，能将心比心地体验对方的感受，并对对方的感情作出恰当的反应。——译者

"我们还有很多患者要看，继续查房吧。查完房，我们一起到 ICU 看看哈姆先生怎么样了。继续。记住今天的教训。"

注意，主治医师是把意见直接传达给团队的，而不是针对某个成员。这是个成熟而有效的策略，因为病房工作是团队工作。批评一组人比批评一个人要容易些。但这种方法是否缺乏针对性、无法给特定的学生提供反馈及改进呢？从某种意义上来讲是的。但是，纠正个人的错误最好不在众人面前进行。在批评了团队的表现后，主治医师还有机会及责任在适当的时候再给个别人单独反馈。在多数情况下，批评一组人时，个人都会同时意识到自己的问题。

模仿也会让病房的环境复杂化，年轻大夫习惯观察与模仿高年大夫的行为，但他们常常并不理解高年大夫这么做时所处的具体情况。例如（第四章所述），一个高年大夫在看到一名 HIV 阳性的呼吸困难患者时，直接会想到"卡氏肺孢子菌肺炎"。学生可能并没有意识到那位医生这么做是因为已经有了多年的临床经验，或者他（高年大夫）很了解这位患者，也处理过与这个患者类似的问题。于是学生会认为不需要更多的临床观察和查体，从病史的三四条线索就能得出诊断。另一个例子，学生看到一个住院医师给主治医师汇报病情时很粗略，结果，他就认为"粗略汇报是可以接受的"，其实她没有看见几个小时前主治医师和住院医师已经就这个患者的病情讨论了很久了。

在这两个例子里，医生的行为都没有错，只是医生的水平、经验以及所处的背景不同。主治医师应当意识到，学生在不断地学习，必须有充分的反馈让学生调整他们的行为，并理解他人行为的背景。

莫妮简单地报完病情后，菲德拉斯停下来讨论。

"保罗，告诉你，莫妮和我在今天早上查房前已经讨论过这个患者了。她现在汇报得很短，是因为在你来之前我们已经就细节方面好好讨论过了。我不希望你得到一个错误的想法，我们能在没有获得所有的信息前就直接跳到结论。"

关注人的表现，而不是表现的人

这大小这两种反馈中，主治医师表达的都应该是事实，而不是指责。关注的重点应该是表现，而不是人。区别这两者有助于去除情感因素对反馈的影响，让学生更容易接受。比如这么说："我不是在批评你，保罗。我只是觉得这么处理劳伦斯先生的血钾不妥。"

当主治医师进行反馈时，可以多用"我"而不是"你"来消除感情上指责的语气。"我"提示主治医师对这种状况的看法，"你"就暗示着对个人的指责。例如，"刚才和患者的沟通过程，我觉得你对于传达坏消息感觉有点不舒服"这样的说法要好于"你对传达坏消息感觉有点不舒服"。

主治医师为了让学生增强改进的动力，反馈时可以用"如果"而不是"但是"。正反馈之后再接着建设性意见（负反馈），这样学生更容易接受。只告诉他们需要提高的地方（负反馈），会让他们产生挫败感。经常使用"如果"传达的意思是：在这些方面你做得很好，而且你可以更进一步。例如："你的病史汇报得不错，但是需要更简明扼要一些"就不如这么说，"你汇报得很好，如果能简明扼要一点，你会做得更好。"

警惕赞扬的风险

医生们都倾向于正面反馈因为它比建设性意见让人觉得舒服。这样做最大的危险是正面反馈代替了重要的建设性意见，同样危险的是正面的"反馈"变成了"表扬"。前者是有帮助的，而后者就把关注的焦点转移到了人，而不是表现上。例如，"你真了不起"说的就不是工作而是人。反馈针对与表现而不是人的标准必须一致，否则在接下来的建设性意见环节也会出现针对个人而不是他的评价表现的情况。作为范例，请看之前的章节"反馈要注意维护不断改进的文化"。在那个例子中，如果菲德拉斯针对个人进行正面反馈，他会这么说："史蒂夫，你做得很好，把坏消息告诉了患者"。而主治医师把正面反馈的重点放在行为上，他应该这么说：*"传达给患者和家属的信息是真实且共情的……我想让你们知道就该怎么做"。*

有针对性

反馈越有针对性，对于改进就越有效。例如，"鉴别诊断没包括肺栓塞"就比"鉴别诊断不完全"要好。

注意肢体语言反馈

需要注意肢体语言，有时它会产生意料外的错误效果。例如，你下意识地点头是想让冗长的病例报告快点结束，结果学生可能将点头理解为鼓励她干得不错继续保持。

教练的功能

主治医师要把小反馈看作其"教练"工作的延伸，而且从一开始就要让团队知道这不是针对个人的。使用"教练"这个词有助于表达这种态度："保罗，让我来训练你一下吧。汇报得不错，还有些小秘诀能让你做得更好。"把给所有学生规律反馈作为查房的一部分，这样学生们就会想"并不是只有我得到了反馈"。

第四步：用大反馈维系反馈文化

小反馈的原则同样可以用于大反馈。关注的重点是表现而不是人，它应该用一种着眼于未来、激励性的态度来施行，而不是让人感到害怕。建立了教练和队员的关系后可以让大反馈更容易接受，同样经常性的小反馈会让轮转中和轮转结束后的大反馈水到渠成。

承诺与时间

时间的压力和主治医师每天工作的不确定性使得挤出时间来做大反馈很困难。主治医师有责任规划出时间来施行反馈，然而在繁忙的一天中，对偶然事件的反馈很容易被淹没在众多的琐事中。显然，在第一天确定一个具体时间作为轮转中间的反馈时间（第 2 章），不仅能保证反馈的实施，还可以减轻学生对意料之外的反馈单元的害怕情绪（"啊呀我的天啊，我到底干了什么!?"）。

查房结束后菲德拉斯说："今天轮转正好过了一半，我们来讨论一下大家的表现吧。今天下午我会和你们每个人谈一谈，从莫妮开始，她下午还有门诊，所以排在第一个。然后是史蒂夫，到时我会呼你。最后是保罗，等我呼你。"

地点和气氛

大反馈的评估应该在一个安静而且私密一点的地方进行，让主治医师和学生能坐下来不被打扰地讨论。与小反馈不同，这个过程应该是一对一的，让学生能敞开心扉，并且同时给主治医师反馈。主治医师需要了解这些。下夜班日不是一个进行大反馈的好时间，而且，当学生情绪波动或时间太紧时，反馈最好重新安排到一个更好的时间。从一开始，就告之"这是反馈评价环节"，如果不强调，学生可能后来就记不住你给过他们反馈了。

一般我们在教学生如何询问性生活史时会说："患者在讨论这个话题时感到别扭，一部分原因是由于医生自己感到别扭而造成的，你能做到的就是自己先坦然面对这个话题。"大反馈与之有异曲同工之处。主治医师一定要传达给学生这样一个信息，他想花一点时间整理一下学生的表现并看看如何能有所提高。让学生们感到，主治医师对于给他们反馈很有兴趣，愿意给他们制定目标，把他们培养成合格的大夫，这一点十分重要。任何这方面的欠缺都会让学生们不愿意接受建议。

技巧：两便士法

医生都是很热心的观察者，但都是很糟糕的自我批判者。当被问及对自己表现的评价时，差一点的住院医师常会高估自己的表现，而好一点的住院医师又往往低估自己的表现。幸好自我评判的技巧会随着实践而提高，可以训练学生如何认识自身的优点和缺点。

作为大反馈的一部分，主治医师要和学生讨论如何自我提高。讨论包括自我反思、自我评价以及如何改进缺点并保持优点。经过长时间的训练，学生完成培训后，自我评估与自我提高的技能决定了他们最终的表现。这和学生学习文献检索类似，教会他如何通过检索找到一篇合适的文献，比直接把文章给他要重要得多。所以，提供评估的方法教他们如何正确评价自己的优缺点非常重要。

下面介绍一种"两便士"法：

"保罗，谢谢你能坐下来和我讨论轮转中的问题。让我们从头说起，首先我十分荣幸成为你的教练，十分欣喜地看到你的不断进步。我非常希望你能成为一个优秀的医生。

今天的讨论不是想告诉你，你和其他人比有多好或有多差，只是想谈谈怎样能让你取得更大进步。好，正如我们第一天所说的，做医生需要多种技能，而且，这些技能是相互关联的，只掌握一到两种是不足以成为一个好大夫的，我们必须努力把他们都掌握。现在我会把这些技能写出来，你好好想一想这个月到目前为止你对这些技能的掌握情况。想想哪些是你的强项，哪些是你的弱项。然后，你把这枚便士放在你认为你最薄弱的环节，而我把另一枚便士放在我认为你最薄弱的环节。接下来我们谈一谈，在这些方面（你我所认为的）如何提高。"菲德拉斯停下来。

"做完你的，保罗，我们再针对我做同样的过程……我的优点和缺点，包括我作为你的教练的能力。我们都在我需要改进教学的地方放上一枚硬币。"

在确定下来"最需要提高的地方"后，主治医师应该提出他在临床观察到的学生在这些方面的表现，并找出改进的方法或策略。

"两便士法"的好处在于能中和评价中的个人感情因素，消除学生"我和我的同学们比起来怎么样？"的想法。取而代之的是，学生把注意力放在了自我反思上，态度上无关优劣，每个人都有不足之处可以改进。这种方法承认每个人的长处，主治医师可以在最后明确指出学生的优点。

另外，这种方法也传递了这样一种信息，无论你在某一方面有多强（如医学知识），都不能弥补你在其他方面技能的不足（如人际沟通）。

这种方法的最大价值在于可持续性。这可以成为一项终生受益的技能，让学生在此后坚持自我评价。最后，主治医师也能在学生带给他们关于教学方面的反馈中获得提高，主治医师可以成为自我评价的榜样，给学生传递这样一个信息：人永远有进步提高的空间。

第五步：通过评估强化不断进步的文化

如前所述，"评价"与"反馈"不同，评估是对于表现的最终肯定，来确定学生达到目标和预期的程度。它比反馈更正式、更具总结性。或者说，"评估"的时候也是教练对他的队员说再见的时候，为她下一阶段的提高做准备，希望她会找到一个新教练。下面是建设性评估的一些关键要素。

了解什么会毁掉评估的有效性

虽然教练们会努力让学生把注意力转移到如何取得自我进步，抛弃"我和其他人比怎么样"的观念，然而，学生还是会陷入竞争谁是第一的想法中去。如果他们是这样想的，评估时即使是建设性的批评意见也会被视为指责。就算学生们最终听从了劝告，如果有学生对建设性意见采取"躲避"态度，对他们来说也是无效的反馈。必须事先对躲避策略有所防范，如下所述。

评估与预期同步

"躲避"策略会这么开始："我拒绝这个评价，因为没有人告诉过我需要这么做。"正像第 2 章所说的，轮转开始时设定预期目标很重要，评估只针对既往所设定的目标。使用学生没有意识到的某个方面的表现来评价学生是不公正的。

保证准确性

"躲避"策略还会这么开始："我拒绝这个评估，因为主治医师根本没看见我进行这样的技能操作。" 为了增加评估的准确性，评估者们必须在一段时间内纵向全面观察学生的表现。努力按照毕业后医学教育认证理事会（ACGME）的要求，评估尽可能多的方面，并且指出哪些方面因为没有机会观察而不实行评估。如果学生轮转期间不止一个主治医师管病房，两个主治医师要相互联系并一同来评估这个学生。主治医师也可以号召团队其他成员加入来进行 360 度全方位评估，所有参与评估的成员就可以清晰地勾画出学生的真实表现。这可以发现学生隐藏在主治医师背后的行为，比如一个医学生在主治医师查房时表现得很积极，而经常在下午玩失踪，让团队陷入困境。要求团队其他成员参与评估可以缓解学生对评估的不满，主治医师可以指出，他无法改变评估结果，因为这是集体的智慧。

保证内容反映了所有相关领域

"躲避"策略还会这么开始："我拒绝这个评价，因为我在某些方面表现得很好（加入他/她表现最好的地方）"。主治医师应该就学生对 ACGME 规定的 6 个基本技能进行全面评价，对学生所有能力进行观察与判断作出总结报告。和反馈一样，具体范例需要描述清楚。RIME 模式在这里仍可以被引用，来说明学生们的表现是否达到预期水平。

保证评估的及时性

"躲避"策略还会这么开始："我拒绝这个评价，因为这是很久以前的事了，现在的我已经不一样了。"多数的评估为阶段性收集，如在一个月轮转结束后评。轮转结束很久以后的评估很多总结性意见会丢失，很多事件的细节会被学生遗忘，评估内容就会失去有效性。

与学生讨论评估

"躲避"策略还会这么开始："我拒绝这个评价，因为如果事先告诉我，我可能就做得不一样了。"评估应当与学生讨论，包括好的与不好的反馈。如果主治医师吸收了团队所有其他成员的意见使用 360 度全方位评估的话，通过讨论能消除评估的感情因素。学生们应该有表达意见的机会，未讨论的评估意见无法帮助学生们提高，反之，会招致不满和防范等无教育效果的反应。

第六步：克服自身的障碍

即使想想反馈这件事，都会让人产生不舒服的感觉。最常见的就是学生会因为负面评价而泄气，这样的反馈反而弊大于利，还会破坏学生和老师之间关系。Boehler 等人的研究表明，赞扬性的反馈与建设性的反馈相比，后者对提高学生的表现和操作技巧更有利。对反馈满意并不是高质量反馈的标志，让学生感觉良好的反馈并不会对他们有多大帮助。

　　另一个错误的想法是，给出诚实和正确的反馈会影响主治医师自己的评价。而事实是，高水平的反馈与教师的高评价是强烈相关的。Torre 等人证实，所有的反馈行为，无论是在鉴别诊断、汇报病史、床旁查体、病历书写、病程记录等各方面，都与高质量的教学有关。

❖ 补救措施

　　反馈能使学生进步，但只有在学生主观有愿望的前提下才能实现。有时候一些不足是需要相应的补救措施的，如学生达不到医学生的基本能力，或者因为一些个人原因（如药物滥用）而导致无法有令人满意的表现。

　　补救措施经常需要管理者的介入，通常是住院医师培训项目负责人或实习项目负责人。需要干预的住院医师比例大约为 7%～15%。及时发现和帮助处于困境的住院医师十分重要，因为他们的行为与做法可能会影响患者安全、增加教师用于个别人身上的时间和精力、加重同事的工作负担、甚至影响整个培训项目的士气。正如之前讨论过的，一个问题学生作为一个坏榜样，会"传染"其他学生，让低年资医生沾染不好的习惯。而且培训者在培训中表现出的一些不专业行为，如不被纠正，很有可能带到以后的工作中去。最重要的是，发现并帮助出了问题的培训者是我们的职责所在。系统完整地讨论补救问题已经超出了本书的范围，但这里仍有几条重点，主治医师应该知道。

识别并汇报

　　第一条也是最重要的一项，就是识别出需要帮助的问题学生，并向相关的住院医师项目负责人或实习项目负责人汇报。主治医师不应羞于汇报，学生因职业相关能力的严重缺陷造成的不良后果在今后其他地方轮转时也会显现。由于主治医师、住院医师和医学生在轮转时间上的交叉，以及在很多医学院校里存在的科室之间的"门派"想法（例如，内科不关心学生在儿科时的表现），有可能学生的问题（比如说抑郁或其他心理问题）已经存在很久了，却一直没有上报。项目负责人的位置更有利于发现这些方面的倾向。在轮转过程中学生生活上的变故会很大程度影响他们的表现，这种情况下可以作为一次性事件上报。项目负责人一旦了解到学生一落千丈的表现就应尽快为他提供咨询与帮助。

怀疑药物滥用

药物滥用的指控不能轻率地作出，但是有这方面迹象的时候应尽快上报，使住院医师能尽可能快地得到帮助。但实际上，这不像闻一闻住院医师的嘴里是否有酒精的味道，或看看他们的瞳孔是不是针尖样缩小那么简单。迹象往往不明显，确定需全面考虑。例如住院医师的表现或外观突然发生变化可能提示有问题。不可解释的情感爆发，或对一件事情的过度反应，如果这样的情况经常发生，也要怀疑有问题。上班经常迟到或总是在不应该离开的时间离开病房同样需要引起注意。重要的原则是，无论是既往表现很好现在出现问题，还是刚刚养成的坏习惯，倾向很重要，将这些事件报告给项目负责人非常重要。因为这些人有更好的视角来观察住院医师或医学生的整体表现，他们处在一个更好的位置上便于发现问题。

参 考 文 献

1. **Pangaro L.** A new vocabulary and other innovations for improving descriptive in-training evaluations. Acad Med. 1999;74:1203-7.
2. **Holmboe E.** American Board of Internal Medicine Faculty Development Conference: Evaluation of Learners, Effective Feedback and Systems Approach. Denver: Univ of Colorado; 2008.
3. **Ginsburg S, Lingard L, Regehr G, Underwood K.** Know when to rock the boat: how faculty rationalize students' behaviors. J Gen Intern Med. 2008;23:942-7.
4. **Weisinger H.** The Power of Positive Criticism. New York: AMACOM; 1999.
5. **Hodges B, Regehr G, Martin D.** Difficulties in recognizing one's own incompetence: novice physicians who are unskilled and unaware of it. Acad Med. 2001;76:S87-9.
6. **Boehler ML, Rogers DA, Schwind CJ, Mayforth R, Quin J, Williams RG, et al.** An investigation of medical student reactions to feedback: a randomised controlled trial. Med Educ. 2006;40:746-9.
7. **Torre DM, Sebastian JL, Simpson DE.** Learning activities and high-quality teaching: perceptions of third-year IM clerkship students. Acad Med. 2003;78:812-4.
8. **Yao DC, Wright SM.** National survey of internal medicine residency program directors regarding problem residents. JAMA. 2000;284:1099-104.
9. **Mitchell M, Srinivasan M, West DC, Franks P, Keenan C, Henderson M, et al.** Factors affecting resident performance: development of a theoretical model and a focused literature review. Acad Med. 2005;80:376-89.
10. **Thomas NK.** Resident burnout. JAMA. 2004;292:2880-9.
11. **Papadakis MA, Arnold GK, Blank LL, Holmboe ES, Lipner RS.** Performance during internal medicine residency training and subsequent disciplinary action by state licensing boards. Ann Intern Med. 2008;148:869-76.

第二部分

病房里的临床教学脚本

病房里的临床教学脚本

Jeff Wiese，MD，FACP

❖ 什么是教学脚本?

直到目前，本书都在介绍教学的过程而不是内容，这么做的原因是因为主治医师的教学技能远比他的临床知识储备更为重要。而在第二部分，我们将把你带入与教学过程密切联系的教学内容。实际上，要想囊括病房主治医师临床教学所需要的所有医学知识则远超出本书之所能，客观也是如此，如果想要跟上临床医学进步和变化的脚步，那么这本书恐怕永远也写不完了。但这并不是说临床教学只需要形式不需要内容，教学的成败很大程度上也依赖于教学内容的安排。

我们都知道医生会逐渐在工作中形成疾病诊治的模式。疾病脚本（脑海中的典型病例）就是反复被医生使用，用来诊断疾病的好帮手，这种诊断方式也称为模式识别。比如说：发热、咳嗽和呼吸困难，这三者是肺炎这个疾病脚本的重要特征，由此医生很容易得出肺炎的诊断。与疾病脚本相类似，"教学脚本"就是帮助学生掌握如何处理一个常见临床问题的有效教学模板。这部分就提供了一些病房最常遇到的临床问题的教学脚本模板。

教学脚本的价值在于两方面。其一，主治医师经常使用这些脚本来教学，熟能生巧，运用起来会越发地得心应手。在开始几轮的病房工作中，主治医师会觉得每一天的临床教学都充满着新的挑战。数月过后，他们会发现，他们不断遇到相同的话题，对于那些不断重复的临床主诉进行着类似的演示和讨论。这种重复让他们对某些话题的教学越来越熟悉，比如胸痛。其次，教学脚本能让主治医师更好地完成临床教学目标：培养学生的知识运用能力，也就是能把从一个患者身上学到的知识灵活运用到其他有类似症状的患者身上。比如说：呼吸困难的教学脚本尽管是针对肺炎患者的，但学生从中学到的方法可以运用到其他原因引起呼吸困难（如气胸、心衰）的患者身上。

　　当然，可能会有很多人觉得这一部分中的教学脚本都是些固定模式，必须按照这个模式教学。实则相反，并没有完全固定的教学模板，每个主治医师都可以也应该演绎出他们自己的教学脚本。这其中所包含的艺术性使得病房里的医学教育更加丰富多彩，主治医师可以充分运用教学艺术，随心所欲地创造属于自己的临床问题的教学方法。本书所提供的教学脚本仅仅只是些例子，为的就是抛砖引玉，激发病房主治医师们的创造性思维，编译自己的教学脚本。和临床医学类似，了解问题的始末远比不上掌握一种方法来得重要。

　　这就是说，你需要掌握教学脚本背后暗藏的理论基础。从事内科临床的快感源自"把事情弄清楚"，所以教学脚本（以及其中更深层次的东西）也应该是激励学生探索，而不是晦涩得让学生望而却步。好的教学脚本会让学生学完后觉得："哦，看来没有我想得那么难嘛。"事实上，临床的每一个话题都有着广博的讨论空间，无论怎么组织也难以全面把握细节。但主治医师们不必介怀，如果你们在教学脚本中提供的方法能帮助学生感知解决临床问题的能力，他们自然会投入更多的时间去阅读更多关于该临床话题的细节。教学脚本绝不是干巴巴地罗列一堆看上去高深莫测的诊断，不然的话，其效果就像本书第 1 章中所描述的第一阶段的教学（"看看我的知识有多渊博"）那样。

　　再者，我们要了解学生可能会忘记某些知识点，即使现在记住最终也会遗忘。教学脚本为学生提供一种便于记忆的方法，可以让学生在未来需要时重现某些知识点。比如说，我们可以简单罗列一系列胸痛的原因让学生去记忆，但他们日后不大可能会记住这一长串的疾病名称。但如果运用教学脚本中提供的方法，想象"一支箭穿过胸口，从前到后经过哪些解剖结构"来理解胸痛的原因，学生更容易在日后的临床应用中回想起当时的生动例子，从而做出正确的诊断。

　　临床医学的学习乐趣无穷，蕴含的乐趣越多，学生的学习热情就越大，自然会在课余投入更多的时间来钻研。为了达到这样的目的，利用学生感兴趣的话题来打比喻和举例子是我们在教学脚本中常用的技巧，这在下面我们的教学脚本实例中你会经常发现比喻和举例。

最后，采用教学脚本的目的是为了增进对疾病的理解，而不仅仅是记忆知识点。接下来我们的教学脚本例子都是采用苏格拉底式的提问方式进行的，其中的好处想必大家已经在本书第一章中有所了解了。采用苏格拉底式的提问，我们希望学生的认知水平从基线的"A点"上升到我们预期的"B点"。为此，主治医师在进行临床问题教学时需要有一份思路图。学生今后在遇到实际临床问题时，可能会忘记应该做什么，但如果他们对主治医师在教学中带着他们一起走过的思路图还有印象，他们更容易找到问题的方向最终找寻出正确的解决方法。毕竟，你亲自开着车走过一条路后，对于这条路的熟悉程度总比你坐在后座上要来得深刻得多吧？

总之，教学脚本的方方面面都是为了完成一个最终目的：让学生表现更出色！这些教学脚本所涉及的都是内科病房最常遇到的实际临床问题，通过教学我们要让学生对这些问题的理解和应用上升到一个新的层次。在这些教学脚本中，我们要让学生看到自己将来在应用这些技能时的场景，让他们发现自己在应用过程中拿不准或可能出错的地方，鼓励他们在现实中勤加练习（而不是让他们对这些技能望而生畏）。简言之，教学脚本就是要实现在本书第1章中所说的临床教练的基本功能：形象性、激励性、参与性和实用性。

你会发现在本书提供的教学脚本多是在讲述诊断方法，而不是临床处理方法。这仅仅是因为篇幅有限的原因，主治医师应该花时间来创造关于临床问题处理的教学脚本。

除此之外，你还会发现每个临床教学脚本都有一些没有讨论到的内容。比如，在关于呼吸困难的教学脚本中，我们会发现遗漏了一些引起呼吸困难的病因。要注意每一个教学脚本都应该遵循"过犹不及"的原则，在开始每一个临床话题的教学时都要提醒学生讨论并不追求全面。如果要想在某个教学脚本中面面俱到，比如讲述所有可能引起呼吸困难的病因，则可能会：①这一部分压根就写不完，②如此繁冗的内容令学生们望风而逃。在这一部分中我们采用"理解过程比事实更重要"的原则，因为理解（知道诊断方法的通用法则和推理框架）有助于得出事实，学生可以举一反三地深入钻研并发现教学未涉及的知识。主治医师在传授完一段教学脚本或方法后，在轮转期间，最好找点时间补充讲解一些讨论未涉及的内容，倘若真能有如此机会，定能为之前讲述的教学脚本锦上添花。

本书中包含有 10 段教学脚本。另外还有 5 段脚本，感兴趣的读者可以点击这本书的网页（www. acponline. org／acp_ press／teaching／）。

参 考 文 献

1. **Shulman LS.** Those who understand: knowledge growth in teaching. Educ Res. 1986; 15:4-14.
2. **Skeff KM, Stratos GA, eds.** Methods for Teaching Medicine. Philadelphia: ACP Pr; 2010.

❖ 10 大公式

目的

许多医学生和住院医师刚进临床时，都会感觉沮丧。病房的学习生活令人生畏，学生发现每天都不停地涌现需要学习的知识点，而自己在这些海量的知识面前节节败退。尽管他们不明说，但失败的情绪还是显而易见的，他们心里会想：我还是在家里呆着好了，至少我还不会眼见着自己落得越来越远。如果学生带着这种情绪参与讨论学习新知识，其结果可想而知，如得不到正确的诊断、说不全患者当前面临的临床问题、草率进行临床处理等等。这些行为的出现并非因为学生懒惰不愿意徒增新的工作，而是他们害怕因此发现越来越多知识和能力上的缺陷。

对于刚刚完成医学基础阶段的学生尤其如此，前一阶段的课程都有明确的大纲要求，他们习惯于"只有课堂上讲到的内容才会出现在考试中"，"如果你记住了题库中的内容，你就能通过第一阶段考试"。正是这样的想法令学生们面对广博的内科学而却步，过早地想步入专科，还自我安慰道："我只需要知道未来会用到的那一小块内容，这样容易得多。"

内科学的博大精深是任何主治医师也改变不了的事实。不过他们可以创造一种宽松的学习氛围，改变学生对内科学的畏惧感，让他们觉得，尽管内科知识深不见底，但只要每天都能进步一点点，他们就会离精通内科学越来越近。

在轮转一开始就讲授"10 大公式"是基于以下几个目的。首先，要让学生知道尽管内科学纷繁复杂，但还是有一些简单的原理贯穿其中指导每一个内科医生的行为。由简至繁可以减轻学生对内科学的恐惧感。其次，尽管内科学跨度很广（涉及每一个脏器），但在接下来的轮转中，无论在哪一个专科知识中，"10 大公式"的主题会不断重复出现，不断在新知识中加以应用。它们好比是"骨架"让我们在此基础上搭建"血肉"（也就是每个疾病的细节）。再次，由于"10 大公式"在各个疾病中反反复复地出现，会让学生感到自己还是可以把握到内科学的脉络的——"这个我以前见过，太熟悉了，它又重复出现了"——以此可以舒缓在病房学习过程中产生的"越学习越落后"的情绪。最后，"10大公式"也纠正了学生的一些误解，认为内科病房就像机械地"按菜谱做菜"，像"看门人只会把患者打发给专科"，像一个"服务行业"。它告诉学生：内科学的乐趣在于探究疾病的发生发展。不管患者的病例有多陌生、独特或不典型，弄懂疾病的方方面面始终是内科医生的成就所在。同时它还告诉学生：内科学问题需要严谨推理思考，有了正确的方法，也就是"10大公式"这个万能钥匙，那些最不典型、最复杂和最陌生的病例都能有满意的解答。

　　以下展示的"10大公式"教学是一个长篇对话，主治医师可以选择把这些问题一次讲完（1个小时）或把它们分隔成几个部分。轮转开始后，越早开始讲解这"10大公式"，收效也会越明显。在构建了坚实的知识框架（骨架）后，后续的教学就会变得高效，学生的获益也会更多。提早教学也能节省后续的教学时间，以后的教学中只要提到这些公式，学生能很快进入状态。比如说，低血压、高血压、充血性心衰、急性肾损伤、低钠血症和脓毒血症等教学内容都会用到公式4、5和公式6。有了扎实的基础知识，在进行新的教学时，主治医师只要很快地回顾一下公式，就可以把更多的时间投入到新内容的教学中，具体疾病的教学可以穿插于查房中，大大节约了时间。

　　如果时间不允许，我们可以把"10大公式"拆分成四个相对独立的环节。我们建议的分隔点是：①第一部分：公式1、2和公式3（氧输送：从大气到肺泡，从肺泡到血液，再从血液到组织）；②第二部分：公式4、5、6和公式7（血流动力学：保证组织氧供和代谢需求）；③第三部分：公式8（二氧化碳的代谢）；④第四部分：公式9和公式10（液体管理和对体内腔隙的理解）。接下来的对话就是按照以上四部分来拆分的，当然，如果时间允许的话，主治医师可以将其中的一个或几个部分合在一起讲授。

场景、人物和缩写

　　对话发生在轮转的第一天下午，地点在病房会议室。我们已经知道，轮转的第一天，主治医师应该在上午向团队成员提出自己的目标和要求（详见本书第2章），上午剩下的时间整个团队一起转一圈本组的患者。下午，主治医师菲德拉斯在团队成员都在忙碌之际，自己又已经看了一遍组里的患者了。今天是小组的值班日，当团队完成大部分工作后时间已经有点晚了，菲德拉斯医生已经告诉大家今天他会第二次查房，做点教学，随便看一下今天新收的患者。对话的人物包括：主治医师菲德拉斯、住院医师莫妮、实习医师史蒂夫和医学生保罗。

在这个对话中将出现的缩写有：COPD = 慢性阻塞性肺疾病，CT = 计算机断层扫描，DO_2 = 氧输送，EKG = 心电图，ER = 急诊室，FiO_2 = 吸入氧浓度，GI = 胃肠道，ICU = 重症监护室，MI = 心肌梗死，PaO_2 = 动脉氧分压。

第一部分对话：公式1、2和公式3

"保罗，我很好奇……你学内科学时有没有觉得压力很大呢？我的意思是，要学的内容太多了……各种专科知识，各个年龄段——除了儿科，当然，还包括千奇百怪的各种病。"

"当然啦。"保罗看上去松了一口气，总算有人道出了他内心深处的恐惧。

"嗯……"菲德拉斯医生说，"好的，史蒂夫，你遇到不懂的问题时是不是会感觉苦恼得要撞墙？"

"是的。"史蒂夫同样是松了一口气。

"嗯，好吧，其实内科学真没那么难——其实比你们想象得简单多了。首先，想想我们的团队，史蒂夫，你遇到不懂的可以问莫妮，而莫妮呢，可以问我。我们这里有很多聪明人，不是吗？如果你遇到什么事情想不明白，或者你觉得某个病人的处理不妥当，我希望你们能首先求助于你们的上级医生。如果仍然解决不了，就直接给我打电话，这是我的电话号码。"菲德拉斯医生把他的电话号码写在白板上，"再回到我们之前的话题，让我告诉你内科学有多简单。保罗，内科学其实只有一个主要任务：让氧气从空气中……"菲德拉斯医生一边说着，一边在白板上勾画出他脑袋的轮廓，"到这个脑瓜里。当然，你可不许在脑壳上钻孔，没人愿意在脑袋上留个洞吧。保罗，如果你做到这个了，你就完成了内科医生的工作了。看，很简单吧？"

把碍眼的"大物件"搬出房间，可以让学生的注意力更集中，同时主治医师也有更大的移动空间。

保罗笑道："听起来是挺简单的。"

"好的，接下来，我要用10个简单的公式来诠释整个内科学……当然只是基本原理，但不管怎么样，记住它们就找到了内科学的钥匙。所以，保罗，你只需要知道这 10 个公式。"

"果真如此吗？"保罗看上去很兴奋。

显然，要靠 10 个基本原理来理解整个内科学是不可能的，主治医师这么说是为了创造宽松的教学基调，消除团队第一天的畏惧情绪。

"嗯，并非如此吧。你还得知道细胞因子啊……那我们把它称为公式 11 吧。"菲德拉斯医生笑道。

"当然在后续的教学中，我们还要学习很多细节。不过，保罗，这 10 个公式是你要掌握的重点。简单说来，内科学就是要保障大脑和重要脏器的氧供和从体内排出废物二氧化碳。疾病是你的对手，它有种种狡猾的方式来阻碍你实现这两个目的。这是你和疾病之间的战斗，不过保罗，你有一个优势：你知道疾病要去哪里，它要去干什么。你之所以知道，是因为 10 大公式会告诉你这些。这 10 大公式撑起内科学的脊梁。面对临床问题时，希望你们能用其中的一个或几个来解决问题。在基本问题解决后，我们再来讨论诊断和处理上的细节问题，打赢和疾病的战斗。"

菲德拉斯医生稍作停顿，写下公式 1，"保罗，如果大脑得不到充足的氧气，第一个步骤就是去看看肺泡能不能获取足够的氧气。没有什么比先确定这个更重要的了。是什么力量驱使空气进入肺泡呢？在回答这个问题的时候，你不妨想一下自己为什么不能在外太空里呼吸。"

保罗想了一会，说："嗯，我想是大气压的缘故。"

"对，保罗。这就是为什么在海平面上呼吸比在派克斯峰①这样的高海拔地带来得容易得多。你平时跑步吗，保罗？"

"嗯……我有时会跑步。"

"呵呵，我以前有跑步的习惯，可惜现在有些厌倦了。你在空气潮湿的时候跑过步吗？"

"有的，感觉很不好……让人憋屈。空气潮湿时跑步很不舒服。"

"是这样的，让人憋屈。保罗，空气潮湿时跑步觉得不舒服是因为吸入肺中的空气变少了。看这个……"菲德拉斯医生指着公式 1 的第一部分（表 7-1），"由于气体总压力是各种成分气体分压的总和，你吸入的空气压力要减去水蒸气的分压——通常而言是 47，空气湿度越大水蒸气的压力相应也越大——这部分水蒸气对肺泡里的氧气分压没有任何贡献。"

"嗯……我还从来没这么想过。"史蒂夫说。

---

① 派克斯峰（Pikes Peak）位于美国科罗拉多州，是落基山脉的一座山峰，因便于攀登以及每年的高山汽车拉力赛而远近闻名。——译者

表 7-1　10 大公式

公式 1：肺泡气体公式

$PAO_2 = (760 - 47) FiO_2 - PaCO_2 (1.25)$

公式 2：Fick 气体跨膜弥散定律

弥散率 = （压力梯度 × 面积）/跨膜厚度

公式 3：氧输送

DO_2 = 心排血量 （血红蛋白 × 含氧量%）

公式 4：血流动力学欧姆定律

平均动脉压 = 心排血量 × 体循环血管阻力

公式 5：心排血量

心排血量 = 每搏输出量 × 心率

公式 6：每搏输出量

每搏输出量 = 前负荷 × 收缩力

公式 7：多少氧气才够？氧需求和氧供给的平衡

组织的代谢需求 = CO × （动脉血含氧量 – 静脉血含氧量）

公式 8：CO_2 剩余

$PaCO_2$ = CO_2 生成量 – 分钟通气量

分钟通气量 = 呼吸频率 × 潮气量 （1 – 死腔%）

公式 9：如何处理不该有液体之处的液体？（液体跨膜的 Starling 定律）

液体流动 = $K[(P_{in} - P_{out}) - (Onc_{in} - Onc_{out})]$

公式 10：身体如何保持各种腔内的液体？

体腔壁张力 = （压力 × 半径^4）/体腔壁厚度

FiO_2 = 吸入氧浓度，K = 膜渗透性，Onc = 胶体渗透压，P = 静水压，$PaCO_2$ = 动脉血二氧化碳分压，PAO_2 = 肺泡氧分压

直接——列出公式和变量自然方便得多，但不利于学生的记忆。逐个分析变量，有助于学生理解公式中每个变量存在的意义。采用现实生活中的例子，比如像派克斯峰之类的比喻，有助于学生理解和长期记忆。

"是这样的。空气不是纯氧，对吧？通常它含有 21% 的氧气。由此我们可以

算出进入肺泡的氧气压力等于大气压（海平面上是 760）减去水蒸气的压力（不潮湿的时候是 47）再乘以空气中的氧气百分比，即 21%，"菲德拉斯医生停顿了一下，"保罗，现在告诉你个实用技巧，在室内空气的情况下，根据公式算出的吸入氧的压力大约是 150，记住这个，我们今后的计算用得着。"

如同场馆中使用升降梯，教学的内容也要逐步升级（在此例中，将过渡到重症监护室），菲德拉斯医生及时把问题抛给了适合这个水平的实习医师。

"现在，史蒂夫，我希望你能记住这些。我们要用这个公式来计算肺泡动脉血氧梯度。你听说过这个吗，A-a 梯度？"

"是的，我听过这个。但我只计算过一两次。"

"好的，今后我们会经常用得到这个计算。使用时请注意，只有知道确切的氧气百分比，我们才能进行计算。例如如果患者插管上机，根据吸入氧浓度我们能方便地计算；如果患者吸入室内空气，吸入氧浓度就是 21%；如果患者没有插管上机，而是用其他的吸氧装置，我们就无法得到吸入氧浓度的确切数值，那么计算也就无从进行。现在我们来实际演练一下，想象你正在值夜班，面对一个呼吸困难的患者。你能想象到这个场景吗？"史蒂夫听着，点点头。

"好的，如果你打算给患者查动脉血气计算 A-a 梯度来进行临床决策，不妨把患者的吸氧装置停下一会，让吸入氧重新取得平衡后再抽动脉血气。做完给别忘了再给患者重新吸上氧。知道了吗？"

想象实践的画面大大加深了教学印象，其效果有时等同于实际操作。

"知道了。"

"很好。保罗，再问问你，你有室友吗？"菲德拉斯医生问。

"没有。"保罗回答。

"你曾经有过室友吗？"保罗看上去有些惊讶于这个问题，菲德拉斯医生接着问，"或者在电视上看到过室友？或者曾经和父母住在一起？"

保罗笑道："是的，当然有过。"

"好的，要知道当你开车驶过你的公寓，说'瞧，那是我的公寓'，严格意义上说，其实那不全是你的公寓，它部分属于你，部分属于你的室友，对吧？"

"是的，部分是我的，部分是我室友的。"

"这取决于你们各自在公寓里待多少时间，公寓属于'你们'的百分比也随着你们占据的时间不同而不同。如果你的室友只是个'名义上的室友'，比如出于家庭的原因他大部分时间住在另一个地方。"史蒂夫点头微笑。

"这样的话，你可以说，公寓 80% 属于你。但如果你很不幸，房间里多了个你室友留居的人——所以，尽管你要付一半的房租，但房间里每晚都睡着三个人——那么，你只能说，公寓的33%是你的。"

"没错，是这样的。"

"很好，其实，肺泡就如同这个公寓。保罗，看仔细了，这里有两个'室友'：氧气和二氧化碳。二氧化碳在公寓里待的时间比较久，氧气只占据肺泡的较小部分。所以在我们的公式中，我们要减去二氧化碳在公寓里待的时间。"菲德拉斯医生指着公式的第二部分说。

在此，应用"公寓"作比喻，用以说明两种气体占据肺泡的百分比。了解这一原理对于下一步 A-a 梯度的计算十分重要。

"那么我们该如何计算肺泡中的二氧化碳含量呢？"

"真是个好问题，保罗。"菲德拉斯医生和保罗握了握手。

握手表明菲德拉斯对保罗的赞许，不仅是正确回答的鼓励，更是提出好问题的褒奖。鼓励学生提出问题是病房"坦诚公开讨论"学习氛围的体现。

菲德拉斯医生继续："那么，保罗，我们来看看二氧化碳的体内代谢情况。二氧化碳分子没有极性，能轻而易举地通过任何细胞膜的磷脂层……就好像帕特里克·斯威兹在电影《人鬼情未了》中那样。史蒂夫，你看过这部电影吧？我知道你爱看电影。"

"是的，我和我爱人一起看的。"

"呵呵，好的。史蒂夫，我也喜欢这部电影，喜欢里面的鬼魂和其他一切……好吧，说到哪儿了，二氧化碳就是帕特里克·斯威兹，可以随意穿墙而过。所以，保罗，我们可以认为血液中无论何种形式的二氧化碳，"菲德拉斯医生指了指图中的肺泡和肺泡－毛细血管分隔，"它们在肺泡细胞膜内外的量是一样的。再问你个问题，保罗，二氧化碳又是从何而来呢？"

和教练建立亲密关系需要双方参与，教练和运动员必须互相认同对方，而不仅仅只是充当一个角色。在这种关系建立过程中，教练展现他的个性、喜好和厌恶等是大有好处的。同时这么做能让团队成员心情舒缓，创造出轻松的气氛。

保罗回答："从细胞里来，是细胞进行糖酵解时的代谢废物。"

"喔，莫妮，团队里有保罗在，我们真的很幸运。他懂得很多啊。"莫妮微笑着点头。

"是这样的，保罗。代谢越多，产生的二氧化碳也就越多。是这样吗？"

在谈话中对保罗的正面评价有利于激励保罗的成长。在对住院医师的话话中简简单单地用"我们"二字能大大增进团队意识。

"应该是这样的。"

"保罗，在实际公式中，二氧化碳需要除以呼吸商①。一般蛋白质、脂肪、碳水化合物均衡饮食的，呼吸商为 0.8。我数学不好，除以带小数点的数字总是算不清楚，所以我习惯把 CO_2 乘上 1.25。"菲德拉斯医生停下来，让保罗写下这个系数，"好了，保罗，最终的公式就是这样，用进入肺泡的氧气分压，减去二氧化碳分压的 1.25 倍。"菲德拉斯医生又指了指公式，"保罗，这是 10 个公式中的一个，也是在实际应用中需要进行数值计算的——其他公式我们只要弄懂原理就好了。我希望你今晚回家后代入数值练习一下，真正记住这个公式，我们以后会经常用到，希望你能熟练心算。这对我来说很重要，保罗，你今后能帮我计算这个公式吗？"

"没问题。"保罗回答。

"就是这样了，公式 1 告诉我们肺泡中的氧气有多少。这是探究氧输送的第一步。"菲德拉斯医生指了指自己的脑袋，"保罗，你有没有听过 ABCs……我说的不是字母表，而是基本生命支持中的 ABCs？"

"当然啦。气道，呼吸，心跳。"保罗脱口而出。

"你说的很对。知道为什么我们要把公式 1 放在第一个来讲解吗？"

"我想，因为它关系到气道和呼吸。"

"太对了，保罗。千万要记住，永远把气道放在第一位。"

公式 1 列在第一个是因为它有助于理解记忆后续的氧气利用过程，但主治医师可以利用这个机会同时强调一下临床要点：首先气道、然后呼吸和循环。

"史蒂夫，你来回答一下吧。我们之前想象过夜班遇到的那个呼吸困难的病人，现在动脉血气的结果回报了：二氧化碳分压是 40，动脉血氧分压是 60。告诉我肺泡中的氧分压是多少？"

"嗯，我来算算看……"史蒂夫拿出他的计算器。

"史蒂夫，你能不能心算出结果，这个公式很重要，我希望你能做到心算。"

"好吧，我试试。他吸入的是空气，那么第一个数值是 150……减去 CO_2 分压的 1.25 倍……是 50……所以肺泡氧分压是 100。"

"做得好，史蒂夫，在这方面要勤加练习。现在我们的动脉血氧分压已经由血气中测得了，是 60，那么，肺泡动脉血氧梯度是多少？也就是 A-a 梯度？"

"好的，那就是 100 减去 60……是 40 吧？"

"对了，太棒了！史蒂夫，通常而言，A-a 梯度要小于患者年龄的三分之一

---

① 呼吸商是营养物质氧化过程中生成的二氧化碳与所消耗的氧气量的容积比值。——译者

——其低限是 10，我们不会认为 3 岁小孩的 A-a 梯度是 1。"史蒂夫笑了，"那么，对于你那个 60 岁的呼吸困难的患者，是什么原因导致他的低氧呢？是肺泡里没有足够的氧气？还是没有足够的氧气跨过呼吸膜进入血液中？"

"嗯，在这个病例中，肺泡动脉血氧梯度很高，所以应该肺泡里的氧气含量是足够的，只是它们没法到血液中去。"

"正是如此。接下来的事就要靠公式 2 了。"（图 7-1）

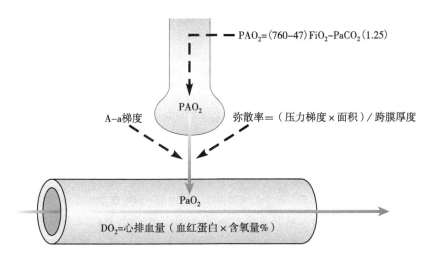

$$PAO_2 = (760-47)FiO_2 - PaCO_2(1.25)$$

PAO_2

A-a 梯度　　　弥散率 = （压力梯度 × 面积）/ 跨膜厚度

PaO_2

DO_2 = 心排血量（血红蛋白 × 含氧量%）

图 7-1　肺泡 - 毛细血管膜

DO_2 = 氧输送；FiO_2 = 吸入氧浓度；PAO_2 = 肺泡氧分压；$PaCO_2$ = 动脉血二氧化碳分压；PaO_2 = 动脉血氧分压

每个公式的讲解就是一个"知识模块"（参照本书第 1 章）。这时，主治医师要适时进行评估反馈。如果学生并没有完全掌握这部分内容，那么主治医师应该把这个知识模块再重复讲解一遍。如果学生掌握得不错，而且时间允许，主治医师可以过渡到下一个"知识模块"。如果时间不够了，不妨在这个节点暂告一段落以后继续讲解。

"好的，保罗，现在我们来谈谈公式 2。"菲德拉斯医生在白板上写下公式，"这是 Fick 气体跨膜弥散定律的缩减版。接下来，我再问你几个问题。"他指着肺泡 - 毛细血管膜的图示说，"高压力梯度和低压力梯度相比，哪个能让跨膜的气体更多？"

"高压力梯度。"保罗答道。

"很好。所以我们把'压力梯度'写入分子。压力梯度越高，跨膜的气体也就越多。接着我们刚才的讨论，就肺泡到动脉的氧气转运而言，保罗，这里的压力梯度有别的什么名字吗？"

"嗯，它又叫肺泡动脉血氧梯度。"保罗回答。

"很好。我再问你，膜的面积较大和较小相比，哪一个有利于气体弥散？"

"当然是面积大的膜。"保罗回答

"正确。所以'面积'也在分子中。"菲德拉斯医生在公式的分子上写下'面积'，"还有，一个厚实的膜和一个多孔的薄膜相比，哪一个容易让气体通过？"

"一个多孔的薄膜。"保罗答道。

"就是如此，保罗。膜越大越厚，气体弥散就越困难。所以这个参数应该在分母上。"菲德拉斯医生在公式分母上写下"跨膜厚度"，"保罗，这就是公式2的全部了。它是气体跨膜运动的原理，我们所关心的气体就是氧气。那么，史蒂夫，再回到我们之前那个夜班的例子。如果肺泡动脉血氧梯度是……就你刚才说的……是40吧？"史蒂夫点点头，"仔细看看我们的公式，然后想想，有那两样东西阻碍了氧气进入血液中去呢？瞧，我们知道的肺泡动脉血氧梯度都已经升高了，所以它不是问题所在。"

"嗯，那么现在只剩下两个影响因素了：肺泡面积和跨膜厚度。"

这两个公式的讲解是未来"呼吸困难"教学的基础（参照教学脚本的网络部分）。在基础上多花一点时间和精力让学生理解这些公式之间的相关性是值得的。

"好了，保罗。氧气已经进入血液了，告诉我它又是怎么到达大脑的呢？也就是，氧气是怎么被输送到那里的？"

"当然是心脏把它泵到那里的。"

"没错。保罗，我们假设莫妮是物流公司的CEO。"菲德拉斯医生在白板上画了一辆卡车和简笔画小人，他画小人的时候，还来来回回看了莫妮好几眼，好像真在给莫妮画素描，"莫妮，你想运输什么货物？你需要选择自己的'货物'，这可是门艺术啊。"

莫妮笑了笑："我想运输面包。"

"好的，面包。这可是生活必需品呀。"菲德拉斯医生在卡车边上标注"莫妮的面包"几个字，"我们接着说，保罗，现在莫妮的公司有10辆卡车来运输面包，其中有5辆车陷进了大泥坑，这在新奥尔良完全可能发生。"保罗笑了。"然后我们会怎么做呢？找辆车，铺上钢板，用沙子把坑填实，然后继续……"

莫妮大笑。

"保罗，问题来了，此情此景，莫妮该怎么保证把同样多的面包运往各个零售店？"

即便主治医师提问时只针对一个团队成员，他只需简简单单地把其他人的名字也放进例子中，就能让他们把注意力都集中在这个讨论上。

"我认为需要买更多的卡车。"

"很好，有别的方法吗？"菲德拉斯医生停下来让保罗思考。史蒂夫正想回答时，菲德拉斯医生伸手示意他先别说，"等一下，我相信保罗会想出别的办法。"菲德拉斯医生在心里默数5秒钟。

"嗯，可以让这些卡车开得快一些。"

"就是这样。看到了吗？史蒂夫，我告诉过你保罗能回答出来的。"史蒂夫点点头。

主治医师提问学生后，十分重要的一点注意是，要给被提问的学生足够的思考时间，这样学生才会更投入地参与讨论，积极思考问题（详见本书第1章）。

"好的，保罗。假设现在满大街都是警察，正在抓超速的车。我们还有什么办法能让较少的卡车运输同样的货物呢？"

"嗯，可以让每辆卡车装更多的面包。"

"保罗，回答得漂亮！这里我们就引入了公式3：运往组织的氧气就是卡车的数量（运氧血红蛋白含量）乘以卡车的速度（心排血量），再乘以每辆卡车的运载量（血红蛋白的氧饱和度）。"菲德拉斯医生边说边写出公式3。他停顿了一下，"好了，莫妮，这是你的公司，该问你了。什么情况下你会去买更多的卡车？"

"嗯，我想应该是在我怎么超载，怎么超速运行，也完成不了面包的运输量的情况下。"

菲德拉斯医生继续："让我们回到正题。我们不妨把血红蛋白等同于卡车，输血治疗等同于购买更多的卡车，那么患者需要接受输血治疗的血红蛋白下限是多少呢？"

"因人而异。"莫妮看着白板，然后突然眼睛睁大了一下，脑袋向后少许，微微颌首。显然她已经抓住答案了。

"什么叫因人而异呢？"菲德拉斯医生说。

"这需要看患者的心肺功能。如果患者有一个好心脏——我说的是，心功能没问题——并且肺也很好，就是氧饱和度没问题……我们可以先不着急给患者输血，如果血红蛋白进一步下降后再做此打算。"

如果主治医师直接揭示关于输血这个问题的答案，显然要简单得多，但如果由学生经过一步步思考自己发现它们之间的联系，这会令他们的记忆更加深刻。

"很好，莫妮、保罗、史蒂夫，你们这个月有莫妮这样优秀的住院医师当领导很幸运。"菲德拉斯医生停顿片刻，保罗和史蒂夫用崇拜的眼光看了看莫妮。主治医师的夸奖让这个团队间的纽带正在形成。

"我们待会再回到这个问题上来。保罗，我先考考你是否真得理解了。假设病房里有一个史蒂夫的病人，她的血红蛋白只有 7g/L。她很年轻，大约 30 出头，以前很健康，没有什么心肺疾病。我们需要给她输血吗？如果需要，我们要把血红蛋白输到多少合适呢？"

"嗯，"保罗答道，"因人而异。"

菲德拉斯医生笑了笑："的确如此。不存在一个明确的数值。就像莫妮说的那样，问题在于卡车能不能把足够的面包运往零售店——在这个例子中，要看看有没有足够的氧气运送到组织中。我希望你们都想想我们刚才的思考过程。我们一会再回到这个话题上。"

这就是第三个"知识模块"的结束，在结束时主治医师进行了评估和反馈：保罗运用刚学到的知识顺利解决了问题。今后我们讲公式 7 时还会用到这些知识。

"好的，保罗。我们差不多该结束了。今天我们学了氧气进入肺泡，即公式 1。然后跨膜进入血液，即公式 2。然后到了卡车上……即血红蛋白……然后它们就蓄势待发，准备运往全身组织了。"菲德拉斯医生稍作停顿，"我估计一会呼机要响了。我们今天就先到这里吧，下一次我会接着告诉大家这些卡车是怎么开动的——也就是公式 4、5 和 6。"

第二部分对话：公式 4 到公式 7

"好了，你们准备好接着学习那 10 个最重要的公式了吗？"

"当然。我已经在两个病人身上应用了先前学的那三个公式。"保罗说。

"好的，我们做个简单的回顾。你们都还记得公式 1 讲的是氧气到肺泡的过程。保罗，公式 2 讲的又是什么内容呢？"

"嗯，我想一下。是关于氧气如何从肺泡跨膜进入血液……"保罗想了一两秒钟，"公式 3 讲的是卡车……就是氧气是怎么运输到组织中的。所以现在我们到了要把卡车'启动'的关头了。"

"保罗，太棒了！这一部分内容你学得很好。在第一部分中，我们说过，那些血红蛋白——卡车——装载满了氧气，它们的工作就是把这些氧气送往全身各个组织中。这些卡车的速度是一个新的变量，即心排血量。"

在即将开始讲解新的"知识模块"时，简短回顾一下之前的学习内容是非常有必要的。它让这些公式间的联系更加紧密，并且有助于这些公式的长期记忆。

菲德拉斯医生在"心排血量"这几个字下面画了横线，继续说："看来它在氧输送过程中起着相当重要的作用，我们还是先来弄清楚心排血量是什么。保罗，我问你……你进医学院之前学过物理吗？"

"是的，这是必修课。"

"莫妮，你有没有想过自己学物理有什么用吗？在医学上，难道还会遇到很多诸如弹子球的问题需要你去解决吗？"

"嗯，急诊会遇到的。"莫妮的回答让史蒂夫捧腹大笑。

"呵呵，这另当别论。好了，我告诉大家答案吧。保罗，学物理的原因很简单，就是要让你掌握欧姆定律。还记得吗？P = IR。在闭合电路中的电压等于电流乘以电阻。你看，就为了学这么个简单的定律。如果我早点告诉你，你就不用费那么大劲学物理了。"保罗大笑。

"好了，保罗，现在我告诉大家公式4、5和公式6，我把这三个公式放在一起讲。在医学里，欧姆定律主导着血流动力学。"

菲德拉斯医生边说边写公式4："平均动脉压，也就是血液循环中的电压，等于心排血量，即电流……乘以体循环阻力，即电阻。"保罗在一旁听着，把公式记下来。

菲德拉斯医生继续："看，这里又出现了'心排血量'，这可是我们的老朋友了。心排血量等于每搏输出量……每次从心脏射出的血量……乘以每分钟心跳的次数，即心率。"菲德拉斯医生接着写下公式5，"每搏输出量就是心脏收缩前的容量——我们把这称为前负荷——乘以心脏每次搏动时收缩的程度，即射血分数。"

在讲解中如果只用专业术语（比如像"射血分数"）的话，听起来很有渲染力，但不利于学生记忆和理解这些术语。把专业术语解释得通俗一些（比如像"心脏每次搏动时收缩的程度"）有利于学生充分理解和记忆。

菲德拉斯医生看到保罗正在做笔记，停顿了一下："好了，保罗，我再问你一些问题吧。史蒂夫，你也要做好准备哦，在后面也有为你准备的问题。还有莫妮，如果他们都答不上来，你的机会就来了，就像'家庭挑战赛'① 那样。"史蒂夫和莫妮听完都笑了。

"保罗，假如你进了 Frankie & Johnnie 餐厅，点了一大碗小龙虾……做得特别咸……真的很咸……咸得你得喝三四杯可乐。你有类似的经历吗？"

---

① 家庭挑战赛（Family Feud）是美国 ABC 电视台的一档以家庭为单位参加的竞技问答节目，很受观众追捧。——译者

"呵呵，我没去过这家餐厅，我才搬到新奥尔良不久。"

"我的老弟，太可惜了，在 Frankie & Johnnie 餐厅吃小龙虾真是一件乐事啊。不管怎样，你可以想象一下这些盐分和液体下肚后，它们会往哪里去？"

"嗯，它们被吸收进入静脉血……经过肝脏……然后流向心脏。"

"是这样的。如果静脉的血容量升高，那么对心脏的前负荷会有什么影响？"菲德拉斯医生问道。

"前负荷会增加。"

"正确。那么随着心脏容积，也就是前负荷的增大，对每搏输出量又有什么影响？"

"同样也会增加。"保罗说。

"同样正确。每搏输出量增加了，那么心排血量会怎么变？"

"它一样也会跟着增加。"保罗说。

"你又答对了！莫妮，看起来不太妙，你好像没什么机会了，你看，保罗回答得多顺畅。"莫妮笑了，眼含着对保罗的骄傲，尽管，这只是他们这个团队开始合作的第一天，"接下来，保罗，心排血量增加了，平均动脉压会发生什么变化呢？"

"它也会跟着升高吧……我猜，这是不是吃太多盐会得高血压的原因呢？"

"的确如此，太棒了，保罗。你看，很容易吧？"

这就是地地道道的苏格拉底式提问，引导着学生从 A 点（摄入盐分）思考到 B 点（高血压）。通过前一个连接点得出的结论（即，"如果心排血量增加"）来进一步发问（"平均动脉压会怎么变"），可以加深巩固这几个连接点之间联系（"神经元"，参照本书第 1 章内容）。

"其实，我知道盐分摄入过多是造成高血压的原因，但是，我还从来没有想过它的前因后果。我是不是看起来很蠢呀？"

"恰恰相反，保罗，其实你和我们大多数人都一样。学而不思则罔，我们经常学了东西，但没有深入理解。这个月我当你的教练，我想这样让你恍然大悟的机会还会有很多。"保罗感激地看着菲德拉斯医生，一种教练－运动员的伙伴关系正在形成，"好了，史蒂夫，轮到你了。"

史蒂夫坐直了："好的，我准备好了。"

"史蒂夫，假设你的患者发生了消化道大出血，他的静脉血容量如何变化？"

"下降。"

"对。静脉血容量减少，前负荷怎么变？"

"同样下降。"史蒂夫回答。

"是这样的。前负荷下降后，每搏输出量怎么变化？"

"也变少了。"

"很好。每搏输出量变小后，心排血量会有什么影响？"

"心排血量也会减少。"

"是的。心排血量减少了，他的血压会怎么变化？"

"血压降低了。"史蒂夫说。

"史蒂夫，想象一下你当时在场。我知道你对今晚的夜班有点紧张，我们仅仅是想象而已。你在值夜班，呼机响了，其他组的一个患者大量便血。护士想知道下一步该怎么做。那么，你作为值班医生该做什么呢？"史蒂夫面无表情，陷入深思，看上去他正在和内心的恐惧抗争着，"这时候千万别慌张。就像你刚才一步一步跟着我回答问题那样好好想明白。你看，这个患者消化道大出血了……他的前负荷会怎么变化呢？"

会议室里的查房表现和真正的临床表现还是不同的。主治医师勾勒出一幅可怕真实场景来测试实习医师在压力下会如何表现。考虑到实习医师在危急关头的表现可能会大打折扣，主治医师教他怎样走出恐慌，好好思考后确定这时该做的事。

"好的，我会去看患者……"史蒂夫停下来思考了一下，看到菲德拉斯医生面带着鼓励的微笑，开始大声地说出来。此时，菲德拉斯医生正想着："就是这样，史蒂夫。就像我告诉你的那样去思考。把你的处理说出来……就如同它真的发生了那样。"

史蒂夫继续说："前负荷减少了，每搏输出量就会减少，然后心排血量也跟着减少，血压就往下掉了……好的，我会检查一下生命体征，注意患者的血压。"

"太棒了。现在你好好看着公式5。如果前负荷和每搏输出量都下降，为了保证心排血量，身体会怎样代偿？"

"嗯……哦，我同时也会检查一下心率。如果前负荷和每搏输出量减少了，心率就会增加。"

"很好。所以你会检查患者的血压和心率，看看他的前负荷减少了多少。如果患者血压下降，心率很快，那意味着出血量很大，问题很严重。让我们来考虑一下最严重的情况……确实这很糟糕，那么你会做些什么？"

"好吧，我会叫莫妮。"

"很好。那么莫妮，你接到消息后正在往这里赶。"菲德拉斯医生朝莫妮望去，莫妮也显得同样紧张，"史蒂夫，你在等着莫妮往这赶的时候，能做些什么呢？看看你的这些公式，现在患者的平均动脉压很低，你该怎么办？试一下公式4。"

消除紧张情绪的最好办法就是勇敢地直面恐惧，要知道"除了恐惧本身，我们没有什么可害怕的。"

"好的，我可以尝试提高体循环阻力。"

"是的。我们需要血管活性药来实现这个，这时通常我们已经把病人转到 ICU 了。不过你能想到这个也不错。你可能需要同时呼 ICU 大夫来看一下，至少让她知道有这么一个需要注意的病人。我们还有其他什么可以做的吗？看看公式 5 和公式 6。"

"嗯，这个患者心率已经很快了，我猜血管活性药可能会使心率更快。嗯……我们还可以增加心脏收缩力……这同样需要血管活性药。"

"史蒂夫，有什么不需要 ICU 就能做到的吗？"菲德拉斯医生耐心地等待。

"哦，我可以增加前负荷。我可以建立两条静脉通路来输生理盐水。我还可以给他联系输血，我该给他抽血查血型。"

"看到了吗，史蒂夫，这并不太难吧？干得漂亮！莫妮，你还想做点什么吗？"

"在查血型的同时，最好能同时查一下凝血，看看有无异常，是否需要纠正。然后检查一下医嘱，停用任何可能使他血压降低的药物。"

"很好。史蒂夫，记住你刚才的感觉……你看，现在如果真有一个消化道大出血的病人，你该知道怎么办了吧？"

"是的。"

"你们今后肯定会面对消化道出血的真实场景，可能比我们今天讨论的还要紧迫和严重。当那一天到来时，我希望你们记住今天的讨论，把你们今天的所学施展开来。把你们的分析一步步说出来，同时按照你们的想法有条不紊地去做。即便你身处恐慌，不知所措的时候，这种步步分析的方法也会引导你们找到正确的解决途径。"

"谢谢你，菲德拉斯医生。"

就此，我们结束了第四个"知识模块"的教学：公式 4、5 和公式 6。我们也可以用其他关于疾病的对话来检测学生的掌握情况，这一系列公式可以方便地应用于很多病房常见疾病的诊疗流程，以血流动力学作为出发点来制定合理的处理方案，比如低血压、高血压、心梗、心衰、脓毒血症和其他引起液体丢失的疾病（如腹水、胰腺炎和脱水），以及液体潴留的情况（如肾衰和怀孕）。

"保罗，我们简单复习一下。公式 1 讲了氧气到肺泡，公式 2 涉及氧气进入血液，公式 3 告诉我们组织供氧取决于卡车（血红蛋白），卡车的装载（氧气饱和度）以及卡车的速度（心排血量）三个因素。至于公式 4、5 和公式 6，让我们懂得在心排血量下降——就是我们的卡车开不快的时候，分析出问题的所在。这三个公式还让我们掌握了处理高血压和低血压的方法。现在我又要提问了。保罗，你能告诉我组织需要多少的氧气输送才合适吗？换言之，我们的莫妮要运输多少面包到零售店里?"

"嗯……我不知道,我猜,他们需要多少就给多少吧?"

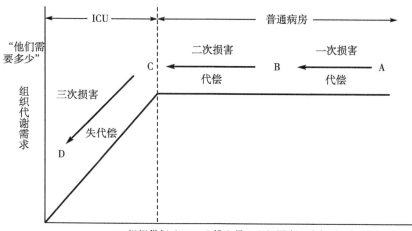

图 7-2 组织代谢需求与组织供氧

DO_2 = 氧输送;ICU = 重症监护病房

"正确,答得好,保罗。"菲德拉斯医生边说边画了一个草图(图 7-2),
"看,我把你说的画进图里了……我在 y 轴边标注'他们需要多少'——也就是,
'组织的代谢需求'——我在 x 轴边标注'组织供氧'。x 轴不是代表时间,很少
见,对吧?"

菲德拉斯医生在白板前转过身来:"我在图上标注四个点:A,B,C 和 D。
莫妮,你还记得史蒂夫夜班处理的那个消化道出血的患者吧?"

"是的,这还真是让人伤脑筋。我是说,我在 ICU 和普通病房都当过实习医
师,但我还是不能把握哪些患者该去 ICU,什么时候去合适,以及为什么要去。"

"好的,我现在就告诉你这些。莫妮,想想这些问题,在这里,A 点,"菲德
拉斯医生指着图中的 A 点,"组织供氧,或简单地称为'DO_2',很正常,和组织
的代谢需求相得益彰。"菲德拉斯医生指着相对应的 y 轴部分,"那么,莫妮,想
想公式 3,告诉我一种疾病,能把机体状态从 A 点变到 B 点。"

"好的,从 A 点到 B 点的变化在于组织供氧减少。公式 3 指的是组织氧供
……卡车的数量,速度和装载的饱和度。那么,什么疾病会是这样?哦,我们刚
才谈到的消化道出血就是这样,血红蛋白和前负荷都降低了,DO_2 也随之降低。"

菲德拉斯医生转向保罗:"保罗,你跟上我们了吗?"

"是的。"

较难的问题最好交给团队中水平较高的学生来回答，正确的回答能保证整个团队都听懂，还能让水平较高的学生参与到讨论中来。为了确保水平较低的学生也能跟上教学节奏，主治医师需要时不时地问一下他们是否听懂了。

"不过，莫妮，从 A 点到 B 点，怎么就还能满足组织的代谢需求呢？这里面发生了什么呢？"菲德拉斯医生指着图中相对应的 y 轴。

"组织代谢需求没有变化？"

"对啊，那怎么可能呢？"菲德拉斯医生问。

保罗插了进来："是不是因为我们之前提到的代偿……你看，心率加快了？"

"不是的。记住，所有的代偿都是为了保证心排血量，让组织氧供保持在相同的水平。现在机体已经尽可能地加快心跳了，但组织氧供还是下降了。那么，在运输量减少的前提下，这些'零售店'怎么可能得到和从前一样多的'面包'呢？"

莫妮思考了一会，菲德拉斯医生在一旁耐心等待，同时又开始在心里默数 5秒。这时，莫妮说："我知道了。每次当卡车经过时，他们从车上取下更多的面包。"

"我说过你是个大明星的，莫妮。我现在越来越看出端倪了。"莫妮听着笑了，她感到了自豪，同时脸上的表情好像预感到眼前的这位主治医师又要开始搞笑了，"好的，我不再具体分析细节，但你们要记住，当组织血管床发生低灌注时，产生的 CO_2 增多，这和 2,3-二磷酸甘油酸以及酸环境一起，会改变氧合血红蛋白解离曲线，让血红蛋白往组织里释放更多的氧气。也就是说，每辆卡车会卸下更多的面包。"

人人都喜欢听好话，适当的赞扬恭维能"赢得朋友并影响他人"，这是社交的基本道理。在这里，"大明星"的评价足以让住院医师感到振奋，这是她作为住院医师在病房值班的第一天，激发她的自信心可以让她的表现更出色。

"莫妮，史蒂夫的患者现在正在消化道出血……他的前负荷和血红蛋白都在下降。心率很快，心脏的超负荷工作让他感觉有些胸痛。事实上，他发生心梗了，于是他左心室的收缩力较前下降，由此进一步影响到每搏输出量和心排血量。组织氧供进一步减少，机体状态从 B 点移到了 C 点……这时，通过从血红蛋白上进一步榨取氧气，机体的代谢需求还能将将被满足。"

"我认为这时候我该送他进 ICU 了。"莫妮说。

"告诉我为什么吧。想想当组织氧供移到 C 点时，组织细胞有发生什么变化吗？"

"好的，随着组织氧供的减少，像我们说的，移到了 C 点的边缘状态，组织代谢需求仅仅只能凑合，组织细胞已经在尽它们最大的努力从血红蛋白中获取氧气了。"

"正是如此，莫妮。如果你觉得合适，我们不妨把 C 点称为'重症监护点'，在这个关键时刻，机体在尽一切所能来试图实现代偿……随着曲线每往左移动少许，都会有一些细胞支撑不住而死亡。"

菲德拉斯医生用他的笔沿着图中的曲线滑到 D 点，然后转向团队成员："这条曲线慢慢地通往 D 点，D 代表了伤残。莫妮，你该知道哪个患者、为什么、什么时候往 ICU 送了吧？好好想想如何定义 C 点。"

"是的。C 点就是机体已用尽一切手段来代偿所受到的伤害，即将失去代偿的节骨眼。"

"的确如此。这时候就该你去插手，帮助机体进行代偿了。我相信史蒂夫该知道……史蒂夫，你转过 ICU 吗？"

"还没有呢，我还不想去那里。"

"唉，别一听到 ICU 就浑身冒汗。ICU 和普通病房的唯一区别就是那里有一大群护士……每个护士负责 1 ~ 2 个患者，除此之外，差别就不大了。史蒂夫，我问你，如果在 ICU 的话，有什么办法来帮机体解决这个问题呢？你不妨想一下问题的本质：组织氧供严重下降，我们要改变这一状态，满足组织的代谢需求。莫妮，如果我说的不对，麻烦你纠正我。"

"嗯，我们要提高组织供氧水平。那是问题所在。"

"好的，看看公式 3，你会怎么做呢？"菲德拉斯医生等待着回答。

"恩……给患者插管上机……这样会增加氧气饱和度。"

"很好。那是公式 1 和公式 2，是吧？"三个学生都点了一下头。"再想想还有什么？"

"还有……给患者输血……这样可以提高血红蛋白水平……还要给患者补液和使用血管活性药……通过增加前负荷、收缩力和心率，来提升每搏输出量，进而增加心排血量。"史蒂夫开始渐入佳境了。

"正确。这才是公式 3、4、5 和公式 6 告诉你的。"菲德拉斯医生稍作停顿，让大家回味一下公式之间的联系，"史蒂夫，你发现了吧，ICU 也没什么可怕的吧？不过就是做我们刚才说的那些。我说得对吗，莫妮？"

"是的，大体而言是这样的。我以前还从未这么想过。"

主治医师把公式彼此联系的同时，加深了学生对公式的了解。在此过程中还让学生对神秘 ICU 有了初步了解。在许多新手眼中，ICU 就是个"神奇的维修站"，许多病怏怏的患者送进去不久后，回来时又好端端的了。教学还涉及了危重患者的转诊要点，让学生知道什么时候该把患者转运到 ICU。

"正如你看到的那样，我们找到了问题的答案……谁该被送进 ICU……那些竭尽机体所能仍不能实现代偿的患者，这时我们该帮他一把。"

"是这样的，对这一点，我感到自己清楚多了。我们还可以做些什么来降低组织的代谢需求，好让它和组织氧供重新匹配吗？"

"是能做些事情……我们以后讲脓毒血症、脑出血和甲状腺疾病的处理时再进一步讨论。刚巧急诊呼你了。我们今天的教学就先到这里，以后再讲公式 8。"

公式 7 的重要性在于它阐明了任何一个生理变量都不应该孤立地被考虑。在这个对话中，我们举了个极端的例子（具备 ICU 指征的消化道出血患者）作为基础来讨论射血分数、血红蛋白、血氧饱和度等变量，告诉学生要结合患者疾病的情况（代谢需求）来考虑，还要注意到患者其他脏器的功能障碍是否影响到机体的代偿。

第三部分对话：公式 8、9 和公式 10

"好了，保罗，我们的公式讲到第几个了？好像我们只剩下两三个要讲了。"

"我们已经把 10 个公式从 1 讲到 7 了……上回你说过接下来准备讲公式 8。"保罗说。

"是这样的。"菲德拉斯医生说道，"保罗，我问你：氧气运输到组织后会发生什么事情？"

"嗯，它和葡萄糖一起，通过糖酵解，生成腺苷三磷酸。"

"完全正确。也就是说，它被代谢掉了。这里有个'代谢率'的概念。在这个代谢过程中，有什么副产物吗？"

"二氧化碳……CO_2"

"的确如此。我们这个环节就是要解决这最后一个问题：该怎么把垃圾——二氧化碳——排出体外。于是，公式 8 就应运而生。"菲德拉斯医生画了一个浴缸，再下面写出公式 8，"保罗，你家有浴缸吗？"

"嗯……没有，我只有淋浴。"

"好的，你见过浴缸吧？可能在电视上？"

保罗笑了："好的，我知道浴缸长什么样。"

"好的，那么我就该给你提问了。如果浴缸里的水太多，有哪两种可能的解释？"

"嗯，可能水龙头开得太大，也可能排水孔太少排水不畅。"

"很好，如果浴缸里的水太少，又有什么解释呢？"

"好的，水龙头水太小，或者排水孔太多。"

浴缸这个比喻可以用于很多涉及到"太多"或者"太少"的临床问题，诸如贫血、血小板减少、血钙等。

"非常好。现在你的患者有过多的 CO_2——也就是说浴缸里的水太多了。有哪两种原因呢？"

"嗯，可能是产生过……那就是水龙头的问题。或者，排出的太少，……那就是排水孔的事了。"

"是这样的，保罗。但对于大部分患者而言，他们体内 CO_2 增多的原因可不是因为他们刚做完 100 个单手俯卧撑。"

莫妮笑了："我想的确是这样的。"

"好的，你们可能不知道，我能做 100 个单手俯卧撑，你们信吗？"菲德拉斯的话让其他三个人都笑了，"那么，保罗，我们的身体怎么排出 CO_2？那些排气孔在哪里？"

"肺部。"

"对。"菲德拉斯医生写下公式 8 的后半部分，"这些二氧化碳排气孔就是'分钟通气量'就是呼吸频率乘以每次呼吸的气体量——即潮气量。但不是所有的潮气量都能参与呼吸的，别忘了那里还有死腔。"

保罗插了一句话："这个我知道。死腔就是潮气量中不能进入肺泡完成通气的部分。"

"完全正确，保罗。血中的二氧化碳只能通过肺泡进出，而死腔对于二氧化碳的清除是没有价值的。"菲德拉斯医生稍作停顿，在白板上画了个肺野的纵剖面（图7-3），"我画一幅图给你们讲解吧，我要给你们讲的都是医学院第一年的内容，可不要有创伤后应激障碍哦。"

"现在看看这里。白板上我们写有两个变量：肺动脉压和肺泡压……就这两个变量。有谁能告诉我区域 1 和区域 3 的区别吗？为什么会这样呢？"

保罗知道这个问题的答案，他当仁不让地抢答："在区域 1，肺动脉压较小，较大的肺泡压驱使更多的气体从肺泡挤向肺动脉中，这就造成了死腔样通气——只有通气而没有血流。"

"的确如此。那么为什么区域 3 就不是这样呢？"

"因为重力的缘故。"

"非常好，保罗。现在你告诉我，什么情况下，区域 2 会变得和区域 1 一样呢？也就是说，让区域 2 产生死腔？你想想白板上写着的两个变量，以及区域 1 中死腔的定义，肺泡压比肺动脉压大很多。"

主治医师在提问的时候实际上多多少少已经对这个问题作了解答。提问较难的问题时，给学生一些提示，可以让他们在讨论中（自

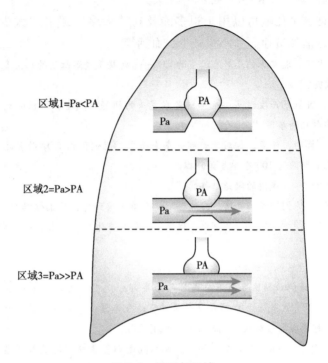

区域1=Pa<PA

PA

Pa

区域2=Pa>PA

PA

Pa

区域3=Pa>>PA

PA

Pa

图 7-3　肺通气区域

Pa = 肺动脉压；PA = 肺泡压

已回答问题的过程中）充分获得信息。对于知识的记忆而言，也大有好处：即便是靠提示回答出来的正确答案，其效果也比老师被动提供答案要好上 10 倍。

史蒂夫插了一句话："能让我来回答吗？"

"好吧，你来回答吧。"

"要么肺泡压增加……要么肺动脉压减小。"

"很棒。你能想到哪一种疾病吗？你想想，哪一种疾病会让支气管壁的胶原支撑减弱，吸气相时气道啪地一下开放，呼气相时气道又啪地一下闭合，使得气体陷闭在肺泡里，从而使肺泡压增高呢？"菲德拉斯医生画出塌陷的细支气管给以提示。

"噢，我知道了。慢性阻塞性肺疾病（COPD）。这些塌陷的细支气管就是长期吸烟造成的损害。"

"太棒了。过些日子我们会进一步讲解 COPD。但在结束这个话题之前，我要提醒你们一点。莫妮，这可能适合你的水平。全心衰的患者，尤其是在过度利尿之后，会导致肺动脉压下降进而产生死腔。对吗？"

"对。"

"随着死腔的增加，二氧化碳潴留，造成患者呼吸困难，对吗？"

"是的。"

"当一个全心衰的患者发生呼吸困难后，可能会被错误地判断为肺水肿，从而增加利尿剂的使用，形成一个恶性循环，你能体会到吗？"

"我体会到了。"莫妮回答。

"现在你知道过度利尿会要了一个患者的命的吧？"

"我知道了。"莫妮说。

"好的，以后我们讲到心衰和呼吸困难的鉴别诊断时你们会了解更多的。现在借此机会给你们提个醒：发生呼吸困难后，你们要及时查个动脉血气。你们只要分析得当，就不会犯那样的错误。"

"我记住了。"莫妮将要点默记在心。

"保罗，你能把我们想要讨论的话题做个列表吗？"保罗点头。"记下这两个问题，呼吸困难的鉴别诊断和充血性心衰。"

主治医师在他的讲解中涉及到了全心衰的话题，以此来巩固当前所要讲解的知识点，但这样难免有些跑题，在即将跑题之际，主治医师让学生充当"记分员"把问题记录下来以备今后深入讨论。

"好了。史蒂夫，我看看你是不是掌握了。假如今晚值班时来了个气短的患者，除了问病史和查体外，你首先要做什么？"

"嗯，就像你刚才说的，我要先查个动脉血气吧？"

"你掌握得不错。嗯，结果怎么样呢？比方说血气回报二氧化碳升高了，你会怎么想……不妨看看公式8。"

"我首先排除患者做了单手俯卧撑。"菲德拉斯医生闻言笑了，"好的，然后我要看看患者的呼吸频率如何，能不能足够让二氧化碳排出。"

"假如患者的呼吸频率正常或偏快，不至于让二氧化碳升高的话，史蒂夫，下一步干什么？"菲德拉斯医生在白板上删去了"呼吸频率"这一条。

"那我得看看患者的呼吸深度。"

"好吧，假设患者的呼吸深度也不成问题。"菲德拉斯医生删去了"潮气量"，"还剩下什么需要考虑？"

"嗯，就只剩下死腔了。我想我要好好听一下他的肺有没有喘鸣——这可能提示 COPD 或者哮喘。"

"非常好。你有什么办法减少死腔呢？"

"嗯，支气管扩张剂……还有激素。"

"漂亮。还有一些无创通气的方法……我们以后会进一步讲到的。保罗，你明白了吗？"保罗边记笔记边点头。

主治医师显然找到适合这位实习医师的"吸引点"了：他对夜班心存恐惧，在此讲述每一个夜班处理的成功案例不仅让他集中注意力并激发斗志，也为他创造出一个个夜班处理成功的场景。这些具象化的成功有助于帮助他在现实生活中取得同样的成功。

"好的，保罗。我们这一部分的讲解结束。我们已经成功地让氧气从肺进入组织，产生三磷酸腺苷，并排出了二氧化碳。这就构建了内科学的骨架，我们这个月要讲解的几乎所有内容不外乎就是搭在这个骨架上的'血肉'。接下来我们还有两个重要细节需要讨论。你看，之前我们进行的讨论都是在假设身体里的各个腔——包括肺泡、心脏、动脉、静脉等，都是完好无损的。为了保证机体的运行正常，我们还要了解一下身体里的这些腔。这些腔一旦出了状况——比如漏了几个洞——会把整个身体弄得一团糟。"

"那肯定会一塌糊涂。"保罗回答。

对话还在延续，但此处也是一个很好的自然分隔点。如果时间不允许的话，公式 9 和公式 10 的可以以后单独讲解。

"好的，接下来我们说说公式 9……液体跨膜的 Starling 定律。"菲德拉斯医生在白板上写下公式，"保罗，你知道这个吗？"

"我知道，但我经常记不住。"

"很正常。我们来好好讨论一下这个公式，我会告诉你们一个简单的记忆方法。好吧，我们开始吧，易渗透的膜和不易渗透的膜相比，液体更容易穿过哪一个？"

"当然是易渗透的膜。"

"好的，我们先写上字母'K'——这代表了膜的渗透性。我想我们都同意更高的压力梯度能让液体更容易地穿过膜，是这样吧？"

"当然。"

"好的。把这个概念放在脑子里，然后接着想下一个。我想我们也同意腔内的渗透性分子会把更多的液体留在体腔中，而腔外渗透性分子会把液体拽到腔外。是这样吧？"

保罗想了一会，说："嗯，是……这样的。"

"好的，现在我们来重新组织一下这几个术语，我会告诉你们一个简单的记忆方法。"菲德拉斯医生边写边说，"液体跨膜的流动取决于膜的渗透系数——K——乘以下面的东西。这个方括号里有两个小圆括号。我们把所有的 P 填入第一个，把所有的 O 填入第二个。"他在第一个圆括号里写了 P，在第二个圆括号里写了 O，然后一边重复他刚才的动作一边说，"邮箱（Post office box），看到没？P

在第一个圆括号里，O 在第二个。然后是减号，减号，减号。"菲德拉斯医生在括号内外填了三个减号，"史蒂夫，你从加州来吧？"

"是的。"

"那个经典的快餐店叫什么名字？"

"In-N-Out 汉堡店。"

"就是这个。"菲德拉斯医生给每个圆括号里的字母标注脚标，然后一面说着，"In-N-Out 汉堡店……In-N-Out 汉堡店①自作主。保罗，可千万别写成 Out-N-In 汉堡店了啊……不然就是冒牌货了。"大家都开心地笑了，"保罗，我来总结一下，这个公式就是渗透常数乘以内外静水压（P）的差值减去内外胶体渗透压（O）的差值。"

"好的，我想这下我记住了。"保罗说。

主治医师使用一定的技巧来使复杂的问题简单化，这很重要。就像在这个例子中，原本复杂的公式 9，由于穿插进现实的事物，变得轻松好记了。对此，我们需要一些附加教学方法，如记忆法的介绍手册。

"好的，保罗。我们即将要使用这个公式了。当涉及'液体出现在它们不该出现的地方'的时候，我们就会用到这个公式。史蒂夫，你能想到有这样情况的患者吗？"

"当然。比如心衰。这一类患者常常在肺里出现液体，还有外周水肿，有时还会出现腹水。"

"好例子。"菲德拉斯医生停顿了一下，"好的，保罗，现在该看你的了。我们通常先开始讨论静水压（P）。现在我告诉你，'液体出现在它们不该出现的地方'时，往往是因为体腔里的压力太高，而不是因为体腔外的压力太低。明白我的意思吗？"保罗点了点头，"好了，该看你的了。现在看我的胸部，你能想象我的主动脉在哪吗？"保罗又点了下头。

"好的，那么，我们先从主动脉瓣开始，一路想想液体的产生。我们知道，如果发生主动脉瓣狭窄或关闭不全，再或者在液体流经的道路上出现任何的阻碍，都会让压力增高。好的，保罗，我们假设今晚史蒂夫夜班时又被呼了，来了个外周水肿的患者。你和史蒂夫一起去看患者。你不妨从主动脉瓣开始分析吧，是什么导致外周水肿呢？"

"嗯，就像你说的那样，主动脉瓣狭窄……还有主动脉瓣关闭不全。"

"很好，这时你该去听听有没有杂音吧？"保罗点了点头，史蒂夫也跟着点

---

① 液体跨膜 Starling 定律为：液体流动 $= K[(P_{in} - P_{out}) - (Onc_{in} - Onc_{out})]$，这里主治医师用 post 和 in-N-out 两个词帮助学生记忆这个公式。——译者

头，这个夜班处理的场景同样吸引了他，"那么，还有呢？"

"嗯，左心室……左心衰。"

"很好，左心衰有可能是因为新发的心梗。你是不是该做个心电图呢？或者甚至该做一个超声心动图？"史蒂夫使劲点了点头，"当然还需要考虑其他导致左心衰的原因，这个我们以后会讨论。保罗，把这个也记下来。然后，还要考虑什么呢？"

主治医师不仅在讲述一个方法，在对每一个诊断进行分析时，还同时联系了查体和实验室检查。从本质上说，诊断思维一旦形成，诊断策略也同时产生了。在此，主治医师向学生传递了一个信息：诊断思维决定了诊断策略。

"嗯，二尖瓣狭窄或者二尖瓣关闭不全。"

"好的。这个你也能听到心脏杂音。还可能是左心房的梗阻——保罗，作为学术性医疗机构的学生，你要想到左房黏液瘤的可能。"史蒂夫笑了，菲德拉斯医生接着说，"好的，然后是肺动脉高压……这个以后我们也会讨论。先在这停一下，保罗，刚才我们提到的所有异常，会导致肺毛细血管内的压力升高还是降低呢？"

"当然会升高。"

"如果静脉里的压力升高，静脉流向肺间质的液体会发生什么变化？仔细看看公式9。"

"流向肺间质的液体会增加。"保罗回答。

"会发生肺水肿。"史蒂夫补充。

"的确如此。当你们用这个方法来思考问题时，我告诉你们一个重要的思路。我们要找寻的不仅是'液体出现在了不该出现的部位'"，菲德拉斯医生说这句话时用手比划了个引号，"我们还要弄明白还有别的什么地方出现了'不该出现的液体'。把这一切看明白了，你自然也容易找到什么地方出现了梗阻或者什么腔出现了问题。对于上述原因，我们都可以听诊看看有无湿啰音或者干脆拍个 X 线片来证实肺内液体是否增多，对吗？"

"当然。"史蒂夫说。

讲授疾病的病理生理学能让学生把诸多体征和疾病状态相联系，能帮助学生的临床推理从阶段一提高到阶段二（详见第 4 章）。

"好的，我们继续往下进行。接下来该是肺动脉瓣狭窄和关闭不全了——你知道，尽管这非常少见，但你并非看不到，尤其你在我们这家医院。该轮到你了，史蒂夫，接下来你有什么分析？"

尽管我们的教学重点是方法，但顺带告诉学生疾病的患病率也是很有价值的。这有助于学生的临床推理从第二阶段提高到第三阶段

（详见第4章）。

"嗯，右心衰和三尖瓣疾病。"

"好的。右心衰通常是由右室心梗导致的，或者因为其他疾病对右心室产生压迫，比如心脏压塞或缩窄性心包炎。嘿，保罗，如果在这个水平上发生了梗阻，我们会看到肺水肿吗？"

"不会的。梗阻发生在肺之前。"

"记住这个，非常重要。好的，三尖瓣狭窄，三尖瓣关闭不全，右心房黏液瘤……尽管这非常少见……保罗，以上这些疾病发生时，颈静脉压会怎么变化呢？是升高了还是降低了？"

"嗯，会升高。"

"的确如此。那么我们继续……保罗，我们这么一路分析下来，你都在我身上找到对应的解剖部位了吗？"保罗点了点头，"很好，我希望你这么做的。就算你忘了今天所学的细节，你只要想着看看患者主动脉瓣的位置，然后逆着血流一点点往回推导，你总能找到病因的。"菲德拉斯医生稍停顿了一下，说，"到了我的髂静脉就别再看了。"保罗大笑。"好的，如果分析下腔静脉阻塞，有可能是血栓，或来自肿瘤、胎儿对静脉的压迫。如果分析腹水，有可能是肝硬化或者肝静脉阻塞。如果分析外周水肿，有可能是下肢深静脉血栓或者下肢静脉瓣关闭不全。当然，还有可能是淋巴管回流障碍。分析方法都相同。史蒂夫，你该怎么诊断这些疾病呢？"

"嗯，我想，我会做个CT检查腹部的阻塞部位，或者用超声看看下肢血管——这些病因同样不可能增加颈静脉压或者导致肺水肿。"

"喔，很棒的想法，史蒂夫。"菲德拉斯医生伸出手和史蒂夫握了一下，"我们还没有结束，对吧？保罗，我们还剩下什么没有分析到吗？"

"胶体渗透压。"

"太对了。胶体渗透压多由血液里的白蛋白产生的——也就是蛋白质的一种。不妨设想你大吃了一顿上等牛排……摄入了很多蛋白质。牛排进入你的消化道后，吸收入血流经肝脏，合成产生白蛋白。所以，胶体渗透压降低的第一个原因就是你没吃牛排……就是说，你摄入的蛋白质不够，发生恶性营养不良。另一个可能的原因是牛排没办法吸收……比如像蛋白丢失性肠病。再其次，就是肝功能衰竭。以后我们会再讨论肝功能衰竭。保罗，把这个也记到列表里吧。"保罗答应了，"那么，保罗，你想想机体还有哪些途径丢失蛋白……比如像胰腺炎、烧伤和肾病综合征等。史蒂夫，你怎样诊断这类疾病呢？想想这些病因造成的水肿是局限性的还是全身性的？一个人有可能只在身体某个部位存在大量蛋白质，而其他部位没有吗？"

"我想这种类型的水肿应该是全身性的——我们可以测一下血中的白蛋白水

平，再问一下患者的饮食情况。"

"正是如此。回答得好，史蒂夫。这里有一点值得注意：静水压导致积液发生时，'外部'的压力几乎没什么作用，和静水压正好相反，胶体渗透压导致积液发生时，正是'外部'的压力发挥了主要作用。比如胸腔或者腹腔里发生了细菌感染，这时，细菌的蛋白质会增加血管外的胶体渗透压，把更多的液体拉进血管外。我们今后讲到腹水时，会深入探讨。喔，保罗，你现在做了一个很不错的课程列表了吧？"

"是的，有很多话题要讲。"

"好的，关于这个公式，最后一个部分就是渗透系数。可能影响渗透系数的列表不长，比如脓毒血症、过敏、甲状腺功能减低和炎症，对……还有蛇咬伤，但这很少见。"保罗笑了笑。"真是如此，比如炎症状态下渗透系数会发生改变。保罗，你扭伤过脚踝吗？"

"曾经有过。"保罗回答。

"脚踝肿了吗？"

"是的。"

"好的，这也是一种'不该有液体的地方出现了液体'——其实，肿胀能使关节更加稳固，对机体有保护作用。当然，正常的脚踝是不应该肿胀的。"

"这真是太酷了——你知道得真多！"

"呵呵，不是这样的，保罗。我只是有一些好的思维方法罢了。过完这个月，你们一样也会掌握这些思维方法。然后我们之间剩下的区别不过就是我的经验比你们丰富罢了。记住，虽然常言道，熟能生巧，但不完全是这样……只有在正确方法指导下不断练习才能熟能生巧。如果方法不对，你得到的只不过是同样错误的累积罢了。"

许多主治医师常常担心自己在学生眼里看起来不够聪明。但实际上这没什么好担心的，反而，他们应该担心自己在学生看来太聪明了，因为这种形象会令学生产生畏惧心理，觉得自己怎么努力也不可能达到老师那样的境界。要引导学生在正确方法指引下不断学习，让学生认识到原来自己也可以"学识渊博"。

在这部分内容的学习即将结束之际，菲德拉斯医生提问了史蒂夫，考核他是如何处理一个新发腹水的患者的。对史蒂夫的学习掌握感到满意后他又问了莫妮关于胸腔积液患者的处理。在确定整个团队都掌握了"在不该有液体的地方出现液体"的概念和处理原则后，他才开始公式10的讲解。

"莫妮，我们最后快一点看一下公式10，我听到你的呼机响了。公式10就是拉普拉斯定律。这个公式告诉我们腔体是如何保持压力的，它和诊断的关系并不大，但它能帮助我们理解当腔体压力增加时会发生什么，它还有助于我们理解疾病的自然发生过程和并发症的发生，有助于我们认识到疾病处理的轻重缓急，比如对于较为安静的疾病像高血压、糖尿病等。"

许多新手会认为所有的疾病都是一样的，都需要治疗和处理。帮助他们理解疾病并发症的产生，有助于让他们懂得不同疾病的不同处理方式，以及为什么要怎么做。

"我想我们还有几分钟时间。刚才的呼机是西区 7 层的护士告诉我罗伯特女士已经办完住院到病房了。"莫妮说。

"好的，我会讲快一点。现实中的病人可比在会议室里纸上谈兵有意思多了。保罗，拉普拉斯定律定义了腔体壁的张力，这对我们很重要，因为腔体壁张力大到一定程度会裂开……保罗，内科和外科一样，看着一个东西裂开，是很没面子的事情。"三个人都乐了，菲德拉斯医生接着说，"保罗，你吹过气球吗？就像小丑吹气球表演那样。"

"嗯，是的。"

"你有没有吹气球的时候……由于太使劲，觉得双颊酸痛？"

"是的。"

"我不喜欢那样。"菲德拉斯医生说，"你喜欢小丑吗？"

"不，不那么喜欢。"

"我也是……他们总让我觉得雷人。"保罗安静地在一边听着，菲德拉斯医生接着说，"好了，这不是我们的重点。重点是，气球什么时候会被我们吹爆？是在你刚把气球吹起来的时候，还是当它吹得很大的时候？"

"当它吹得很大的时候。"

"就是这样。原因就是这时候气球球壁的张力最大……因为这个时候，保罗，你吹气让气球里的压力增大，是吧？"保罗点点头，"并且，气球的球体半径很大，是吧？"保罗再次点头，"还有气球球体的壁变得很薄，是吧？"

"是的，你说的这三点都对。"

"保罗，这就对了。"菲德拉斯医生边说边在白板上写下公式 10，"体内腔体壁的张力——我们担心它裂开——等于腔内的压力，乘以腔体半径的四次方，再除以腔体壁的厚度。"菲德拉斯医生稍作停顿，"其实这说来很简单，腔体被拉得越大，裂开的风险越大。例子有不少，就像 COPD 患者的肺大泡、主动脉瘤以及肠梗阻……是吧，莫妮？"

"的确如此。"

"帮我确定一下，莫妮。多大的腹主动脉瘤有手术指征？"

"大于 5 厘米。"

"5 厘米大……不看外观，也不管血压……仅仅是动脉瘤的尺寸而已。史蒂夫，你觉得这是怎么理解的？"

"嗯，因为动脉瘤壁的张力和半径的四次方成正比……所以大小是一个很重要的变量。"

"就是如此。史蒂夫，我再问你……一个主动脉瓣狭窄或者长期高血压的患者，他的左心室有什么变化？"

"左心室壁增厚了。"

"正确。你觉得这是为什么？"面对这个问题，史蒂夫愣了一下，菲德拉斯医生等待了 5 秒，准备告诉他答案。

当一个学生面对提出的问题超过 5 秒钟找不到答案时，我们就最好告诉他解决问题的方法。

"一个主动脉瓣狭窄或者后负荷增加，也就是高血压的患者，左心室的压力如何变化？比起正常状态下的左心室，它承受的压力是大一些还是小一些呢？"

"压力会大一些。"

"对。那么心室壁的张力如何变化？看看公式 10。"

"也会变大。"

"这样的话，如果机体不做点什么来代偿的话，左心室可能就会被'吹爆'。在改变直径方面已无能为力了，但它可以做点别的，就像……"

史蒂夫知道了，他迫不及待地说："机体会让左心室的壁变厚。"

"的确如此。这样，左心室壁变厚了，是吧？"史蒂夫听完点了点头。

"我们以后还会讨论一些关于心脏检查的问题，保罗，把这个也记下来吧。"菲德拉斯医生停顿一会，"我将让你们了解如何通过形态改变来弄明白你们的患者高血压已经有多久了。"菲德拉斯医生又停顿了一下，"嘿，史蒂夫，你觉得一个人高血压的时间久了，血管内的压力有什么变化？"

"我觉得升高了。"史蒂夫回答。

"那么这些血管壁的厚度会怎么样呢？"

"它们会变厚。"

"如果你们能取出一段血管来看一看就知道患者患高血压的时间有多久了，这么做很酷，是吧？我知道你们在收治高血压患者时，肯定会想，'他血压到底高了多久了'？因为高血压的时间越长，心脏和其他脏器的影响就越大。如果看一眼血管就知道这个，该多好！"

"是的，真的很酷。"

"史蒂夫，你有眼底镜吗？"

沉默了一会，史蒂夫回答："你的意思是，我们可以根据视网膜血管静脉来推测高血压的时间，对吗？这样我们还能推测其他脏器，像心脏和肾脏的损伤有多严重了。"

"这正是我想说的。"菲德拉斯医生说着，穿上了他的白大褂，"所以，史蒂夫，保罗，还有莫妮，你们看到了，内科学可不是跳棋游戏，你要等着对手出击再做出反应。内科学是更像国际象棋，你在动棋子之前要预先想好几步……正如孙子兵法说的，知己知彼，方能百战不殆。我们在和疾病做斗争，我们的优势在于我们会思考，而疾病不会，它只能按部就班地按照病程发展，所以我们要掌握这些疾病是如何发展的。公式 10 就是一个例子，告诉我们疾病发展的最终可能后果，了解到这个，我们就能在不良后果出现前及时预防。"

"哦，好深奥呀。"史蒂夫回答。

"呵呵，我就当这是一种恭维吧。"菲德拉斯医生笑着说，"我也会有出错的时候的。好了，你们该去看新患者了。莫妮，如果需要我帮忙的话，随时叫我，随时恭候。"菲德拉斯医生走到门口又停住了，"还有保罗……给你布置个小问题明天告诉我答案：小肠梗阻和大肠梗阻，你认为谁应该先去手术室？公式 10 会帮你找到答案的。"

给学生布置作业需要遵循两个原则。第一，不管是不是事先安排，都应该让学生汇报作业成果。不然的话，他们对今后的作业可能存在"也许我不需要汇报"的侥幸心理，不去认真完成。第二，布置给学生的作业要有创造性，而不应该是体力活，就像我们在对话末尾留下的谜团那样，会激励学生去思考去阅读。布置作业的目标并非只是为了找寻答案，而是培养学生养成终身学习和阅读的好习惯。

❖ 充血性心衰

目的

　　在内科病房中，充血性心衰是死亡率和再入院率最高的疾病之一。因此，主治医师指导医学生与住院医师掌握心衰的处理时，不仅应指导如何提高心衰患者临床预后的处理原则，而且还应传授病房与门诊连续性医疗的原则。

　　对话的第二部分说明了一个医院内临床教学的重要原则，每次详细讲解精心选择的话题。虽然所有的处理问题都可以用来临床讨论，但显然时间不允许展开所有的问题细节进行教学。病房教学的优点在于住院患者一般都会在医院停留数日，每日可以选择几个话题详细讨论，其他话题可以在接下来的几天进行，这是其他地方的教学所不敢奢望的。

场景、人物及缩略语

　　在下夜班日，主治医师菲德拉斯带领他的团队开始查房，团队成员包括住院医师莫妮、实习医师史蒂夫、还有医学生保罗。主治医师观察了一下他的团员们，知道他们度过了艰难的值班第一夜，尽管没有收很多新患者，但工作强度显然还是相当大的，大家看起来很疲惫。主治医师决定 7 点的早查房在会议室进行，在那里大家可以喝咖啡，然后再去病房看患者。下面的对话发生在会议室。

　　对话中所用的缩略语见下：ACE = 血管紧张素转化酶抑制剂；ATPase = 腺苷三磷酸酶；BNP = 脑钠肽；CHF = 充血性心衰；DIG = 数字化监测组；EKG = 心电图；ER = 急诊室；ICU = 重症监护病房；JG = 球旁器；JVP = 颈静脉压力；SVR = 全身血管阻力。

　　前一天值班日，主治医师已经仔细讲解了"10 个公式"，这让他今天能游刃有余地根据公式来快速讲解充血性心衰的诊断与处理原则。值班后重申这些原则对于巩固知识是很有价值的，而且运用前一天刚熟悉的 10 个公式能够让学生感到学以致用："我昨天学到的这些知识今天用上了，最终能在工作中助一臂之力。"

对话

保罗从汇报他的第一个患者开始今天的查房。

"我们的第一个患者是劳伦斯先生，男性，55 岁，因进行性气促 3 天入院。伴下肢水肿，夜间不能平卧……"保罗继续汇报查体发现和实验室检查数据，没有提到诊疗计划就停了下来，"劳伦斯先生的情况汇报完毕。"

"很好，保罗，你打算怎么做呢？"

"嗯，我真的不知道。我们给他用了呋塞米，我觉得下一步应该向您请示。"

"很好……所以我就来了。但如果你能告诉我病人出现症状的原因和我们应该做什么就更好了。"

"我？"保罗显出害怕的神情说。

"没错，保罗。我知道这是你第一次值夜班，加油，试试看。"菲德拉斯看着他的队员们。"你们对患者投入了很大精力，这很重要……我更希望你们真正成为他的医生。拿出你最好的水平来说说你的诊断，你下一步打算怎么做。即使你的诊断和处理不对，我也不会生气或小看你，这是正常的学习过程……所以说，虽然'向我请示'是一个好主意，但是我希望这不是你们计划的全部。"

即使在对团队成员们提出了期望之后（见第 2 章），主治医师应该想到，他们一开始都容易按以往的经验行事。为了使学生们能够积极地参与临床决策，需要增加一下期望值的"剂量"。

大家点头同意，保罗开始说。"好吧，我们觉得他就是充血性心衰。他的 BNP 是 860，我想我们的目标是让它恢复正常。"

菲德拉斯没有因为听到体格检查还没有 BNP 重要而发火，而是开始花一些时间同组员们讨论如何鉴别诊断，概括出临床思路。然后，他问保罗："你管过充血性心衰的患者吗？怎么处理？"

学生比较关注化验数值，认为："必须让它们全都正常"，"数据正常病人就安全"。他们的兴趣在于治疗不正常的数据而不是评估处理患者。主治医师再次讨论查体，把注意力从化验数据转移到患者身上。

"呃我还真没见过。我想要用呋塞米治疗。"保罗说。

"或者说呋塞米……"保罗看起来很困惑，不过他想到呋塞米，说到了点上。"好，让我们讨论一下吧，你记得公式 4、5、6 吗？"

"就是……，我忘了那些数了，"保罗说。

菲德拉斯笑了。"好，这就是我所关心的原则问题。我问你，你觉得劳伦斯先生为什么会心衰呢？"

"哦，他几年前得过心脏病，这可能是原因吧。"

"你的意思是，心肌梗死？"

"是的，一次心梗。"保罗感到更有条理些了。"这可能损害了心脏的收缩功能。"

"的确是这样，保罗。那如果心脏收缩功能下降了，每搏输出量将如何变化呢？记住公式6——心肌收缩力乘以前负荷等于每搏输出量。"

主治医师看出学生处于临床思维的第二阶段，仅仅记住了"如果是心衰，就要用呋塞米"，而不懂为什么要用。讨论的目的在于把心衰和血流动力学联系起来，帮助理解心衰用药的原理（针对前、后负荷的药物）及药物的不良反应。

"嗯，如果心肌收缩力下降，每搏输出量也下降，"保罗回答。

"好的，如果每搏输出量下降，那么心搏量怎么变化？想想公式5，……每搏输出量乘以心率等于心排血量？"

"当然下降了，"保罗答道。

"很好，保罗。如果心搏量下降，那么平均动脉压会怎么样呢？还记得公式4欧姆定律吗？"

"心搏量下降，血压会下降？"

"保罗，患者的血压是多少？"

"110/70，这是它为什么偏低的原因吗？"

"确实是的，保罗。而且这对你的治疗很重要。"菲德拉斯停顿了一下。"再问你个问题，保罗，当平均动脉压下降的时候，肾血流灌注会怎么样呢？"

"我想，血流灌注也减少了。"保罗答道。

"好极了"，菲德拉斯在白板上画了一个肾单位，"这是什么？保罗？"

"肾单位。"

"噢，差不多吧，保罗……，这是'异形魔怪①'里恐怖的'怪虫'，我再给你画个'凯文贝肯'，"队员们笑了起来，菲德拉斯继续说，"开个玩笑，保罗。是肾单位。好吧，如果我们把凯文贝肯和肾小球框起来，肾血流灌注压力下降，盒子里的压力会怎么变化呢？"

由于前一天已经讲解的10个公式，这让讨论变快了。不过，听众可能会感到乏味，电影《异形魔怪》和凯文·贝肯的小插曲使得气氛变得轻松，让大家的情绪为之一振。

---

① 异性魔怪（Tremors）是美国九十年代早期的怪兽科幻片，凯文·贝肯是饰演与怪兽斗智斗勇男主角的美国影星。——译者

"当然会下降。"

"对如果压力下降了，肾小球的滤过量会怎样?"

"也会下降。"

"正确。这部分你可能忘了，肾单位的这部分叫做球旁器，之所以这么叫是因为它在肾小球的旁边。"保罗笑了。"当球旁器感受不到它那儿的钠离子时"，菲德拉斯指着球旁器边的肾小管，"它就释放肾素。然后肾素把血管紧张素原转化为血管紧张素Ⅰ，之后又在肺里被转化为血管紧张素Ⅱ。"菲德拉斯停下来，"OK，保罗，再问个问题，如果肾小球滤过率下降，运输到球旁器的钠的总量会发生什么变化，注意不是浓度，……是钠的总量?"

"如果肾小球滤过率下降，运到小管的钠的总量将减少。"

"好，保罗，那么球旁器分泌的肾素会如何变化?"

"增加。"保罗回答。

"那么血管紧张素原、血管紧张素Ⅰ和Ⅱ会怎么变化?"

虽然直接给组员们讲解肾素－血管紧张素轴会更省时间，但这是轮转的开始，主治医师为了更好地教授其他相关的题目，如低钠血症和肾衰，得在这里多花些时间。

"它们都会升高。"

"正确!史蒂夫，"菲德拉斯把注意力转向了实习医师，他知道史蒂夫知道这些。"你还记得血管紧张素会起什么作用吗?"

从一开始，关于血管紧张素的讨论就与全身血管阻力和醛固酮联系起来，这让老师更容易讲解ACEI的作用和不良反应，特别是高血钾、低血钠。

"嗯，它会使醛固酮水平升高，导致钠的重吸收增加。"

"太棒了，史蒂夫。还有一个作用就是，"菲德拉斯停了一下，"它既然叫血管紧张素就会让'血管紧张'，也就是说，增加了全身血管阻力。"保罗笑了。"保罗，我们再回到公式4欧姆定律吧，在前负荷很低、每搏量很低、心排血量很低的情况下，'血管紧张'的目的是什么呢?"，菲德拉斯强调了"心排血量很低"。

"我明白了，让血管紧张，也就是说，全身血管阻力增加，是为了代偿心排血量的降低。"

"对，小动脉是SVR的调节器也是组织的门户，所以当SVR太高时就会影响组织灌注。随便问一句，保罗，患者的皮温怎样，比如说，下肢?"

主治医师运用充血性心衰的病理生理机制来讲解查体发现，把学生们从临床思维的第一阶段带入第二阶段（把所有的临床表现综合起来分析）。处理CHF就像"走钢丝"，掌握平衡很重要：前负荷降低（利尿）得不够，患者还会憋气；降得过了，患者会出现乏力甚至晕厥。主治医师把重点放在通过对查体异常的解释上，是为了让学生们把注意力放在患者的症状与体征上，这才是评价治疗成败最重要的指标。

"太酷了，我想起来了。"

"我想你理解了，好吧，保罗，你的问题先放一下我们等会再谈。我们再回到史蒂夫说的血管紧张素酶Ⅱ增加醛固酮那里，史蒂夫，醛固酮增加的作用是什么？"

"增加钠的重吸收。"

"确实是这样，同时也增加的水的重吸收。所以说，保罗，随着水钠重吸收，前负荷会怎样呢？"

"哦，我知道了，前负荷增加了，而且，这是身体为纠正每搏输出量下降所做出的代偿。"

"完全正确。所以说，像劳伦斯先生这样的患者，有心梗的病史，心肌收缩力下降，这降低了他的每搏输出量，心排量减少了，平均动脉压下降了……"菲德拉斯边说边写下公式，指着每一个他提到的变量。"……机体用肾素-血管紧张素轴升高 SVR 和前负荷来解决问题。"最后，菲德拉斯写下公式9，"这看起来很好，但有一个不利因素，保罗，劳伦斯先生的主诉是什么？"

"气短。"

"对，想一想，如果心肌收缩力下降，左心室的后负荷如何变化，也就是说，左心房和肺静脉？"

"升高了。"保罗回答。

"记得公式9吗……血流通过膜两侧的 Starling 定律，想起来了吧。"

"耶，我想起来了。"史蒂夫跳了起来。

"OK，那么如果肺静脉压力升高了，与之相连的肺小动脉和毛细血管压力怎么变化？"

"会升高。"保罗说。

"如果压力升高了，透过膜的液体量会怎么变？"

"会增加。唔，我懂了，液体会向膜的另一侧移动。"保罗停了下来，"噢，也就是说，肺水肿……肺水肿原来是这样。"

"正确。那么，右心室压力会怎样？"

"升高。"

"对，还有，记住 BNP 是在心室压力升高的时候被释放出来的。所以说，BNP 会……？"

"啊，这就是 BNP 升高的原因。"

主治医师并没有否认 BNP 的意义，而是把它和病理生理联系起来了，这让学生们明白为什么根据数值去治疗一个随前负荷变化的患者的病情是不合理的。

"对。如果右心室压力升高，颈静脉压力怎么变化？"

"升高。"

"那么下腔静脉的压力呢？"

"也会升高。"

"这又是基于 Starling 定律的——公式 9——这就是我们所能预见的症状，比如说脚上的压力升高了？"

"外周水肿，对，他有。"保罗说。

"我并不奇怪，"菲德拉斯回答。"我再问你，这人有颈静脉怒张、外周水肿、肺部啰音，你还需要查 BNP 吗？"菲德拉斯停了一下，"让我们换种说法，如果 BNP 正常，你会改变你的诊断吗？"

"我想不会，"莫妮说，"但这不是我们查的，是急诊查的。"

关于 BNP 在 CHF 诊断与治疗中的意义，这个话题将在之后的轮转中用循证医学的方法来讨论。

"OK，很好，既然你知道了。"菲德拉斯说。"保罗，那么怎么处理呢？我们该怎么样缓解他的气短？"

"我们用了呋塞米。"

"那么呋塞米是怎么做到的呢？"保罗看起来很困惑，很显然，他只是记住了"如果是心衰，就用呋塞米"。菲德拉斯接着说："好吧，记住，保罗，呋塞米抑制肾单位对钠的重吸收，随着尿钠的升高，水也就随着尿排出去了。看看公式 4、5 和公式 6，哪些参数会随着呋塞米的使用而变化呢？"

"啊，是前负荷，前负荷减少了。"

"很正确，保罗，这就是为什么呋塞米和所有的利尿剂都能减轻前负荷。"菲德拉斯停下来，"当我们减轻了前负荷，左心室液体会怎么变化？"

在对话末尾将讨论药物，让学生们由死记药名和适应证根据药物的作用分类，如前负荷、后负荷、心肌收缩力的减少或增强等，这不仅可以使他们在常规药物不起作用的时候知道如何选用下一个合适的药物，还能让他们在治疗过度的时候学会怎么去纠正。

"下降了。"保罗说。

"正确，随着它的下降，肺静脉压力怎么样？"

"下降，渗到肺里的水也减少了。"

"对，保罗，气短的症状就改善了。"菲德拉斯停下来说，"但是，记住，保罗，我们得为我们治疗出现的能预见和不能预见的后果负责。左心室的前负荷减轻了，每搏量会怎么样？"

"会下降，因此心排血量也会下降，不是吗？"保罗问。

"是这样。看看公式4，平均动脉压会怎么变？"

"也会下降……灌注压更低了。"保罗停了一下，"唔，这就可以解释问什么他今天早晨血压低了下来。"

"我想是这样的。"菲德拉斯说，"有一个词你可能没有听说过，因为是我发明的。'血压流通'，每当你处理血流动力系统的问题时，你需要考虑它。我们治疗劳伦斯先生的目的是减少他的前负荷，改善肺水肿症状。但是，对于劳伦斯先生来说"，菲德拉斯指着公式6，"高于正常的前负荷维系着他的整个生命……因为他的心肌收缩力比正常人低。所以我们只有一定的'血压流通'空间可调整。前负荷降得越多，呼吸症状就改善越明显，但前负荷降得越多，心排量就会越低，平均动脉压也降低，这会使重要脏器的灌注愈发减少。"菲德拉斯停了下来。

"保罗，如果我们利尿利得过了，他的BNP会正常，对吗？"保罗点头，他意识到让BNP正常不再是治疗的目标。"他的心排量、平均动脉压还有器官灌注都会下降。哪些症状告诉我们可能治疗过度了？"

"血压流通"是主治医师自己制造的名词，用来帮助说明相关病理生理过程。主治医师用自己的方式说明问题很好，注意不要和标准的名词相混淆。这是个有用的概念，会使学生们在处理血流动力问题时限制变量有所了解。

"我想，他可能会晕厥……而且他的肾脏可能会出问题。"

"对，这是一个重要的教训，不仅对于处理心衰，对于处理其他内科问题都是这样的。因此，在这个患者身上，在开始治疗之初，我们就需要想到潜在的治疗并发症。"

"听起来是这样。"保罗停下来说，"我们不能让他的心脏收缩力强一点么？"

"很好的想法，但是回答是否定的。在ICU我们可以用多巴酚丁胺，但作为长期治疗，你唯一能用的只有地高辛。地高辛通过结合钠－钾ATP酶泵起作用，增加细胞内钙浓度，然后增强收缩力。其不利的一面是，它也增加了细胞膜电位，使得发生心律失常的阈值降低了。所以虽然地高辛能增强心肌收缩力，但同时也增加了心律失常的发生几率，这也就是为什么DIG试验显示地高辛使患者的住院率下降，但总病死率却没有变化。我们以后会讨论，现在你要记住处理心衰非常非常重要的一点。"菲德拉斯停下来看看大家的反应，"这些患者可能死于心律失常，莫妮，你应该知道，低剂量的β受体阻滞剂，尽管可能会有负性肌力的作用，却能挽救患者的生命。"

主治医师肯定知道讨论心衰的血流动力学最终肯定会涉及地高辛。在临床试验前的阶段，很多论文显得过于理想。主治医师通过这个病例循证地讲解了地高辛的使用和局限性，这在将来的轮转中安排的心电图讲座中还会涉及到。主治医师还把循证医学（DIG 试验）和病理生理联系了起来。

"我们还可以做什么呢？"

"好，我们继续讨论，保罗。最大的问题是心脏收缩力不够，如果我们能有一种药物让心脏泵血的阻力减小，很酷，唔？无论什么样的收缩功能，都可以使更多的血泵出去？"

"确实很酷，什么药呢？"

"告诉你，阻止心脏泵血的阻力是什么呢……我的意思是，外周血管阻力做什么呢？"

保罗笑了。"噢，是 SVR，我们需要用药降低 SVR。"

"对，什么可以使血管不紧张呢？"

"啊，是 ACEI！"

"好极了，保罗。记住，血管紧张素可以刺激醛固酮的产生，这意味着如果你阻止了血管紧张素 II 的生成，你同时减轻了后负荷——也就是降低 SVR——也减少了前负荷–也就是说，关闭了醛固酮导致的水钠潴留。只是要当心，你已经给了他一种减少前负荷的药，我想你管它叫……呋塞米。"

学生总会在一段时间记住一种药（例如，呋塞米很好，硝酸甘油好，ACEI 好等），而当多种药物同时使用时，常常看不到他们潜在的治疗过度的副作用。把关注点转移到"作用分类"并接受血压流通的概念，主治医师成功地让学生自己得出正确的结论。

"好，我们不得不小心他的血压流通……特别是当我们同时减轻了他的 SVR 之后。"

"做得对，保罗。莫妮，你拥有一个出色的团队。"菲德拉斯停下来说。"对你们所有人来说，我希望你们记住这些。从现在开始，当我们提到血流动力学的时候，我们的药物有：减轻前负荷的药，包括硝酸酯类、阿片类、利尿药，ACEI；减轻后负荷的药，包括 ACEI、可乐定、肼屈嗪；还有影响心肌收缩力的药，如 β 受体阻滞剂，钙离子拮抗剂和地高辛。"

"这么思考问题很重要。如果你们这么做了，那么当我们遇到一个患者，保罗，我们不能按常规用药，——比如说，一个患者同时有心衰和肾衰——我们根据药物作用，然后说，'好，如果不能用 ACEI，减轻后负荷这个药箱里还有什么其他工具呢？'然后，我们自己就能发现其他能用的药，比如说肼屈嗪和硝酸甘油。"菲德拉斯在停下来说，"OK，保罗，对于劳伦斯先生还有什么问题要说吗？记得把我们讲过的消化消化。今天还有什么要点需要再消化一下吗？"

心衰的教学要点

1. 要想到学生们可能会停留在"如果心衰，就用呋塞米"的模式中。

2. 使用一系列病理生理问题让学生思考前负荷、后负荷和收缩力这些词。利尿剂、硝酸甘油、和阿片类是减少前负荷的药，液体是使前负荷增加的原因。ACEI、肼屈嗪是减少后负荷的药。正确理解后可以让学生们避免同时使用作用相反的两种治疗（补液和利尿），而且可以让他们在一种药物不能用时使用次选的最好治疗（如果由于肾衰不能用 ACEI，降低后负荷可以选用肼屈嗪）。

3. 让学生们接受"血压流通"的概念（患者一般血压是多少）。每个心衰的治疗时都会牺牲掉一部分"血压流通"（血压降低），选择抗心衰用药时应该首先评估目前血压流通情况。

4. 提出一系列病理生理问题让学生懂得前负荷的增加是出于对心肌收缩力下降的代偿。

5. 让学生们看到，对于心衰患者理想的前负荷是什么样，由于心肌收缩力下降，他们的前负荷会比正常人高些。

6. 衡量治疗成败时，要把学生们的注意力转向症状学，而不是 BNP 水平：要有足够的前负荷维持重要脏器功能（没有晕厥、肾功能不全和乏力），也要尽量降低前负荷避免充血性心衰和憋气。

7. 如果时间允许，强调心律失常是心衰患者最主要的死亡危险因素；低剂量的 β 受体阻滞剂尽管可能会有负性肌力作用，但对于保护患者不发生心律失常是有好处的。

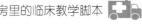

❖ 贫血

目的

贫血是住院患者中最常见的问题之一。贫血非常常见，如果主治医师有其他教学内容，完全可以先讲，然后再找一个合适的时间详细讲解贫血，因为你知道下周一定还会有贫血的患者。不过贫血确实不能被遗忘，在病房轮转的任何人都需要掌握贫血的诊治方法。

学生开始的时候往往不能用合理的方法处理贫血。他们可能记不住贫血的一系列病因列表，只记得两种贫血，一是缺铁性贫血，其他所有原因导致的贫血都是"慢性病贫血"。尽管慢性病贫血确实存在，但这种贫血不幸地成了垃圾筐，学生们把所有不能或不愿鉴别出来的贫血都扔了进去。

在这篇对话中，"浴缸里的水"被形象地用来比喻循环系统中的血液，通过这样一种更有条理的方法让学生们更好地理解贫血的诊断思路。核心问题是这样开始的："是因为水龙头开得不够大（产生）还是下水道流出去得太多（丢失）造成浴缸里的水减少的（贫血）？"所以首先应当筛查下水道流失问题（出血或溶血，注意发现潜在的出血或行外周血涂片除外溶血）。讨论红细胞生成的病理生理机制可以帮学生理解（而不是记忆）小细胞性、正细胞性和大细胞性贫血的病因，还可以帮助学生理解全血细胞计数的其他数值（例如平均红细胞体积和红细胞分布宽度），对于分析"水龙头开得太小"的原因是有帮助的。水龙头的方法告诉学生，他们如果最终还是得不到正确答案，就得做骨髓活检，这是鉴别其他贫血原因的标准方法。"浴缸里的水"的比喻分析方法对于诊治血小板异常也是有帮助的，这虽然没在本书中提到，但主治医师在他们的教学库中应该有那样的范本。

场景、人物和缩略语

这是下夜班日的第二天，查房查到了前天新收的一个患者。由于下夜班日那天的紧急问题都已经处理完毕，主治医师有充裕的时间对贫血进行更深层次的讲解。登场人物同上：主治医师菲德拉斯、住院医师莫妮、实习医师史蒂夫和医学生保罗。

对话中所用到的缩略语如下：GI＝胃肠道，MCV＝平均红细胞体积，RES＝网状内皮系统，TSH＝促甲状腺激素，TTP＝血栓性血小板减少性紫癜。

对话

"第二个问题是贫血，由于是住院患者，他可能是慢性病贫血。我们给他查了铁的相关指标，等结果回来再看看。第三个问题是……"

"保罗，稍等。莫妮，我们有时间讨论这个问题吗？"

在下夜班的那天，住院医师比主治医师更了解工作量和强度，因为有些患者主治医师还没看过。这时，主治医师需要住院医师的帮助来决定如何分配查房时间。

"有时间，菲德拉斯医生。我想我们只有一个新患者要讨论，然后有一个会诊。"

"OK，保罗，你怎么处理贫血的？"

"噢，我好像没处理过。过去我们都是让患者出院后去血液科门诊随诊。"

"嗯，我建议你试着按红细胞大小分类，如果还是不行，就按照你自己的方法去做。"

告诉学生"你必须怎么做"不是一个好办法，最好是给他们提供一种简单的方式，强调无论用什么方法都需要遵守的原则，鼓励学生形成自己的一套方法。以学生为中心的方式可以让他们有更多的思考，并能摒弃以往养成的一些坏习惯，形成自己的处理模式。鼓励学生形成自己的方法也是鼓励他们自由思考和讨论，这对于建立一种"不责备"的氛围是十分重要的，学生的创造性会使学医变得有趣。更进一步地讲，"形成自己的方法"是一种技能，对于学生的终身学习十分重要，这能帮助他们将来在面对新问题的时候创造出新的方法。

"好的。"

"你有浴缸吗，保罗？"

"嗯，没有，我洗淋浴。"

"那你见过浴缸吗，比如说在电视里？"

保罗笑了，"当然，我知道浴缸是什么。"

"OK，那么我问你，如果浴缸里的水太多了，只有两种可能，是什么？"

"水龙头开得太大，或者下水道不通。"

"好极了。那如果浴缸里的水太少了，又怎么解释呢？"

"水龙头开得太小或下水道流出去的太多。"

"很好。你的患者的浴缸里面水少了……或者说，他浴缸里的血细胞少了。你懂得这个比喻了吧？"

"是的。"

"哪两个原因会导致浴缸里的血细胞少了？"

"我想是因为红细胞生成太少或丢失太多。"

"太棒了。那我们就先从下水道开始吧，因为这是关键的第一步。血细胞是怎么从身体丢失的呢？"

"我想是出血。"

处理贫血的第一步是"把出血止住"。主治医师从下水道开始讨论贫血原因来强调了这一点。要注意，我们指导鉴诊的顺序也很重要，因为通常是我们按什么顺序教，学生就会按什么顺序回想。

"很好，保罗。处理贫血的第一步就是'把血止住'！"保罗笑了。"也就是说，第一步就是确定患者贫血的原因不是出血造成的。很多显性出血是显而易见的……我想他没有伤口流血什么的吧？"

"对，没有。"

"OK，我们讨论一下5种潜在出血原因，你准备好了吗？"

保罗拿出他的笔记本和钢笔："准备好了。"

"到目前为止，最常见的还是消化道出血。所以在处理贫血时，最重要的第一步就是查大便潜血，结肠癌和消化道溃疡的患病率相对较高。第二常见的原因是经月经失血，可以是子宫肌瘤导致的月经过多，或月经量本身就较大。第三个常见原因是抽血过多，对于像我们这个患者这样的新患者来讲可能不是个原因，但是，如果你天天在给患者抽血化验，就有可能造成患者贫血，需要考虑一下他真的需要做这么多化验吗？另外两个原因不那么常见，大腿和腹膜后可以隐藏大量的血液，它们经常和一些操作有关系，比如说在心脏导管检查或中心静脉置管时刺中股动脉。OK，保罗，如果贫血的原因是出血的话，红细胞的形态会怎样？假设出血前是正常的。"

新手往往等到典型体征出现了才有反应。除非能彻底除外出血，潜在的出血是贫血患者需要特殊关注的，一般早期患者没有症状或症状不突出，等发现时往往为时已晚。最重要的是让学生即使在没有明显征象时脑子里也有这根弦。

"我想应该是正常的。"

"很好。刚开始的时候血涂片和平均红细胞体积，也就是 MCV 是正常的。如果出血持续一段时间，铁就会从身体丢失，出血导致的贫血会变成缺铁性贫血。我们以前说过，保罗，思想决定行动，开化验时要有自己的思路。假设你问了病史，思考了所有可能的诊断的验前概率，你首先选择什么检查？"

"嗯，我想，通过查体除外显性的出血，然后做一个外周血涂片并看一下 MCV。"

"太棒了，保罗。你能在开检查前先做查体，这一点太棒了。与实验室检查相比，体格检查更经济、简捷，而且无创，这就是为什么它的重要性排在实验室检查之前。另外，通过病史和查体我们可以确定可能诊断的验前概率①，帮助我们选择最合适的检查。好吧……血细胞还能从什么地方丢失呢？"

从临床推理的角度来讲，体格检查和诊断化验一样重要，它们对于每一种疾病都有一定的似然比②。主治医师应利用这个机会强调为什么查体和实验室检查一样具有价值，为什么其重要性排在化验之上。其理由包含在这个对话中。

"好，还有可能是红细胞被破坏掉了，比如说，溶血。"

"很好，保罗，你将怎么证实你的诊断呢？"

"外周血涂片。"

"不错，外周血涂片可以找到破碎红细胞。然后用下面的方法思考一下溶血的原因，从细胞内往细胞外想。首先，是不是血红蛋白异常？也就是说镰状红细胞贫血或 β-地中海贫血（即，珠蛋白生成障碍性贫血），血红蛋白电泳可以帮助作出诊断。然后，想一想细胞结构，是因为细胞膜骨架蛋白或锚联蛋白缺陷吗？外周血涂片中可有形态异常，血液科医生可以帮助我们鉴别诊断。第三，想一想跟红细胞有关的感染性疾病。是巴尔通体、巴贝氏虫、或疟疾感染吗？你可以看到红细胞内的包涵体。第四，细胞外的破坏性因素。有两种情况：对红细胞的机械性损伤，例如心脏瓣膜异常或血液透析患者；或者 TTP 和自身免疫性溶血，都是免疫介导的血细胞破坏。

"我们可以研究所有这些细节以便找出答案。不过现在，我想让你记住，处理贫血，先从'下水道'问题开始，排除失血，然后再行外周血涂片明确有无溶

---

①　验前概率是指患者在做某项检查前，患这种病的概率。不同患者不同情况下的验前概率是不相同的，医生对验前概率的估计是根据患者的病史、体格检查和他们的临床实践中遇到此类患者的概率来确定的。——译者

②　似然比（likelihood ratio，LR）是检查结果使验前概率提高或降低的多少，似然比为 1，表示验前与验后概率相同，没有必要做此试验。似然比 >1 表示在做试验后，患该病的可能性增大。似然比越大，患病可能性越大。——译者

血。你准备好'水龙头'这个话题了吗？"

基于红细胞解剖结构的方法，给学生提供了进行合理思考的途径，这比仅仅给他们一张随机罗列着各种病因的表格更高明。主治医师并未给出诊断溶血的所有细节，减轻了负担，让学生更容易接受新的方法。

"是的。"

"OK。红细胞在骨髓产生。我先带你去看看红细胞的一生，然后回到开头，看看哪些原因导致的贫血和水龙头有关。"

"我还没有读过这部分内容，您知道。"

"我知道。我把方法告诉你，你今天晚上回去再看书。红细胞的一生从干细胞开始。和其他细胞一样，最初的红细胞也有细胞核和胞质，细胞的体积不断增长，直到细胞核完成了它的职责——给胞质合成足够的 RNA。一旦它完成了工作，细胞核就被排出去了。这时的红细胞就准备被释放到外周血。在这一过程中，红细胞必须具有下列原料：要合成 DNA/RNA，意味着必须得有维生素 B_{12} 和叶酸进行单碳转运；为了完成合成血红蛋白这项工作，同其他细胞一样，得有甲状腺素促进代谢。最后，还要保证骨髓里没有其他对红细胞有毒性的物质。"菲德拉斯停下来。"保罗，来吧。你说说，是什么导致红细胞生成不够呢，也就是说，水龙头开得小的原因是什么呢？"

在病房里，学生们经常表现出来作为初学者的一个思维定势："我没有学过，所以可以不会。"主治医师应当引导他们一种新的思维方式："可以在病房边看边学，然后在它的指导下回去看书。"

"好。如果没有足够的干细胞，也就没有红细胞。"

"好极了。破坏骨髓干细胞的疾病，譬如说，一些血液肿瘤，像白血病、淋巴瘤、骨髓瘤或骨髓增生异常综合征和骨髓增殖性疾病。无论肿瘤的哪种，如果占据了骨髓的重要部位，把红系祖细胞挤了出去……贫血就会发生。记住，同样的，骨髓里没有毒物或感染也是重要的，像酒精性、药物性疾病和分枝杆菌感染。你该怎么检查骨髓确定诊断呢？"

"我想可以通过骨髓活检。"

"是的。这是一种有创检查，我们把它放到最后。不过对你来说，记住骨髓活检很好。顺便问一下，外周血涂片会有什么表现？红细胞会有什么异常吗？"

主治医师在进行鉴别诊断时，强调了方法选择上的次序，但在制定诊断计划时却没有。提醒学生骨髓活检是一项有创的检查，强调了本书第4章所讨论的"检查阈值"这个概念。

"我不知道。可能是正常的吧。"

"是的。通常是这样。红细胞大部分看起来很正常的，只有个别例外。如果骨髓被这些病态成分所占据，红细胞就被从骨髓排挤出来。被挤出来的红细胞形成了一种泪滴形的外观可以在外周血涂片中看到。还好你已经有了外周血涂片的概念了。"菲德拉斯停下来说，"如果造血干细胞正常，接下来会发生什么呢？想想红细胞是怎么成长的。"

"好。您提到红细胞得合成 RNA/DNA，这需要维生素。所以我想维生素 B_{12} 和叶酸的缺乏会是病因……噢，还有甲状腺素……您说过代谢是需要甲状腺素来驱动的。"

"好极了，保罗，记住这三种原因，胞质持续不停地增长，直到细胞核完成了合成 RNA/DNA 的使命，被排出去为止。那么我来问你，如果没有维生素 B_{12}、叶酸或甲状腺素，细胞核完成工作的时间将被延长还是缩短？"

"当然会延长。"

"好。那么细胞质变得越来越大的时间更长了还是更短了？"

"当然变长了。"

"那么，外周血涂片上红细胞的体积将怎么变化？"

"他们会变大……MCV 会增加。"

理解大细胞形成的原因可以让学生们更好地记起疾病的列表，即使在他们背过又忘了之后。

"没错，保罗。他们会变大。那么在红细胞的发育过程中，还需要干什么呢？"

"噢，需要铁，也就是说，把血红蛋白'塞'进去。"

"很好。那么我问你，如果你有两个可以伸缩的垃圾袋……也就是那种随着你放的垃圾会不断变大的袋子，"保罗点头。"哪个会变得更大呢？那个你放了很多垃圾的，还是那个只放了一点的？"

"当然是那个放了很多垃圾的袋子会更大。"

"那么，如果你有一个红细胞，里面的血红蛋白不够，不管是因为血红蛋白不正常，像地中海贫血，还是因为铁缺乏，那么和正常红细胞相比，它会变小还是变大？"

"变小……MCV 会变小。"

"对的。你差不多都会了。还有一件非常非常重要的事，你知道绝大多数细菌不能自己合成二价铁，而必须依赖于宿主的二价铁存活吗？"

"我不知道。"

"如果我们的祖先能找到一种方法，当他们感知细菌侵入身体时，能把铁转移出血液，不让细菌存活，这是不是很聪明？比如把铁存在网状内皮系统或类似的地方远离细菌和炎症？"

"我想他们就是这样的天才。"

"是的，保罗。就像原始人躲进洞穴一样简单，任何慢性炎症都可以让机体把铁隔离起来。结果就是，能塞进伸缩袋里的铁少了，袋子就变小了。这几乎和缺铁性贫血一样，但是实际上身体中铁的总量是增多的。身体中铁的总量可以很多，但就是没法放进红细胞里……。"菲德拉斯停下来，"那种情况下，红细胞会看起来怎么样呢？"

"变小……嗨，这就是慢性病贫血吧？"

"是的，保罗。但是，从生理学意义上讲，我更希望你把它看作慢性'炎症'疾病性贫血……因为必须得有一种炎症性疾病，而且病程达到慢性的程度，它才会发生。"保罗点头。"OK，保罗，我们再复习一下，你来给我讲。当你讲到水龙头这里的时候，我希望你从小细胞开始，然后是大细胞，然后才是正细胞性贫血。"

第一阶段结束了。在第二阶段开始前，主治医师这时让学生再回想一下刚才学习的方法，以保证他已经掌握了（反馈与考核）。

"好的。首先，要确定没有出血……部位上要考虑一下消化道、子宫、抽血、大腿和腹膜后。"保罗停下来想一想。"然后查一下外周血涂片，明确有没有红细胞破坏……也就是说溶血。以上是'下水道'的问题。"

"好的。那么'水龙头'呢？"

"然后看一下 MCV。从小细胞贫血开始。可能是因为没有足够的血红蛋白塞进'伸缩袋'，所以 MCV 下降可能是因为缺铁性贫血、慢性病贫血或像地中海贫血那样的血红蛋白病。"

"好，那大细胞性贫血呢？"

"好，如果 MCV 变大，我想是由于核发育迟缓，造成了胞质持续增大。比如维生素 B_{12}、叶酸的缺乏和甲状腺疾病。"

"很好。那么正细胞性贫血呢，也就是说，MCV 正常？"

"可能是因为骨髓的病变造成的，可能是肿瘤、感染或中毒……我们可能需要做骨髓活检。"

"干得不错，保罗。本方法的最后一步是，在三类'水龙头'问题的每种疾病之间作出鉴别。对于小细胞贫血来说，你该怎么鉴别缺铁性贫血、慢性病贫血和血红蛋白异常呢？"

"对于血红蛋白异常，我想要查血红蛋白电泳。对于其他两种，要做铁化验。"

"唔，你说的'铁化验'是指什么？"

"不知道，我真的没开过这项检查。我觉得写'铁化验'就可以吧，可能有血清铁。"

学生常常照抄上级医生爱用的俗语（例如"风湿全套"、"铁化验"、"广谱抗生素"），而他们其实并不明白其中的内容。如果你怀疑学生不懂，你就应该问一下她这些项目都包含什么内容，以确保他们真正理解了，还不是依葫芦画瓢。

"OK。注意两点。注意，当你自己开了那些'全套'检查，最后你会发现有些你根本不看或不需要。第二，看看血清铁，咱们来想一想。缺铁的时候，血清铁自然是低的，对吗？"

"对。"

"现在，再来看一下慢性炎症性贫血，记得我们在谈到病理生理时说的吗？这种情况下，血清铁该怎么变化？"

"哦。因为铁都被关起来了，所以也会低。"

"正确。所以说，你其实想看的是全身铁的总量，对吧？"

"是的。在慢性炎症性贫血的情况下，全身铁的总量是高的，但在铁缺乏的时候是低的。这项检查最适合用于鉴别两者。"

"所以说铁蛋白是最合适的，保罗。"

"喔，OK，铁蛋白是鉴别小 MCV 贫血的检查。我想维生素 B_{12}、叶酸和甲状腺素是区分大 MCV 贫血的方法。"

"是的，的确是这样。你想知道的是红细胞内叶酸，还有甲基丙二酸水平来明确有无维生素 B_{12} 缺乏。这个我们之后再谈。TSH 是针对甲状腺疾病的检查。那么正细胞贫血该做什么呢？"

"如果说，我们的方法到这时还没有查出明确的原因，我想我们需要做骨髓活检了。"

"很好，保罗。这样没有什么贫血诊断不出来了。并不是所有的检查都得在医院做，我得提醒你注意，要把患者的诊疗从住院到门诊过渡好。我们没能做完的，希望他出院后门诊的医生能接着我们的工作继续做。我们可以对这些问题做一些初始的评价工作，做一些在住院部更容易完成的事，然后，最重要的，和门诊的医生沟通好，这个患者什么做了、什么没做，保证患者完成他的诊疗。"菲德拉斯停下来，"之后还有一些细节需要讨论，今天这已经足够了。让我们说说最后一个患者吧。"

贫血的教学要点

1. 一个好的方法能让学生记住容易被忽视的诊断实验（本例中的外周血涂片、MCV 等等）。

2. 让学生知道导致贫血的两大原因：产生过少（水龙头）和丢

失太多（下水道）。这种模式对于其他问题的教学也很有用（例如电解质紊乱）。从下水道开始，强调需要先排除活动性出血，并保证早一点做外周血涂片（避免由于输血导致其准确率下降）。

3. 当讲到红细胞生成问题时，用病理生理学让学生们理解小细胞性、大细胞性、正细胞性贫血是怎么形成的。这可以让他们回忆起每种贫血的鉴别（如什么因素会影响红细胞核发育？这些都是能导致大细胞性贫血的原因），并强调从 MCV 出发去诊断贫血的重要性。

4. 如果查到最后还没有结论（通常是诊断不明的正细胞性贫血），就需要做骨髓活检了。很多问题可以在门诊解决，主治医师应该让学生知道哪些问题要在住院时解决，哪些问题可以放到门诊。很多学生一味地把"这个问题可以到门诊去看"作为"这个问题我们不想解决"的借口。即使是可以放到门诊去评估、解决的问题，主治医师也应该告诉学生哪一部分可以在住院时评估，并强调确保评估实施是团队的责任（住院与门诊的转诊衔接）。

❖ 低钠血症

目的

　　和贫血一样，低钠血症也俯拾即是，以至于主治医师可以随意选择时间去讲解。由于它太常见了，如果学生不理解其病理生理学成因、不会诊断和处理血钠异常，就不应算转过内科。

　　血钠异常的核心并不在血钠本身，而是水代谢紊乱问题，在讲授血钠紊乱的时候应该遵循这个原则。很多学生并不会把低钠血症和肾脏的病理生理联系起来，主治医师应该教会他们用病理生理的方法去思考问题，这不仅能把肾功能和血钠联系起来，还有助于学生去理解（而不是单纯记忆）诊断试验背后的病理生理知识。

场景、人物和缩略语

　　这是值班的前一天，处理完所有需要紧急处理的事情后，大家闲了下来，主治医师菲德拉斯于是有了充裕的时间给大家好好讲解血钠异常的问题。其他的人有医学生保罗，以及和他在一起的住院医师莫妮、实习医师史蒂夫。保罗正在汇报一个低钠血症患者的病情，正如对话中所指出的，组员们打算把问题拖到肾内科会诊时再解决。

　　对话中所用的缩略语如下：ADH＝抗利尿激素；GFR＝肾小球滤过率；JG＝肾小球旁器；JVP＝颈静脉压力；SIADH＝抗利尿激素分泌不当综合征；SVR＝全身血管阻力；T3＝三碘甲状腺素。

对话

　　"第三个问题是低钠，他的血钠水平是128，我们要请肾内科会诊。第四个问题是……"

　　"保罗，我打断你一下。请肾内科会诊这个主意听起来确实没错，但是请告诉我，我们在评估他的低钠血症方面做了些什么。"

　　学生们为了避免费力气去解决一个问题，常会请些没必要的会诊。如对话中的情形，主治医师首先认可会诊的潜在价值，但指出大家应该先试着自己解决问题。这样就强调了积极主动地处理临床问题

（而不是被动地请会诊）能节约花费提高工作效率（由于等待不需要的会诊会延长患者住院日），并且确保会诊能针对关键问题更有意义。

"实际上，我们还没有做太多的评价。我们把精力都用在处理他的心衰上了。"

菲德拉斯越过眼镜上方看他的住院医师莫妮，她接过主治医师的目光，低下头叹了口气。"是的。我很抱歉。值班那天我们被折腾得够呛，我们的时间都花在处理心衰上，我知道我们应该也讨论一下这个问题。"

"没关系，我明白。你们抓住了主要矛盾。不过我们还是应该讲一讲如何处理低钠血症。保罗，你同意吗？"保罗点头。"莫妮，你呢？"

"当然，我们确实需要。"

"OK，保罗，你再告诉我一下这个患者的血钠浓度是多少？"

"128。"保罗回答。

"不。我说的是，浓度是多少，在每个数值后面都有一个单位。"

"对不起。血钠浓度是 128mmol/L。"

"很好。我知道毫当量，每升的什么？"

"水，我想是。"

"对了，保罗，这是问题的关键。血钠紊乱并不是钠的问题，而是水的问题。"保罗点头。"OK，保罗，你是怎么处理低钠的呢？"

主治医师并没有在吹毛求疵。他强调"浓度"，把学生的注意力从分子（钠）转向分母（水）。

"我想我们要从评估患者的容量状态开始，是低容量、高容量，还是等容量。"

"你怎么评估呢。保罗？"

"说实话，我不知道。我猜可以看一下颈静脉压，或者皮肤弹性。"

"OK，这里我给你们介绍些经验。"菲德拉斯停下来。"莫妮，除了老年人之外你见过多少患者出现明显的皮肤弹性下降？"

"确切说，除了老年人——没有。"

"所以，那是考试的正确答案。我们要客观地看待体格检查的长处和局限性。你知道的，保罗，我个人非常提倡体格检查，它可以拉近你和患者的距离，可以指导你如何选择正确的检查而不是毫无目的地撒大网。我会在月初给你讲讲什么是有用的方法，什么是没用的……有用是指这种方法的阳性似然比高，而阴性似然比低。"菲德拉斯停了一下。"皮肤弹性并不是一种有用的方法。让我们来讨论一下这方面的生理知识，或许你们能找到更好的方法。"

查体是需要强调的事，它既节省花费，又能拉近和患者之间的距离。然而盲目地推崇查体也会起反作用。学生一旦发现某项查体没有用，就可能全面否定查体的重要意义。正确的做法是，肯定查体是很有意义的（用它们的似然比来判断），也要实事求是地承认有部分可能意义不大。

"好的。"莫妮说。

"OK，保罗。还记得我们上周讲过的怎么诊断肾衰吗?"

"是的……我记得。"

"好的。我们再把它过一遍，这次我们要注意血钠。低钠中的一种类型是低容量。我想你的意思是脱水，是吧?"

"是的，我想是这样的。"

"OK。举个例子，如果你生病了，得了流感，不想吃饭、喝水。如果脱水的话，你静脉里的血容量是怎么变化的呢?"菲德拉斯边说边画了一张图（图7-4），指着图上的 A 点问。

"当然是下降。"

"当静脉血容量下降，心脏的前负荷怎么变化?"菲德拉斯指着图上的 B 点（见图7-4）。

"也会下降。"

"前负荷降低了，每搏输出量怎么改变变? 想想公式6。"

"会降低。"

"每搏量降低了，心排血量呢?"菲德拉斯指向图7-4上的 C 点。

"会下降。"

"随着它的下降，肾小球的肾脏灌注会如何?"

"会减少。"

"还记得吗，如果滤出的钠的总量减少，球旁器会相应地增加肾素的分泌。所以如果滤过率下降，到达球旁器的钠就少了，那肾素的水平会怎么样变呢?"菲德拉斯指着图7-4上的 E 点。

"会升高。"

"很好，保罗。我想下一部分你也记得，我们快点过。肾素升高了，血管紧张素Ⅰ和血管紧张素Ⅱ会怎么样?"

"都升高。"保罗答。

"记得血管紧张素Ⅱ会做两件事吧。第一，'紧张血管'——也就是说增加 SVR 以适应心排量的下降。记得公式4吧?"保罗点头。菲德拉斯在图上的动脉中画了一个狭窄的标记（点F），"而且它会使醛固酮增多。保罗，我想你知道这些，我要给你一个机会表现一下。醛固酮是做什么的，为什么?"菲德拉斯画出了肾小管细胞，边说边指着图7-4上的 G 点问。

"醛固酮会增加钠的重吸收。它会使体液储存在体内以纠正前负荷的不足。"菲德拉斯从 G 点到 A 点画了一道线，关闭了这个环路。

"做得好，保罗。我知道你确实懂了。"

"噢，我已经用这种形象的方法练习过了……就像您所说的。"

"太棒了，但是还有一个问题，如果醛固酮升高了，为什么血钠会降低而不是升高呢？我的意思是，如果把你扔到沙漠里，你的血钠浓度一定高爆了。但是，为什么得了流感的脱水患者，血钠浓度反而会低呢？"

主治医师预料到了这个问题学生还没有想过，但某天他会想到的。当学生学到高钠血症的时候，他会发现脱水是最常见的原因，这就会带来困惑："低钠和高钠都是由脱水引起的？"

保罗抬起头，"我不知道。"

菲德拉斯等了一下说，"你再想想。"他又等了一会。"想想血钠异常时，分母出的问题。如果钠的浓度低，尽管钠被肾脏拼命地重吸收回体内，但还有一种可能性。"

"唔……水……哦，我知道了，他喝了很多水。"

"是的，保罗。当你感冒的时候喝什么？"

"冰棍……雪碧……"保罗回答。

"没错。这都会让你得到大量的多余的水，而不是盐。那么，你生病时，你母亲会让你吃什么？"

"鸡汤。"

"对的……鸡汤里有很多盐，可以平衡你摄入的多余的水。妈妈可比你高明。"保罗点头。"给你妈打个电话告诉她这一点。所以，保罗，导致一个脱水的患者血钠低的原因只是一个，就是他摄入了大量多余的水。在讲完低容量性低钠之前，我再问一下，如果醛固酮升高，尿钠浓度怎么变化？我的意思是，如果所有的钠都从尿里被重吸收到体内？"

"会降低。"

"对。先记住这件事并暂时放在一边。现在，我们再讨论一下高容量性低钠。莫妮，这部分的病因通常是什么？"

"心脏病、肾病、肝硬化。"莫妮回答。菲德拉斯等了一下，透过眼镜上方看了看她。莫妮继续说："OK，是充血性心衰、肾病综合征和肝硬化。"

"好。它们的共同点是什么？"

"体液流向了第三间隙。"

"那么，保罗。随着体液流向第三间隙，静脉中的容量会发生什么变化？"菲德拉斯指着图上的 A 点说（图7-4）。

"会下降。"

"再重复一遍我们刚才学的，一直说到醛固酮。"

"好吧。随着静脉里血容量减少，前负荷下降……所以每搏量、然后是心排量下降。"保罗边说，菲德拉斯跟着他说的指着图上的字母；先是 A，然后是 B，然后到 C。"随着心排量下降，GFR 会下降……"菲德拉斯指向 D。保罗继续说，"……于是，肾素、血管紧张素Ⅰ、血管紧张素Ⅱ升高，最后，醛固酮升高。"

"没错。那么这些患者的血钠浓度是怎么变低的呢？"

"我想是通过某种途径——他们得喝很多水。"

"是的，保罗，干得不错，和低容量性血钠一样。那尿钠会是什么样？"

"哦，由于醛固酮升高，尿钠也会降低。"

"所以说，在这里查体就有用了。如果尿钠低，那你就得在低容量和高容量这两类之间鉴别，查体会告诉你答案。好，我们最后讨论一下等容量性低钠。保罗，这里有一个快速记忆法：RATS。肾小管损伤（Renal tubular damage），阿狄森病（Addison），甲状腺功能低减（hypothyroid），然后是 SIADH。"

"耶，我知道 SIADH，"史蒂夫说。"但是我一直不懂 SIADH 是怎么会是等容量的。"

大多数的学生盲目接受"等容量性低钠血症是 SIADH"，但很少有人知道为什么。如果他们懂了，他们会理解为什么尿钠对于诊断很有意义，也会记住病理生理基础与之相同的其他疾病（肾小管损伤、甲状腺功能低减和阿狄森病）。

"很有趣，不是吗，史蒂夫？医学上很多东西不是过量就是不足，但 ADH 不是这样，它是'不当'。"菲德拉斯停了一下。"我的意思是，我很喜欢 ADH……一个好小伙子，衣冠楚楚，只是，有时候……'不合时宜'。"保罗笑了。菲德拉斯继续说。"开个玩笑……OK，我们来看一看，帮你理解。"菲德拉斯指着图 7-4 上肾单位的远端小管说。"ADH 把远端小管的'水渠'都打开了，肾髓质的高渗透压力会把多余的水都吸收到体内来。这个你记得吧，保罗？"

"当然。"

"OK，所以说如果更多的水被吸收到体内，静脉血管内的容量就多了。"菲德拉斯指着图 7-4 上的 A 点说，"保罗，请你再顺着走一遍一直到醛固酮那里。"

"OK……好，由于静脉里的容量增加，前负荷上升。前负荷上升使每搏量增加，从而使心排量增加……这进而会增加肾脏的灌注。"保罗一边说，菲德拉斯的笔随之顺着字母 A、B、C 一路指下去。"这会使到达球旁器的钠的总量增加，这会……"保罗停了下来。菲德拉斯的笔留在了图上的 E 点。保罗想了一会，"减少肾素的分泌。"

"没错，保罗。这最终会对醛固酮有什么影响呢？"

"哦，血管紧张素Ⅰ、血管紧张素Ⅱ下降，所以醛固酮下降。"

"如果醛固酮的作用不在了，钠的重吸收呢？"

"会下降。"

"尿钠会怎样？"

"升高。"

"和其他两种类型完全不同，唔？那两种都是尿钠降低。"

"真的啊。我想我们该查一下尿钠，唔？"

"这个计划听起来不错。但是保罗，患者为什么会是等容量的呢？我的意思是，多余的水被肾脏吸收到体内，这可以解释低钠，但为什么患者的血容量不高呢？"

"我也很困惑啊。"

"想一想醛固酮和钠的重吸收。"菲德拉斯等了一下。

"OK……是因为没有了醛固酮的作用……哦，我们由于醛固酮低的缘故，把吸收到体内的多余的水分等量地排出去了。"

"没错，保罗。那么我们这种也讲完了。记住，皮质醇和T3都是传递给脑部的负反馈信号，能减少ADH的释放。当你缺乏他们中的任何一种，也就是甲状腺功能低减和阿狄森病，你就会出现SIADH了。那么为什么远端肾小管的损害也会导致类似SIADH呢？想想ADH是怎么起作用的。"

"我想，是由于小管细胞的损伤，以致形成了类似于水的通道那样的东西。"

"对，保罗。OK，我们看看他的尿钠怎么样吧。我猜是高的。你回去好好看看SIADH的病因吧，尤其是跟肺有关的，我想你会发现这非常有意思。"

低钠血症的教学要点

1. 强调血钠异常其实是水的异常。低钠血症是由于多余的水造成的，有可能是肾脏对水的回吸收增加，也可能是患者摄入的水太多。

2. 讲解低钠血症像一场设计好的互动游戏。主治医师要有事先准备，预测哪些地方会让学生产生疑问。只有十分自信的学生（极少）有勇气提出问题以寻求解答，所以主治医师需要准备好自己提问他们不敢提的问题。

3. 学生会难理解为什么脱水会导致低钠（脱水同样也会造成高钠）。强调自由水的摄入增多，用"生病时喝鸡汤"的例子可以帮助学生理解这个问题。

4. 学生会被SIADH难住：为什么既然肾脏把多余的水拉回体内，病人不是高容量而是等容量。用病理生理基础上的苏格拉底式提问的方法，主治医师说明SIADH时确实增加了多余水分的吸收，但是醛固酮也降低了（钠和水的重吸收减少），这抵消了由于ADH升高导致的容量增加。

5. 学生可能不明白为什么心衰和其他能让体液流向第三腔的疾病（如腹水）会不停地产生 ADH（低钠血症的原因），因为这时的低渗透压应该停止 ADH 的生成。教学的关键点是强调 ADH 的产生是由渗透压和容量灌注双重调控的。当这两种因素合并在一起的时候，例如在心衰的情形下，容量占了上风。于是，心衰的时候由于低灌注，即使在渗透压很低的时候，ADH 也不停地生成。

6. 教学高钠血症和低钠血症很类似，也需要强调了肾脏病理生理的重要性。

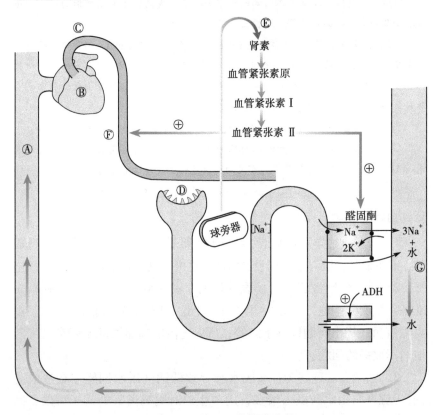

图 7-4　肾素 – 血管紧张素轴

ADH = 抗利尿激素；JG = 球旁器；A = 回到心脏的前负荷容量减低；B = 前负荷下降导致心脏每搏量下降；C = 每搏量下降导致心排量下降；D = 从心脏排出的血减少，血压下降，肾小球滤过率下降；E = 流经肾小球的血量减少导致运送到球旁器的钠减少，球旁器相应地使肾素分泌增加；F = 肾素增加最终会使血管紧张素增加，后者会增加血管阻力，血管阻力增加与心排量下降相平衡，使平均动脉压保持在正常水平；G = 升高的肾素最终会升高血管紧张素水平，刺激产生醛固酮，醛固酮增加钠的重吸收，然后是水的重吸收，以维持静脉中的前负荷

❖ 糖尿病

目的

　　糖尿病最适合在门诊进行诊治，因为医生应该根据患者的日常生活环境来调整血糖水平。然而糖尿病是住院患者最常见的合并症，也是患者在转诊过程中常出现纰漏的原因。不管是患者入院还是出院，医生在转诊交接时往往沿用之前的胰岛素用量，而患者在入院时往往因为疾病进食减少，出院时又由于病情好转进食量增加，如果不及时调整胰岛素用量，会带来很多问题，住院部的医生团队必须关注这一问题。另外糖尿病容易出现肾脏合并症，肾脏滤过率的改变会影响体内胰岛素水平，增加低血糖风险。

　　糖尿病的教学要围绕胰岛素产生与清除的病理生理机制来进行。在讨论过程中，主治医师还需让学生了解为什么糖尿病会造成器官损伤。这篇对话重点是住院患者合并糖尿病的处理，其他关于糖尿病酮症酸中毒和非酮症性高渗性昏迷的话题也应该是常规话题，但由于篇幅所限，不包括在本篇内。

场景、人物和缩略语

　　小组今天下夜班，由于收的新患者比平时少，主治医师有额外时间来讨论糖尿病。这是小组成员一个月轮转的开始，主治医师菲德拉斯，选择在这个时候讨论这个话题非常明智，因为在今后的轮转中，他们会经常遇到合并糖尿病的患者。医学生保罗，正在汇报他昨晚新收的患者，住院医师莫妮和实习医师史蒂夫在旁听。保罗汇报完患者的主要问题后，开始谈其他有待解决的问题，其中之一就是糖尿病，但他史蒂夫绕开了糖尿病的处理，把它交给了会诊医生。

　　对话中用到的缩略语如下：ACEI＝血管紧张素转换酶抑制剂；AGE＝晚期糖基化终产物；DCCT＝糖尿病控制与并发症研究；LDL＝低密度脂蛋白。

对话

"第四个问题是糖尿病，我们会根据她的血糖水平调整胰岛素用量并请内分泌科会诊。第五个问题是……"

"保罗，我打断一下。对于她的糖尿病你们有什么计划？"

"噢，我还不确定。我们会继续她入院前的糖尿病用药，就这些了，还需要做别的吗？"

"莫妮，今天我们有时间讨论糖尿病吗？"

"肯定有，就剩2个患者了，大约需要20分钟，还有5分多钟的教学时间。"

"很好。那就够了。保罗，你首先需要知道的是，你体内的蛋白质有三种与生俱来的重要特征。"菲德拉斯边说边画了一条曲线。"首先，蛋白质很小。其次，它们带负电荷——这很重要，保罗。你可以把体内所有的蛋白质都看作是带负电的，除了带正电的抗体以外。"菲德拉斯停下来，在被当作"蛋白质"的曲线周围画上代表负电荷的减号。"第三，蛋白质不会与又长又黏的碳链相联接。所有这些，保罗，可以防止你体内的蛋白质聚合并黏在一起，不让它们阻塞你的血管。"

"OK。"保罗回答，琢磨着为什么要讲这些。

"那么保罗，如果你把糖放进一杯水中会怎样？"菲德拉斯画了一个盛满水的玻璃杯。

"您会得到一杯糖水。"

"对，就像你喝的汽水一样。那么你再加入更多的糖进去会怎样？"

"糖就会结晶并析出。"

"正确。就像你喝没加糖的麦片粥一样，不是吗？你把糖加进去，然后会在碗底吃到没融化的糖粒。"

保罗笑了，"我可以想象得出。"

"如果在血液中放入过多的糖，也会发生同样的事……它们会析出。不同的是，你的体内没有瓶底，糖会析出在蛋白表面。"菲德拉斯画了一些波状线在之前代表蛋白质的曲线外围，"它会做三件事。首先，它让蛋白质变大了。第二，它绝缘了表面的负电荷，蛋白质们不再相互排斥了。而且，第三，它把又大又黏的碳链联接到了蛋白质上，于是蛋白变黏了。这些，保罗，我们把它们叫做晚期糖基化终产物：AGE。"

学生像背菜单一样机械地背诵糖尿病的并发症。从病理生理开始讲解糖尿病，可以让学生更好地理解疾病，并强调控制血糖的重要性。

"唔。"保罗努力跟上主治医师的思路。

"所以说，保罗，这就是理解和预防所有糖尿病并发症的关键所在：防止AGE 产生。"

"喔，那应该怎么防止？"

"好的，等我们讨论完了你就明白了。"菲德拉斯转向史蒂夫，让他也加入讨论。"史蒂夫，糖尿病的并发症有哪些？"

"周围神经病、肾衰、视网膜病变、周围血管病和心脏病。"

"列得不错。我再加一条，糖尿病是一种免疫抑制状态。"

"真的吗？为什么呢？"史蒂夫问。

"注意听，一会儿你们就明白了。"菲德拉斯回答。"首先，保罗，该你了，AGE 最容易阻塞体内什么样的血管呢？大血管还是微血管？"

"当然是微血管。"

"没错，你知道，我们从大动脉开始——主动脉——随着其分支到外周，变得越来越细。那么最细的血管在什么位置呢？近中心，还是外周？"

"外周。"

"确实是。所以我们认为供给最细神经的最小血管——神经血管——可能最先受累，你觉得呢？"

"当然。"

"那么，体内最长的神经是什么呢？它最长所以能伸到身体的最远端，供应它的血管也最容易被 AGE 阻塞。"

"到脚上的腓神经。"保罗说。

"对，那么第二长的神经是什么呢？"菲德拉斯伸出胳膊。

"到手上的神经？"保罗回答。

"没错，那么，第三长的神经呢？那是一条'漂泊流浪'的神经……"。

史蒂夫笑了。保罗回答道："是迷走神经。"

"那么糖尿病神经病变最容易出现在哪里？保罗。"

"噢，手和脚……手套袜套样改变。唔，我之前不知道其中的原因，我只是背了这个说法。"

"然后，是迷走神经病变，"史蒂夫插进来说道。"迷走神经病变会导致胃轻瘫，还会让患者在心肌梗死的时候感觉不到疼痛。"

"说得好，史蒂夫。"菲德拉斯点头赞许。"史蒂夫看来你是这方面的高手。"菲德拉斯画了一张肾单位的图，入球小动脉越来越窄，最后过渡成出球微动脉（图7-5）。"史蒂夫，这是个肾单位，不是《异形魔怪》里的怪虫。"史蒂夫喜爱这个比喻，笑了起来。"现在，我把凯文·培根也给你画上。"菲德拉斯在肾小球的顶端画了一个小人。"史蒂夫，这两种小动脉中，哪种更容易被 AGE 阻塞呢？粗一点的入球小动脉，还是细一点的出球小动脉？"

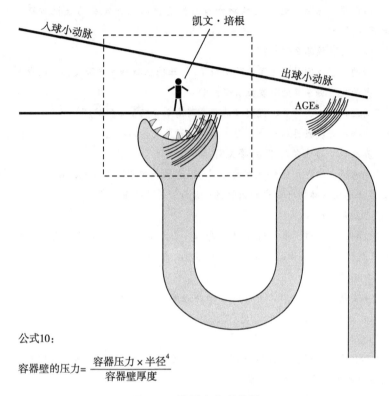

公式10：

$$容器壁的压力 = \frac{容器压力 \times 半径^4}{容器壁厚度}$$

图7-5　糖尿病患者的肾

AGE = 晚期糖基化终产物

　　显然，电影《异形魔怪》和凯文·培根对于学习糖尿病和肾病没有任何关系，但可以调节气氛，让学生轻松一下，更关注原则性问题，而不是细枝末节。

　　"细一点的……唔……是出球小动脉。"

　　"对。那么小球内压力会怎么变化呢？"菲德拉斯指着图上的凯文·培根说。

　　"升高。"史蒂夫回答。

　　"对。记得公式10吗？拉普拉斯定律，密闭容器中压力是如何变化的？"菲德拉斯可以看出来，这个让他们有一点费解。"不记得？OK，记住，容器壁的压力越高，它发生爆炸的危险越大。在医学上，这种情况就很糟糕了。壁的压力等于容器中的压力乘以半径的四次方……再除以容器壁的厚度。"菲德拉斯围绕肾小球画了一个虚线框，把凯文·培根也圈在里面。"那么，史蒂夫。让我们设想一下，肾小球在这个容器里。当出球小动脉被AGE堵住了，其内部的压力怎么变化呢？"菲德拉斯指着虚线框的中间说。

"升高。"

"壁的压力会怎样？"

"也升高。"史蒂夫回答。

"那么，肾单位肯定不能缩小它的内径，它只有两种选择，要么随着管壁的压力增加爆炸，要么为了适应管壁压力上升而……"菲德拉斯指着公式 10 的分母说。

"增加管壁的厚度。"史蒂夫说。

"说得好，原因就这么简单。我们所说的'增加'管壁的厚度就是肾小球硬化，也就是你所学到的糖尿病的肾脏病理表现"。菲德拉斯在肾小球上画了几条线。基础医学的这部分内容的讲解激起了保罗的兴趣，倒并不是因为他对病理有什么兴趣，而是他发现基础阶段的学习现在看来是有用的。"在短期内这是好事，因为这总比肾小球爆炸要好吧，但时间长了，硬化的肾小球最终会丧失滤过功能，其后果就是肾衰竭。OK，莫妮，轮到你回答问题了。为了防止糖尿病肾小球损害，我们该做什么呢？"

把糖尿病和肾小球的病理生理联系在一起，可以让学生理解 ACEI 使用的重要性。

"好，首先要严格控制糖尿病，阻止 AGE 的生成，还有 ACEI，它们对出球小动脉的扩张作用更明显，所以可以降低肾小球内的压力，延缓肾损伤。"莫妮说。

"嗨，那就是我们要做的，我们应该开始给她用 ACEI！"保罗叫道。

"你认为呢？"菲德拉斯问，"莫妮？"莫妮点头表示同意。"现在说说血管病变吧。保罗，人体内是怎么去除胆固醇的？"

"通过 LDL 把它们带到肝脏里，然后在肝脏中被分解掉。"

"那么 LDL 是结合在它在肝的受体上的，不是吗？那些 LDL 受体是由什么组成的？"

"蛋白质……噢，您的意思是说，这些蛋白也被糖基化了？"保罗推测道。

"没错。如果它们的受体无法工作，LDL 就会把胆固醇四处堆积。"

"比如说动脉壁上，"史蒂夫点头，"就会导致冠心病。但我还是不明白免疫抑制状态是怎么回事。"

把糖尿病与高脂血症之间用病理生理学知识联系起来，可以让学生更好地理解糖尿病是心血管的危险因素，所以强化降脂应该从出院前开始并过渡到门诊治疗。

"好，白细胞的表面是什么？也就是说，白细胞如何辨认它们吞进去的抗原？"

"噢……"史蒂夫记道，然后继续说，"白细胞表面的蛋白也被糖基化了……

这影响了它们的功能。我知道了。"

"那么，保罗，你知道蛋白质会更新，大约几个月更新一次，那么是不是有一种方法去检测糖基化的水平呢？想想血红蛋白 A_{1c}？"

保罗微笑着说，"这就是为什么我们要监测糖化血红蛋白 A_{1c} 吧。嗯，我之前只知道要这么做，但不知道为什么。"

"是的，保罗。现在你理解了 DCCT 告诉我们的——控制了 AGE，就控制了并发症。现在，把注射胰岛素取消吧。把她在家的用药减半，因为我想在接下来的几天，她的进食量肯定比在家少。然后，每天查 3~4 次血糖，根据血糖水平调整中效和短效胰岛素的用量。这个计划怎么样？"

"那 ACEI 呢？"

"也不错，可以在出院前给，保罗。我们还需要给她请足部医疗科和眼科的会诊，我想你现在应该知道为什么。"

理解糖尿病的病理生理机制后，学生自然会重视足部医疗科和眼科的会诊，让患者顺利过渡到门诊治疗。

糖尿病的教学要点

1. 从高血糖和蛋白质糖基化（AGE）的联系开始更好地理解糖尿病及其并发症。

2. 一旦学生能理解高度糖基化蛋白质（例如糖化血红蛋白 A1c 升高）和糖尿病的关系，也就不难理解糖尿病治疗的原则是控制血糖。

3. 由于医院里工作繁忙，学生会倾向于治疗数字（让检验数值正常），而不是治疗患者。血糖控制过度会导致低血糖，这是住院糖尿病患者面临的最大风险。在血糖问题上，应鼓励学生在住院期间把标准"适当放宽"，给患者制定一个良好的计划，顺利过渡到门诊，让患者出院后更严格地控制血糖。

4. 学生不容易把糖尿病看成是一种免疫抑制疾病，主治医师在糖尿病的讲解中要注意把"中性粒细胞的糖基化"和"免疫抑制"联系起来。

❖ 肾功能衰竭

目的

　　肾功能衰竭是病房最常见的临床问题之一。本章节着重强调两个目标：掌握肾前性、肾性和肾后性病因的鉴别诊断思路；理解基于病理生理基础的治疗方法。由于篇幅限制，本段对话仅涉及院内肾功能衰竭的两大最常见病因—肾前性和肾后性肾功能衰竭。当然，主治医师们最终也应该形成一个肾性肾功能衰竭的教学脚本。

场景、人物、缩略词

　　这段对话发生在日常主治医师查房时，实习医师史蒂夫已经下夜班。参与查房的人员包括主治医师菲德拉斯、住院医师莫妮和医学生保罗。

　　这段对话中使用的英文缩略词及其对应的中文全称包括：ACEI = 血管紧张素转化酶抑制剂；BUN = 尿素氮；FENA = 滤过钠排泄分数；FEUA = 尿酸排泄分数；FEUrea = 尿素排泄分数；SVR = 体循环阻力。

对话

　　"菲德拉斯医生，第一位患者是惠灵森先生，62 岁，主要表现为下腹部疼痛和肾功能衰竭。"

　　在听取了保罗汇报患者夜班病情变化、最新体格检查和化验结果后，菲德拉斯意识到保罗对该患者的肾功能衰竭情况还没有充分掌握。于是他进一步问保罗："你对惠灵森先生的肾功能衰竭有什么想法？"

　　"不是很清楚。我记得昨天我们曾经讨论过这个问题，但因为是史蒂夫的患者，我记不清讨论了些什么了。"

　　耐心是主治医师的教学技巧之一。当我们面对能力相对弱一些的医学生和住院医师时，我们需要控制自己的情绪，毕竟他们与主治医师的水平还有差距，否则他们也不会来培训。菲德拉斯希望病房团队中的每一位成员都有责任了解其他医生所管患者的病情，保罗的表现让他有些生气，但他并没有表现出来，而是再次表达了他的期望，并以此为契机告诉保罗如果不这么做的不良后果，使他理解这一期望的重要性。然后才继续讨论这个患者。

"保罗，我都你解决这个问题。但是请记住，我在月初交接班的时候就曾经提到，要求你们每个人都要了解其他医生所管患者的病情。这点很重要，如果我们不了解，那么他们的主管医生下夜班休息的时候，他们的治疗就会被延误甚至中断。"

"我明白了，很抱歉"，保罗表达了他的歉意。

"没关系，犯一次错误不要紧，只要能改正，以后不再犯类似的错误就好。我们继续讨论惠灵森先生的病情吧。你以前见过肾衰患者是如何处理的吗？"

"呃，还真没见过，我从来没有真正学习过肾衰患者的处理流程，我们通常会请肾内科医生会诊，您是想让我请会诊吗？"

"对，可以请肾内科会诊。但我们要想想请会诊前还可以做些什么。如果我们能够先理清思路，使问题更有针对性，就能从会诊中学到更多的知识。"菲德拉斯停顿了一下，随后问保罗："你有音响吗？"

"有。"

"带扬声器需要接上电源的那种？"

"是的，"保罗回答道。

"好，问个问题，如果你的音响不出声了，你首先会怎么办？"

"检查有没有接上电源。"

"非常好，你已经向答案迈出了一大步，"菲德拉斯开始画图（图7-6所示），

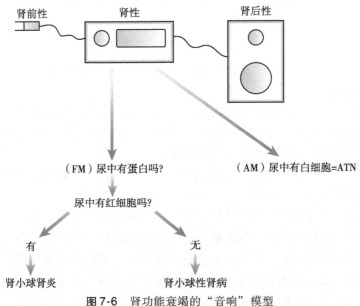

图7-6　肾功能衰竭的"音响"模型

ATN = 急性肾小管坏死

边画边说："如果没有电，音响就不会响，同样道理，如果没有血液，肾脏就不会产生尿液"。

"噢，懂了。"

"那么，如果音响还不响，接下来怎么办？"

"我想我可能会买一个新的，或者打维修电话。"

菲德拉斯笑了："这就类似于肾移植或请肾内科会诊。不过再想想你还能做什么呢？仔细想想整条线路的连接。"

保罗想了一会儿，回答说，"我会检查喇叭有没有连接上。"

"非常好，声音需要通过喇叭才能传出去。同样道理，经肾脏产生的尿液需要经过一定途径才能排出体外，这一途径我们称之为肾后途径。"（见图7-6）。菲

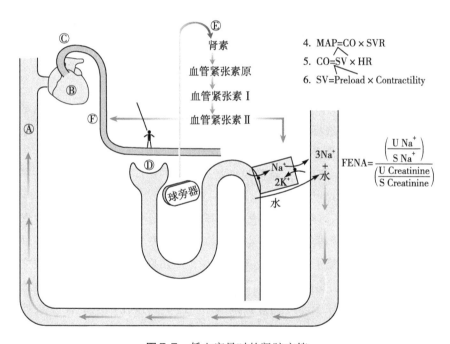

图 7-7 低血容量时的肾脏应答

FENA = 滤过钠排泄分数；HR = 心率；JG = 肾小球旁器；MAP = 平均动脉压；S = 血清；SV = 每搏输出量；SVR = 体循环阻力；U = 尿液；A = 回心血量减少；B = 回心血量减少导致每搏输出量减少；C = 每搏输出量减少导致心排血量减少；D = 心排血量减少导致肾小球滤过率减少；E = 肾小球滤过率减少使球旁器钠离子浓度降低，刺激球旁器分泌肾素增加；F = 肾素最终使血管紧张素水平增高，增加血管阻力平衡心排血量减低，维持平均动脉压在正常水平；G = 血管紧张素促进醛固酮分泌，醛固酮增加钠重吸收以保证前负荷

德拉斯继续画图，然后接着说，"和你一起复习一下尿液排泄的每一个步骤：从肾脏到输尿管到膀胱，男患者经过前列腺、尿道然后排出体外。接下来再想想，如果电源和喇叭都检查过了，还是不响怎样办？"

"哦，那我估计会考虑是音响本身的问题了"。

"对了，这时需要打开机器盖子看看里面出了什么问题。"

"噢，明白了，但我们怎样来区分这些病因呢？"

"非常好的问题，这才是你的临床思维所在。"

"是么？我的临床思维？"

"是的，保罗，临床思维是我们内科医生的'手术刀'。临床决策建立在你对患者疾病验前概率估计的基础上。不是所有患者的肾功能衰竭一开始就考虑肾脏本身的问题。有一些原则：住院患者最常见的是肾前性因素，尤其是患者入院前有进食水明显减少的病史。对于老年男性、既往有肾结石或下泌尿系外伤病史的患者则要首先想到肾后性因素的可能性。"菲德拉斯停顿了一下，继续说："对于所有的患者，我都可以直接告诉你诊疗方案。但对我来说，最重要的是带你感受和体会整个思考过程，让你学会方法，而不是死记硬背。"

主治医师结合实例告诉了医学生们验前概率不仅能够帮助得出最终诊断，而且在选择检查评估顺序方面也发挥着重要作用。

"我懂了。"保罗回答道。

"我给你画一幅图"，菲德拉斯边画图7-7边问，"这是什么？"

"是一个肾单位"。

"呃……差不多吧。这是电影《异形魔怪》里潜伏在地下的残忍凶手'怪虫'，我再给你画个英雄'凯文·培根'，"菲德拉斯随即画了个小人。保罗笑了，菲德拉斯继续说，"如果你坚持，那还是叫它'肾单位'吧，让我把它画完。"随后画出了静脉系统、连接到心脏、再从心脏发出动脉、连接到肾脏系统。"这不是按比例画的，当然如果你是个肾内科医生，需要画得更漂亮一些。"保罗又被逗乐了。"好了，不开玩笑了。我们先说肾前性吧，如果患者存在消化道出血、腹泻或频繁呕吐、或进食水减少，所有这些因素会导致血容量发生什么变化？"菲德拉斯指了指图7-7的A处。

"都会引起血容量下降。"

"很好，你还能想出其他引起血容量下降的原因吗？"

保罗认真地思索着。5秒钟后，菲德拉斯转向莫妮说，"莫妮，这个问题比较难，你有什么想法吗？"

"如果血浆成分从血管渗出，也会导致有效循环血容量下降，比如腹水、外周水肿等。"

"合作默契！非常好！我们提到的这些因素都会导致有效循环血容量下降，那么怎样区分这两种引起血容量下降的原因呢，尤其是在体征上？"

"如果是后者的话，患者会有水肿，而前者不会。"

将体格检查与鉴别诊断联系在一起，融入本次教学内容中，有利于引导学生在以后的临床工作中更关注体格检查，从而帮助临床诊断。

"很好。我们可以改天再细谈水肿的事"。菲德拉斯心里想着哪天提到低钠血症时可以再重提这个问题。"这些原因都会导致有效循环血容量下降，那么回心血量会怎样变化呢？"菲德拉斯指了指图 7-7 的 B 处。

"会减少。"

菲德拉斯随后在图中写出了三个公式（4、5、6），问保罗："还记得这个公式吗？（公式 6）每搏输出量 = 前负荷 × 心肌收缩力？"保罗点了点头。菲德拉斯继续问："那么根据这个公式考虑一下，如果回心血量减少，每搏输出量会怎样变化？"

"会减少"

"非常好，再看这个（公式 5），心排血量 = 每搏输出量 × 心率，想想心排血量会怎样变化？"

"也会减少"。

学生都学过这些公式，通过将这些公式与临床问题相结合，能够很容易让他们认识到从生理学角度思考临床问题的意义所在。

"太棒了，假如心排血量减少，那么流向'凯文·培根'这里的血容量会怎样变化呢？"菲德拉斯指向肾小球处的小人'凯文·培根'。

"也会减少"。

"很好。假如将肾小球想象成一个盒子，里面装着'凯文·培根'，"菲德拉斯用虚线将图中的肾小球框起来。"如果流到这个盒子的血容量减少，那么'凯文·培根'处的压力会有什么变化？"菲德拉斯指向图 7-7 中的 D 处。

"会下降。"

"随着压力的下降，从肾小球滤过的液体量会怎样变化？"

"会减少"，保罗停顿了一下，恍然大悟，"原来是这样，我明白为什么尿量会减少了。"

"确实如此。还有几个问题，看你是不是真得懂了。通过肾单位这个地方的容量怎样变化？"菲德拉斯指向图 7-7 的 E 处也就是远曲小管处问。

"当然也会下降"。

"很正确。让我们再来复习一下以前学的知识。如果这个部位的钠离子浓度降低，那么位于肾小球旁边的'球旁器'会分泌一种激素，也就是肾素。"菲德拉斯停顿了一会让保罗有时间消化。"能理解吗？"保罗点了点头。"我们接着说，肾素将血管紧张素原转化为血管紧张素Ⅰ，你知道有Ⅰ那么必然有Ⅱ。血管紧张素Ⅰ可以转变成血管紧张素Ⅱ。血管紧张素Ⅱ有两方面作用。"

保罗冒出一句："促进醛固酮分泌。"

"是的，不过除了促进醛固酮分泌以外，它还会引起血管收缩，增加体循环阻力。"菲德拉斯在图7-7中的F处血管内做了个狭窄标记，以强调血管收缩及其对体循环阻力的影响，然后接着说："我们先换个问题，一会再回来讨论醛固酮的内容。记得公式4吗，欧姆定律？"菲德拉斯再次指了指F处，接着移向图中公式4的"体循环阻力"。

"欧姆定律是电压＝电流×电阻，医学上类似的就是平均动脉压＝心排血量×体循环阻力"。

"非常好，保罗，再复习一下，告诉我体液丢失后会发生怎样的一系列变化，从血容量变化开始说起"。

主治医师在这里复习生理学知识，让学生们回忆体循环阻力的概念，进而对肾素－血管紧张素轴有了深入认识。这将在后面讨论ACEI的应用时有重要帮助，尤其是认识到低血压是其潜在并发症之一。

"呃，循环血容量会下降……前负荷下降……导致每搏输出量下降……心排血量下降……还有……"

"好，暂停一下。如果心排血量下降，平均动脉压怎样变化？想想公式4，欧姆定律。"

"平均动脉压会下降。"

"非常好。现在想想肾素－血管紧张素轴，在平均动脉压下降时，机体会出现怎样的代偿反应？"

"哦，血管紧张素Ⅱ的生成会增加，引起血管收缩，体循环阻力增加，从而代偿心排血量下降"。

"这正是我想让你理解的。后面我们要讨论的低血压和高血压，都需要运用肾素－血管紧张素轴的相关知识。希望你不是死记药物名称，而是从药物对血流动力学影响不同的角度来了解药物分类，也就是影响前负荷的药物、影响心肌收缩力的药物、影响后负荷的药物明白了吗？"

"明白了。"保罗回答道。

引导医学生从药物对血流动力学影响的不同角度学习降压药物的分类和应用，能够使他们将来在处理高血压患者，尤其是存在各种合并症的复杂高血压患者时更加游刃有余。很多医生并不向医学生解释他们选择某种药物的理由，医学生们往往只是死记某种降压药物有什么适应证。一旦遇到复杂患者，医学生们就无法从生理角度为患者选择最佳治疗药物。

"让我们再回过头来讨论醛固酮吧。首先要记住醛固酮能够增加钠离子的重吸收。"菲德拉斯一边说一边在图 7-7 的右侧画出醛固酮的作用途径，"当醛固酮分泌增加时，钠离子的重吸收会怎样变化？"

"会增加。"保罗回答。

"人体很奇妙，是吧？钠离子的重吸收增加会导致水钠潴留，从而代偿因出血之类的启动原因导致的前负荷下降。"

"是很奇妙，但问题是我们怎样诊断肾前性肾功能衰竭？"

"问得好！你看，如果'凯文·培根'处的压力下降，肾小球的滤过率减少，肌酐清除率会怎样变化呢？"

"会升高。"

"对，这是诊断肾功能衰竭的关键。接下来就是要鉴别是肾前性还是肾性或肾后性肾功能衰竭了。"菲德拉斯停顿了一下，"如果醛固酮分泌增加，钠离子重吸收增加，那么尿钠含量会升高还是降低？"

"会降低。"

"正确。这里还要用到滤过钠排泄分数（FENA）的计算公式。"菲德拉斯在图中写出这个公式。"尿钠含量是这个公式中的变量。肾前性肾衰时，由于醛固酮分泌增加、钠离子重吸收增加，尿钠含量会降低，因此 FENA 会明显下降。当 FENA≤1% 往往提示肾前性肾衰竭。"

"哇，我终于懂了！我以前听别人提过，也记住了这个公式，到现在才真正理解这个公式。"

"除了滤过钠排泄分数，还有其他方法能够帮助鉴别。醛固酮除了促进钠离子重吸收以外，还能增加尿素氮和尿酸的重吸收。"

"这就是血尿素氮升高的原因吗？"

"是的。并且血尿素氮与肌酐的增加是不成比例的，原因在于血尿素氮升高不仅是由于肾小球滤过率下降所致，而且也因为醛固酮导致的重吸收增加。菲德拉斯停下来对莫妮说："莫妮，这些道理你肯定都知道。我告诉你我们还可以通过尿酸、尿素值计算出尿酸排泄分数（FEUA）、尿素排泄分数（FEUrea），计算方法和 FENA 类似。你只需要记住他们的诊断界定值不同，FEUA <35% 或 FEUrea <10% 常常提示肾前性肾衰竭的诊断。"

同时对不同层次的学生进行教学会有一定难度。主治医师通过用"这些道理你肯定都知道，但我想说的是……"这样的开场白避免在她的实习同学面前伤害到住院医师。

"我们已经有了 FENA，为什么还要 FEUA、FEUrea 呢？"保罗问道。

"一般不用。但 FENA 有时会受到一些因素的影响，比如呋塞米这样的利尿剂，由于它可降低钠离子的重吸收，使尿钠含量增加，FENA 值增高，从而影响临床判断，这种情况下我们就可以使用 FEUA 和 FEUrea 来帮助诊断了。"

"恩，这很有用。"莫妮说道。

"还有一个问题看看你对我们上面学习的知识的理解和运用。对于痛风患者，我们会要求低嘌呤饮食，同时也告诉他们要保证充足的液体摄入，根据你学到的知识，想想这是为什么？"

"我还没学过痛风"。

"没关系，想一想，我先提示一下，痛风发作是因为关节内形成尿酸盐结晶，血尿酸浓度越高，发生晶体沉积的机会就越大"。

"呃……如果患者的液体入量不足，前负荷会下降，心排血量降低，肾血流量减少，血管紧张素Ⅱ生成增多，醛固酮分泌增加……噢，我知道了，醛固酮分泌增加，会促进肾小管对尿酸的重吸收，使血尿酸浓度增加"。

其实学生是否了解痛风并不重要，重要的是通过这种方式了解学生能否将相同的生理学机制运用到相关疾病中。

"非常好，保罗"。菲德拉斯与他握了握手。

"现在来说说，你会怎样治疗肾前性肾衰的患者呢？"

"加强补液，增加前负荷，增加心排血量，从而增加肾脏血流灌注"。

"完全正确，你已经掌握治疗的关键了。后面我们会讨论怎样补液，记住基本原则，生理盐水是首选的增加前负荷的液体，记住了吗？"

"嗯，生理盐水增加前负荷，记住了"。

由于补液知识简单易懂，因此在本书中没有涉及补液的教学对话。如果能够让学生将生理盐水和前负荷联系在一起，至此 90% 的教学内容就已经完成了。

"肾前性肾衰是比较难的部分，肾后性就简单多了，你只需要看看有没有泌尿系梗阻。放置导尿管很容易发现下尿路也就是膀胱和尿道梗阻，如果能引流出大量尿液，就可以做出诊断，同时也起到了治疗作用。上尿路梗阻就需要通过泌尿系超声来协助诊断了，要记住的是双侧输尿管梗阻才会导致肾衰竭。再问一句，为什么肾后性梗阻会出现血肌酐升高？"

保罗想了想后说，"不知道"。

莫妮插了一句："我想可能是由于肾组织压力增高所致"。

"完全正确。由于梗阻，上游压力增高会导致肾小球滤过压降低。保罗，随着肾小管内压力升高，你认为肾单位的细胞会发生怎样的变化？"

"会增加……反正不是什么好结果。"

"不对"，菲德拉斯继续说，"记住，肾脏和心脏一样，都是需要血液供氧的器官，所以如果肾组织内压力增高1倍，那么肾组织灌注压会减少一半，细胞就会发生缺血和坏死"。菲德拉斯停顿了一下看看保罗的反应。"莫妮，希望你帮助我对你所有学生进行这方面的教学。如果肾前性肾衰和肾后性肾衰没有得到及时纠正，肾后性由于肾组织内压力增高、滤过压下降，而肾前性肾衰则是由于肾脏灌注不足，两者都会因为肾脏缺血损伤最终导致肾性肾衰。"

　　虽然这部分教学内容易被住院医师们忽视，但其实对他们来说并不难，主治医师以教学同事的身份巧妙地将他们纳入到教学行列中来。

　　"我还从来没这样考虑过问题。"保罗说。

　　"从现在开始这样做吧，我会很高兴的。改天我们再来谈肾性肾衰，现在还有一对肾脏等着你去挽救呢……"菲德拉斯轻轻拍了拍保罗的肩膀，顺手挤了点消毒啫喱："让我们一起去和惠灵森先生聊聊吧"。

肾衰竭的教学要点

　　1. 应用学生熟知的音响设备原理做类比，建立"肾衰竭"与"音响"之间的联系，能够有效引导学生掌握肾衰竭的诊断思路：肾前性（传导至音响的电流）、肾后性（喇叭）、肾性（音响本身）。同时能够引导学生首要考虑的是肾前因素，其次是肾后因素，最后考虑肾性因素。

　　2. 应用公式4、5、6，主治医师能够将"前负荷"与"肾脏血流灌注"联系起来。这样能够使学生理解重要的一点：肾前性肾衰的治疗原则是通过补液增加前负荷。由此避免了学生们"通过利尿降低前负荷治疗肾衰"的错误认识和行为（肾前性肾衰利用利尿剂临时增加尿量只会加重肾损伤）。

❖ 支气管哮喘和慢性阻塞性肺疾病（COPD）

支气管哮喘和慢性阻塞性肺疾病是内科病房常见的两种疾病，尽管这两种疾病都累及细支气管，但它们有所不同。本段对话将两者结合在一起加以讨论，能够更好地让学生理解两者的不同与各自的特征表现。

本段对话首先要让学生学会区分哮喘和COPD，其次是能够鉴别遗传性哮喘和一些刺激物引起的哮喘（如胃食管反流或鼻后滴流综合征相关的哮喘）。理解哮喘发生发展的病理生理机制，有助于学生理解疾病的危险分级（哮喘急性发作 vs 缓慢进展），并且根据体格检查和检验结果进行危险度评估。理解疾病的病理生理机制还能够使学生牢记需要根据患者的危险分级选择相应级别的治疗方案。

场景、人物和缩略词

团队值班期间，一位哮喘患者被送到急诊室。下午主治医师菲德拉斯正在独自巡视病房，莫妮过来向他请示这位患者的病房安排问题，是去普通病房还是重症监护室。菲德拉斯医生从莫妮那里获悉患者的入院情况后，去了急诊室，找到他的小组成员。医学生保罗向菲德拉斯医生汇报他所了解到的病情，住院医师莫妮和实习医师史蒂夫在一旁听着。

本段对话使用的缩略词如下：ABG = 动脉血气；COPD = 慢性阻塞性肺疾病；ICU = 重症监护病房；OB = 产科；PO_2 = 氧分压。

对话

"保罗，跟我说说患者的情况。"菲德拉斯站在患者床旁，开始与小组医生进行讨论。

"好的，患者是28岁女性，因为突发气短入院。今天凌晨4点患者突然因气短从睡眠中憋醒，她拿出沙丁胺醇吸入剂，我想是……"保罗顿了顿，将目光移向患者，患者向他点了点头，没有说话。保罗继续说道："她吸入沙丁胺醇，但没有明显改善，在接下来的6个小时里呼吸困难进行性加重，她叫了救护车，2小时前被送到这里。"

"保罗，病史汇报得很不错。我本来不想中间打岔的，但因为我们需要及时治疗患者，所以我想问几个问题，介意吗？"

"当然不介意，这样很好啊。我只做了问病史和查体。她回答问题很困难，并且所有的化验都还没出结果。"

菲德拉斯转向患者，问道："艾格汀艾格汀夫人，我能再重复问你几个问题吗？我只是想确保我们获得的信息全面准确。"

患者点了点头，几秒钟后，费力地挤出几个字："没……关……系。"

"太好了。听着，我们会帮助您的。您以前也有过类似发作吗？"患者点了点头。"你会好起来的，"菲德拉斯停顿了一下，转向莫妮，低声说："莫妮，你的评估是对的，我和保罗、史蒂夫在这里继续讨论，你去呼 ICU 医生，请他过来一起评估病情。"莫妮点了点头，离开了房间。菲德拉斯继续说："艾格汀夫人，我们要出去讨论一会儿。您最后一次接受雾化治疗是什么时候？"

"呃……大概 1 小时……前，"患者回答。

"好的，我们叫护士过来照顾你，我们很快就回来。"

他们离开房间后，菲德拉斯对史蒂夫说："去请护士过来照看一下艾格汀太太，好么？确认一下患者有没有复查过 ABG，她可能需要重复沙丁胺醇治疗，还有，用激素了吗？"

"刚到急诊的时候给过泼尼松 60mg，我再确认一下。"史蒂夫回答道。

"非常好。听着，如果还没用甲强龙，给她甲强龙 125mg 静点，当然还包括沙丁胺醇雾化吸入。"

"好"，史蒂夫回答，"我很快回来。"

主治医师以临床需要优先，然后充分利用开医嘱和执行医嘱之间的空余时间进行哮喘处理方面的教学。

菲德拉斯继续说："保罗，和我说说哮喘吧。"

"呃，我了解的不多，"保罗回答道。"我只实习过外科和妇产科。"

"好吧，"菲德拉斯停顿了一小会，问保罗："接触过化学制品吗？"看保罗有些迷惑，菲德拉斯继续说，"比如室内清洁剂或者……闻起来有刺激性气味的材料。"

"我想是的，类似于氨水一样的物质吗？

"正是。你经历过化学物质的强烈刺激吗？"

"是的，我知道你说的是什么了……我经历过，并且还出现了一阵咳嗽。"保罗回答道。

"那你知道为什么会咳嗽吗？"

"我想是为了把刺激性物质排出体外而产生的一种反应。"

"非常好，保罗，咳嗽反射是身体为了清除吸入的有毒物质而做出一种反应，尽管会不舒服，却是个保护性反射。一旦机体受到有毒物质侵犯，就会迅速做出反应并且尽量清除它们。"菲德拉斯顿了顿。"除了咳嗽反射以外，还会引起支气管收缩，防止更多的有害物质进入呼吸道。"

"噢，我以前真没想过这一点，现在懂了。"

"这里要指出的是，支气管收缩对大多数人来说，是个有益的保护反应。然而有一部分人，支气管收缩会过强，对相对较弱的刺激因子就产生过强的收缩反应，甚至更可怕的是，在没有任何刺激的情况下出现自发性收缩。"

主治医师指出，支气管收缩是一种常见的生理特征，每个人都存在只是程度不同。最左边（大多数人）是仅仅在严重有害物质刺激下才会发生支气管收缩，最右边是在没有任何刺激的情况下出现自发支气管收缩。这有助于学生理解，不同的哮喘患者，支气管收缩反应程度也有所不同，有些患者的反应程度更为严重。主治医师利用既往事件（如既往气管插管）和夜间哮喘来呈现位于上述范围谱最右边的患者特征。学生切身体验过咳嗽反应，主治医师以此为契机进行教学，为后面讲解"变异型哮喘"（如咳嗽变异性哮喘）创造了条件。

"我知道了，是COPD和哮喘。"

"部分正确，保罗，我们刚才描述的'过度或自发的支气管收缩'，显然是哮喘的表现。我们先用点儿时间讨论一下怎样区分哮喘和COPD。说起'COPD'，它是指慢性支气管炎和肺气肿，对吗？"

"是的，上课时这三个是放在一起讲的，它们之间有区别吗？"

"实际上有个非常重要的差别。先来说说COPD，也就是慢性支气管炎和肺气肿。"

"好啊，"保罗回答。

哮喘是一种阻塞性肺部疾病，遗憾的是，在学生基础学习阶段，教师通常将这一疾病与肺气肿、慢性支气管炎放在一起讲解，导致学生错误的以为他们是同一种疾病。主治医师考虑到这一点，从比较和对照两种疾病的区别出发，讲解哮喘的临床表现。

"好，我们先从COPD的病因讲起，然后再来讨论哮喘，这样你就能看出它们的区别了。先说说COPD的发生机制……"菲德拉斯顿了顿。"COPD主要是由于长期吸入有毒物质引起，其中最常见的是吸烟，也可以是炎症介质，如煤炭粉尘或其他职业有害物质。机体吸入的有毒物质最终到了终末细支气管，为了清除这些毒物，机体产生反应。先是通过纤毛运动也就是咳嗽将有毒物质咳出，随后中性粒细胞聚集，吞噬并清除毒物，这一过程固然有益，但也需要付出代价。中性粒细胞释放的过氧化物酶，在清除毒物的同时，也破坏了终末细支气管的纤维支撑结构，长此以往，最终导致终末细支气管塌陷。"

保罗答道："噢，我想起来了，细支气管塌陷会导致气流受限。"

"是的，"菲德拉斯继续说，"吸气时胸腔内是负压，COPD 患者塌陷的细支气管受到牵拉，气体很容易进入肺泡。但呼气时胸腔内是正压，细支气管塌陷，气体流出受阻，肺泡内残气量增加。"

"这就是 COPD 患者出现肺部哮鸣音的原因了。"保罗回答道。

这里学生主动提到了体格检查，但如果没有提出，这时候教师要抓住时机将查体联系到 COPD 和哮喘的诊断中，并且将其作为评估病情严重性的一项指标。虽然本段对话没有论及，但值得提出的是，当查体没有听到哮鸣音尤其是此前存在的哮鸣音消失时，一定要警惕气道狭窄加重。

"是的。还记得公式 8 吧？机体清除 CO_2 的公式？"

"当然，血液中的 CO_2 等于体内生成的 CO_2 减去清除的 CO_2。"

"正确。记住，呼吸道排出的 CO_2 与'每分钟肺泡通气量'成正比，而每分钟肺泡通气量＝呼吸频率×潮气量。"菲德拉斯顿了顿看看保罗的反应，保罗点了点头。"这里的潮气量不完全代表有效通气量，是吧？"

"是的，还要减去死腔通气量。"

"很正确，来复习一下死腔，还记得死腔的定义吗？"菲德拉斯用了一分钟画出图 7-3。保罗点点头，这让他想起第一年的医学课程，不禁流露出痛苦的表情。菲德拉斯继续说："保罗，其实没那么难。记住，第一区带（肺上部）代表死腔，这时肺泡内压力明显高于肺动脉压力，致使肺泡毛细血管受压，血流中断。这就是死腔的定义：有肺泡通气但没有血流灌注。"菲德拉斯顿了顿，以使保罗记住这些内容，然后再继续。

"第二区带（肺中部）相对平衡，肺动脉压力高于肺泡内压力，血液能够流经肺泡。第三区带（肺底部）的肺动脉压力远远高于肺泡内压力，血流灌注通畅。记住了吗？"保罗点了点头。菲德拉斯继续说道："那么为什么肺上部与肺底部不同呢？"

"呃……我想是重力作用吧，肺底部比肺上部的动脉压力高。"

"非常好，保罗，我再问问你，怎样能让肺中部看起来像肺上部呢？在你思考这个问题时，要想到这个公式中只有两个变量，也就是肺动脉压力和肺泡内压力。"

主治医师在这里复习了死腔通气的原理，以此引申出关于"肺动脉压力不足导致死腔"这一少见现象的讨论，这一现象多由于过度通气、或右心功能不全导致前负荷下降所致。

"呃，可以通过增加肺泡内压力、或者降低肺动脉压力，"保罗回答道。

"的确是这样。改天我们再谈谈右心功能衰竭……或者气管插管的病人过度通气的不良后果，这两种情况都会引起肺动脉压力下降到形成死腔的水平。不过现在我们还是继续讨论 COPD。随着细支气管塌陷，肺泡内残气量增加，肺泡内压力会怎样变化?"

"会增加，"保罗顿了顿，"所以 COPD 会出现死腔，这就是 CO_2 升高的原因吗?。"

菲德拉斯点了点头。"非常好。随着肺泡内压力的增高，死腔量会增加，肺泡分钟通气量会下降，因此 CO_2 会升高。"菲德拉斯顿了顿，继续说："所以，保罗，CO_2 潴留是 COPD 的特点。再问个问题，COPD 除了累及终末细支气管，还会累及肺泡和肺毛细血管之间的间质吗?"

"呃，我想不会。"

"除了引起肺泡内 CO_2 浓度升高以外……还记得公式 1 吗?"保罗点点头。"氧气交换能力下降不是这两种疾病的主要特征，这样说对吗?"

"对。"

"好，我们一会再讨论这个问题。现在回过头继续讨论 COPD 和哮喘的鉴别。"正在这时，史蒂夫拿来第一份血气报告。

"这是第一份血气报告，"史蒂夫说，"是一小时前的结果，pH7.48，PCO_2 30mmHg，PO_2 60mmHg，他们只查过一次血气，已经用上静脉激素和沙丁胺醇雾化了。"

"做得好，史蒂夫，"菲拉德斯接着说，"我和保罗正在讨论怎样鉴别 COPD 和哮喘。"

"噢，我知道这是怎么回事，"史蒂夫说道。

"很好，史蒂夫，看看你是不是还记得上周的讨论。跟我们说说你是怎么理解哮喘发作的。保罗，史蒂夫描述哮喘生理机制的时候，要仔细听。"

主治医师让实习医师复述既往的教学内容，不仅有助于医学生的教学，而且也可以帮助自己评估既往的教学效果（基于既往的教学，实习同学会有怎样的表现?）

"哮喘是一种炎症性疾病，会引起支气管收缩……就好比你在尽力保护自己的肺部免受毒物侵害。保罗，你是否有过……"

菲德拉斯打断了史蒂夫，说道，"这部分已经讨论过了。"

保罗和史蒂夫都笑了笑。史蒂夫继续说道，"炎症反应会同时累及终末细支气管和间质，这就是哮喘区别于 COPD 之处。COPD 的炎症反应通常是局限于终末细支气管，而哮喘的炎症反应同时发生于细支气管和间质。"保罗朝向菲德拉斯看了一眼，表示理解了这些内容，菲德拉斯点了点头表示赞许。史蒂夫接着说，"炎症反应使毛细血管的通透性增加，液体渗入间质，导致肺泡间隔增厚，根据公式 2，氧气交换能力会下降。"

菲德拉斯接着问道，"保罗，再看看血气结果，如果像史蒂夫所说的那样出现肺泡间隔增厚，那么 PO_2 会怎样变化……假定这是个哮喘患者，根据公式 2 来回答。"

保罗看了看血气结果，思索了一会，然后回答说，"如果肺泡间隔增厚是因为液体渗入间质所致，那么氧气弥散会减少，血氧会下降。"

"那么氧分压会怎样？"菲德拉斯问道。

"氧分压会下降，"保罗回答，"这是我们预料到的，但 PCO_2 为什么也下降了，不是会升高吗？它不是属于阻塞性疾病的范畴吗？"

主治医师应用苏格拉底式问答，旨在引导学生认识到用来区别哮喘和 COPD 的特征表现。PCO_2 升高是 COPD 的早期表现，但对于哮喘来说，却往往提示病情严重（由于患者出现呼吸肌疲劳）。

"保罗，这是个很重要的知识点。哮喘分为不同阶段，第一阶段是间质炎症，氧气从肺泡到血液的弥散减少，血氧会下降，就像刚才公式 2 得出的结论。然后，保罗，低氧使呼吸频率代偿性增快，从而导致 CO_2 下降。死腔增加可能带来的后果可以通过增加呼吸频率和潮气量来代偿。"菲德拉斯顿了顿。"这是第一阶段，保罗，但是随着病情的进展，患者开始出现呼吸疲劳，深而快的呼吸开始变得浅慢，患者也不再能够通过增加潮气量和呼吸频率来代偿死腔，这时候 CO_2 就会出现升高。"

正巧这个时候，呼吸科的技术员送来了一份新的血气报告。"这是最新的血气结果。"

"谢谢，珍妮丝。"菲德拉斯看了看，然后递给保罗。"看看血气报告。"

保罗读了一遍结果，"pH 7.32，PCO_2 50mmHg，PO_2 55mmHg，"他顿了一下，随即说，"看来她出现呼吸疲劳了。"

"我想你是对的，保罗。ICU 的医生过来了吗？"

"来了，刚到，"史蒂夫回答，"就在那边。"

"史蒂夫，能把这份血气报告拿过去给他们吗？他们应该很想看到这份报告。患者可能需要气管插管，但可以先试试无创通气。"

史蒂夫离开之后，菲德拉斯继续说道，"保罗，我们还会继续讨论这些问题，尤其是怎样更好地治疗患者，但在此之前，还要问问你，怎样区分哮喘与COPD？"

"呃，我想可以根据有没有肺间质受累，哮喘最初表现为间质炎症，然后出现支气管收缩。而 COPD 不会累及肺间质。"

"正确，治疗方案正是基于病理生理机制来考虑的。COPD 的主要机制是细支气管塌陷，病毒或细菌感染会引起终末细支气管炎症，导致 COPD 急性加重，患者会出现喘息或呼吸困难，而本病最突出的特点是 CO_2 潴留，主要由于细支气管闭塞、气流受限、死腔增加所致。COPD 急性加重的治疗包括吸入沙丁胺醇扩张支气管、异丙托溴铵减少气道分泌物、吸入或全身应用糖皮质激素。因为急性病情缓解后不会再出现炎症反复，所以我们通常的治疗是短期口服激素后直接停药，不需要缓慢减量。"菲德拉斯顿了顿，以强调两种疾病之间的区别。

"而哮喘的机制主要是支气管平滑肌自发或过度收缩，以及肺泡和毛细血管之间的间质炎症。初期表现为低氧血症和过度通气。虽然存在气道阻塞，但由于低氧血症诱发过度通气，PCO_2 会下降。然而一旦患者出现呼吸疲劳，不能通过增加呼吸频率和潮气量来代偿，就会出现 CO_2 潴留，这预示着病情的加重，保罗。一旦出现哮喘发作，会很难逆转，所以早期积极加用激素治疗尤其重要。"

"呃，患者刚来急诊就加用泼尼松了。"

"是的，他们的确加用了激素，但给予的是小剂量以及口服的激素，这些治疗对 COPD 的患者是适合的，但哮喘患者需要更大剂量的激素，并且需要静脉给药，尤其对重症哮喘的患者。"

主治医师运用一系列苏格拉底式问答完成了初始的两项教学目标：让学生掌握哮喘和 COPD 的鉴别方法以及哮喘的治疗原则。然后主治医师再绕回教学的切入点（引起气道收缩的刺激性物质），强调应用病史信息判断哮喘严重程度的重要性。

"那要怎样判断病情严重性呢？"保罗问道。

"很好的问题。让我们再回到关于刺激性气体的讨论上。当你吸入这些气体时，会出现轻微的气道收缩，对吗？"

"对，而且还会咳嗽。"

"的确，也是很重要的一点。咳嗽可以是'变异型哮喘'的主要表现。患者接触过刺激性物质吗？"

"呃，没有，她正在睡觉，因为症状发作醒来。"

"好，我希望你能把气道收缩反应的程度看成一个强度谱（spectrum）。最左边是你，对有毒物质只有轻微的气道收缩反应，往右边是那些不幸的对轻微刺激物即产生过度气道收缩反应的人，比如香水、家用物品、烟草、汽车尾气等。"菲德拉斯停顿了一下，看看保罗的反应。"而最右边是我们的患者，她没有接触任何刺激性物质的情况下自发产生气道收缩。所以，保罗，如果患者表现为夜间发作哮喘，或者既往接触轻微刺激物即出现严重发作的病史（严重发作我们可以通过气管插管次数进行评估），那么这些患者是我们最需要担心的。对于我们这位患者，我们应该意识到她处于这一程度范围谱的最右边，所以我们……"

保罗插了一句："我们应该更早地加用激素，并且用更大剂量。"

"是的，保罗。再说说另一项评估哮喘严重程度的指标。首先想让你做一件事情。"菲德拉斯从艾格汀夫人的病历中抽出一张纸。"先深吸一口气,然后一口气大声朗读尽可能多的内容,注意是一口气。"

保罗开始朗读,三四句之后,他的声音开始发抖并且放缓。菲德拉斯提醒说:"很好,还是不要呼吸……不要呼吸。"保罗看着他,菲德拉斯继续说,"继续读下一句内容,越多越好。"

保罗继续读:"患……者……看……起来……",随即深深地吸了一口气。

"在你说话时,你可以深吸气,然后慢慢调整呼气气流通过声带。但当呼气功能受限时,就很难流利地发出声音,会出现语言不连续、甚至只能一个字一个字地说话。是吧?"

保罗体会到这个类比的含义,说:"就好像我读最后一句话的状态,很费劲,有点恐惧。"

"很像艾格汀夫人说病史的状况吧,一字一字地说话?"

"是的,的确很像。

"所以总结一下,判断哮喘严重程度最好的预测指标有几点:第一,说话不成句、断断续续。第二,自发性哮喘发作,或者既往存在自发性哮喘发作的病史,尤其是夜间哮喘发作。第三,既往存在重症哮喘发作病史,可以根据既往住院情况或气管插管情况进行评估。"

"哇,这些很有用啊。"保罗说道。

"最后要说的是,哮喘大多具有先天特性,这点有别于 COPD。大多数哮喘的患者在童年或成年早期起病,而大多数 COPD 患者则是老年起病,由于长期吸烟或职业暴露引起细支气管破坏所致。如果年纪较大的患者发作哮喘,既往没有过类似病史,要考虑到存在内源性刺激物的可能,比如胃食管反流导致酸性物质进入气道,或者鼻后滴流综合征导致分泌物流入气道。"

"所以说,既往哮喘发作的病史比既往用药史更加重要,是吧?"

"是的,说得很对。"

COPD/哮喘的教学要点

1. 让学生认识到 COPD 与哮喘的不同点。

2. 让学生认识到,哮喘是由于炎症反应和气道收缩引起的疾病。这有助于学生理解重症哮喘的治疗原则——早期、足量糖皮质激素治疗,同时也帮助学生理顺容易混淆的内容——哮喘虽然属于阻塞性疾病,但早期表现为 PCO_2 下降,若出现 PCO_2 升高往往提示病情严重。

3. 基于"气道收缩反应的强度谱"展开教学讨论,以此进行"病情严重程度分级"这一要点的教学,有助于帮助学生理解哮喘,并且避免一些潜在的风险。哮喘这一疾病类似于镰状细胞性贫血，很容易让医生麻痹大意。由于就诊的患者多数病情较轻，所以学生很容易误以为哮喘（或镰状细胞性贫血）"没什么大不了"。然而一旦真正遇到重症哮喘患者，如果使用类似于轻症患者的治疗方法（就像本段对话中提到的治疗一样），就会造成严重的不良后果。

4. 在教学讨论中也应该提到哮喘的内源性因素（如鼻后滴流综合征、胃食管反流），对于初发年龄较大的患者尤其需要考虑。

❖ 酸碱平衡

目的

酸碱平衡可能是主治医师教学中最困难的部分，其本身性质复杂，又包含着"代偿"和"双重紊乱、三重紊乱"等让人头痛的概念。在教学中，主治医师应该把复杂问题简单化，同时展示出分析方法与思维训练的价值。

主治医师在进行酸碱平衡内容的教学之前最好对学生处理此类问题的困难有所了解：①他们可能需要求助于复杂的列线图；②他们可能会死记公式，在缺乏很好的理解的情况下乱用公式会导致更多的混乱。

酸碱平衡的教学需要 5 个基本要素。首先，需要足够的时间来讨论。由于病房的工作节奏紧张，整个问题想要一次性讲解清楚是不可能的。正如后面的演示对话那样，最好把问题分成以下几个部分：第 1 部分，分析方法的第 1 步和第 2 步；第 2 部分，呼吸性酸碱平衡紊乱；第 3 部分，代谢性酸中毒；第 4 部分，代谢性碱中毒。其次，学生必须掌握一种方法，下面的对话提供了一个方法的样本。第三，在讨论这个问题时，主治医师尤其需要引导学生在运用方法时进行思维训练。学生们的思维一开始总是跳跃性的，如果予以纵容，容易引起思维混乱，造成徒劳无功。第四，主治医师需要集中精力，一个小小的口误（例如错将"酸中毒"说为"碱中毒"）也可能导致学生陷入混乱。最后，学生需要大量的实践。主治医师需要准备很多数据（如动脉血气或电解质读数）供学生一步步练习，只有彻底掌握了一个步骤才能进到下一个步骤。这还要看学生的接受能力，可能一个学习单元只能学习一个任务，例如计算阴离子间隙或解读 pH/CO_2 比值。

场景、角色和缩略语

这段对话发生在下夜班日的次日，主治医师菲德拉斯、学生保罗、实习医师史蒂夫正在护士站，主治医师在写主治医师病历，顺便查看一下学生的学习情况。

在这段对话中用到的缩写：ABG = 动脉血气；ATPase = 三磷酸腺苷酶；BUN = 血尿素氮；CHF = 充血性心力衰竭；GFR = 肾小球滤过率；JG = 肾小球球旁器；MRI = 磁共振成像；PCO_2 = 二氧化碳分压。

对话1：开始步骤和呼吸性酸碱平衡紊乱

"嗨，菲德拉斯医生！"

"你好，保罗，你在干吗？"

"我在考虑罗伯特先生的诊疗计划。"

"哦，血气分析结果回来了吗？"

"回来了，但我好像看不懂。"保罗盯着一张像硬石乐队专辑封面似的花花绿绿的列线图，显得很迷茫。

列线图分析虽然很好，但它不利于学生学习疾病背后的病理生理机制。主治医师引导学生回到酸碱紊乱的诊断推理方法上来。

"好吧，"菲德拉斯回应道"你觉得这个血气结果是什么呢？"

"我猜是呼吸性酸中毒。"

"为什么呢？"菲德拉斯问。

"嗯，说老实话，是夜班住院医师告诉我的。"

"哦，她可能是对的，但是我们需要确定一下。电解质和血气具体结果是什么？"

这个学生陷入了锚定启发式思维①。那个夜班住院医师可能是正确的，主治医师首先承认这一点以免学生养成不尊重同事意见的行为习惯，但主治医师同时也指出需要自己确认诊断的重要性。

"血气分析结果是7.28/28/88，碳酸氢根是18，钠是135，钾是4.0，氯是100。"

"你知道分析酸碱平衡紊乱的方法吗？保罗？"

"嗯，我一般看这本书，但这太难了，我常常不知道从何下手。"

"你有时间吗？咱们可以讨论一下。"

主治医师询问学生是否有时间，表现出对学生自主权的尊重。

---

① 锚定效应是一种心理认知现象，是指当人们需要对某个事件做定量估计时，会将最初获得的某些信息作为起始值，起始值像锚一样制约着估测值。"锚定和调整启发式"思维是人们在作决策和判断时经常采用的一种方法，即先把自己"锚定"在某个事物上，然后再在这个基础上进行调整。——译者

"当然可以。"

"好的，我会教给你一个三步分析法，如果你要按照这个方法，你要保证你会一直严格按照我告诉你的顺序去做，你答应吗？"

"我答应。"

虽然创造力很重要，但分析酸碱平衡需要按部就班，如果你不系统地一步步做，可能会一片混乱。

"好的，第一步，看pH值。虽然我们知道pH值有正常范围，但在这一步中不管临床是否真的存在酸碱紊乱，只要pH值大于7.40就是碱中毒，小于7.40就是酸中毒，明白了吗？"

"当然。"

"让我们来试试看，第一步看你的患者的pH值，是大于还是小于7.40呢？"

"pH值小于7.40，所以我猜是呼吸性……"

菲德拉斯打断了他的话。"按照我告诉你的顺序，保罗，第一步只确定'名词'，是酸中毒还是碱中毒。"

"嗯，小于7.40……应该是酸中毒。"

"很好，这是第1步……你成功了三分之一。现在是第2步，把手指遮住PCO_2的值。"保罗按要求做了。"第一步完成以后遮住PCO_2的值，假设酸碱紊乱是呼吸性的。那么，既然知道血液里的CO_2代表着酸性，问问你自己怎么用CO_2来解释你确定的'名词'？也就是说怎么用CO_2来解释'酸中毒'……我们知道了血液里的CO_2代表着酸性，而肺部又负责清除体内的CO_2。"

"嗯，如果是呼吸性的……那么就说明肺部工作不正常……肺部可能有问题。由于血液里的CO_2代表着酸性……，那么酸中毒的解释很有可能就是CO_2含量增加了。"保罗说。

"很好。现在，你要做的就是，把手指拿开……"保罗动了动手指，"现在还不是时候，……你把手指拿开，会出现两种可能。要么是CO_2增加，即，大于40，于是你的假设得以确认……要么是CO_2降低，小于40，这种情况下，你的假设不成立。你猜是呼吸性的，已经定性是'酸中毒'，你推测CO_2将会升高。准备好了吗？那就做吧。"

保罗把手指从CO_2数值上移开，脸上带着一种怪异的喜悦。待了一会儿，他骄傲地宣布，"下降了。我推翻了自己的假设！"

"是的，的确是这样。由于只有两种酸碱平衡紊乱——呼吸性和代谢性——如果不是呼吸性，那必然是……"

"代谢性酸中毒"。

"很好，保罗。你已经确定了名词'酸中毒'，又确认了形容词'代谢性'，所以是'代谢性酸中毒'，第二步完成了。"

这种方法似乎过于刻板，但十分重要。主治医师在这一步上需花费额外的时间，以强调酸碱平衡紊乱的学习必须严格按照规则，一步步进行：名词，然后形容词，然后第二个形容词。主治医师要有所准备，学生往往有跳跃性的偏好，喜欢随意选择顺序分析酸碱问题的大量数据。

"好吧，那么代偿又是怎么回事？"

"还没到这个时候，保罗。我要确认你掌握了这一部分，我们练习一下再继续。我会给你一些数字，你来试试这种方法的头两步。"菲德拉斯像一个扑克玩家一样把手盖在纸上写下一串数字：7.48/60/60，他很快用手指遮住除了 pH 值以外的数字。"好吧，步骤1……你来给我讲讲。"

保罗看了几秒钟，然后开始说："好吧，第一步，确定名词。看 pH 值小于还是大于 7.40？它大于 7.40，所以名词是碱中毒。"

这段对话还是在说如何确定"名词"。对于酸碱平衡的教学来说，非常重要的一点是学生必须在完全掌握这一步后方能进入下一步的学习。许多学生需要不断重复练习判断 pH 值，以至于会影响接下来教学的进度。

菲德拉斯又给了保罗几次练习判断 pH 值的机会，直到他确定保罗已经完全掌握了第一步，然后才说："很好，我们开始第 2 步吧"。

"好吧，我用手指遮住 CO_2 数值，推测是呼吸性的。由于血液里的 CO_2 代表着酸性……，如果是呼吸性，并且还是碱中毒……CO_2 含量会很低……低于 40。"菲德拉斯揶开了他的手指，露出下面的 ABG 数值为 7.48/60/60。保罗愣了一会儿，然后说："CO_2 含量高。所以我推翻我的假设。它不可能是呼吸性碱中毒，因为 CO_2 增加了……，因此它一定是代谢性碱中毒。"菲德拉斯又化了几分钟重复这个游戏，直到他深信保罗已经掌握。重复几次后，保罗问："想想为什么我要首先推测它是呼吸性的呢？"

"除了死亡，人生充满选择，保罗。人生中的每个决定都是你自己的选择，选择一旦作出就要承担其后的责任。不过你的选择总会遵循某种原则，我们的原则就是呼吸性酸碱平衡紊乱会迅速致人死亡，这个方法就是让你注意到这一点。还记得心肺复苏 ABC 吗？首先气道，然后呼吸，最后循环。"

程式化的方法虽然对于酸碱平衡教学重要，不过也有一定风险，学生会将这个方法误解为个人的"规则"，虽然令人生畏，但可以被违反。要想学生充分掌握这个方法就需要强调遵守的是"原则"而不是随意性的规则。在此情况下，原则是基础。

"我记得是这么回事。"保罗说。

"好了，原则就是，除非有另外的证据，我们通常首先假设是呼吸性的。"菲德拉斯停顿了一会儿。"准备好了吗？我们继续第三步？"

"当然，很容易嘛。"

"应该很容易，保罗。医学中的所有事情只要方法正确都不会太难。"菲德拉斯说着就拿出一张纸，横向放置，画了四个圆筒（图7-8）。"好吧，保罗，根据你确定的名词和形容词，你的结果会落入这四个圆筒中的一个。但这些都是封闭的，一旦进入一个圆筒，你就要一直走到底。你明白了吗？"

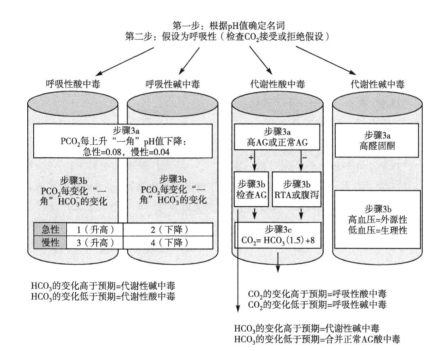

图 7-8 酸碱平衡分析示意图

PCO$_2$ = 二氧化碳分压；RTA = 肾小管酸中毒

"当然，不过混合性和代偿性的话怎么解决？"

"在这一步结束前我不想让你想这些。这一步结束后会有方法来判断是否还存在其他的平衡紊乱。现在你只需关心这一步的判断，结束后，如果存在其他紊乱，你还会重新进入相对应的圆筒。答应我好吗？这一点很重要。"

可以预料到学生不会按部就班，他会按照以前的模式到处跳跃。主治医师要保证严格遵照步骤，否则学生会更困惑。以个人请求的方法要求学生是让学生明白方法重要性的好办法。

"好的，我答应。"

"那么好，你打算从哪个圆筒开始？"

"嗯，呼吸性酸碱平衡紊乱可能致人死亡，那么从呼吸性酸中毒开始吧。"

"很好，保罗。你学得不错。"菲德拉斯停顿了一下，然后继续。"这是步骤3A：呼吸性酸中毒。第一步是判断急性还是慢性的。保罗，这样做的理由有二：第一，如果是急性呼吸性酸中毒，我们就需要停止思考，立即对患者实施插管，让他能够呼吸。第二，因为我们需要判断以确定下一步步骤3b正确的处理方式。现在，保罗，你面前放着一些硬币。"

"你把它们放在这里做什么？准备送我吗？"

"可以啊。不过先告诉我，这里有几枚角币？"

"三枚。"

"很好。那么多少一分等于三枚角币？"

"三十个。"保罗回答说。

用一角来替代 CO_2 变化的每十个数值，这样更便于学员理解。

"很好。接下来我会给你列出一些数字。"菲德拉斯边说边写下：7.28/70/70。然后用手指把 pH 值以外的数字遮住。"步骤1和步骤2……说说你的看法。"

"步骤1……观察 pH 值，小于7.40说明是酸中毒……名词就是这个了。"看见菲德拉斯点头认同后，保罗接着说。"步骤2，猜测是呼吸性的可能。因为肺部通常排出 CO_2，而 CO_2 是酸性的……如果这项猜测正确，CO_2 值将会升高。"菲德拉斯把遮住数值的手指移开。"我确信我的猜测是对的，一定是呼吸性的。"

"不错，保罗。CO_2 值比正常值高出多少？"

"嗯，正常值是40……比正常值高出30点。"

"如果每一点是一分钱，看看有几角？"

"三角。"

"很好！"菲德拉斯开始在图7-8里的圆筒中填写数据。"好了，保罗。你要知道：肺功能失调，CO_2 就会增加。身体会自动调节以适应变化，如果是呼吸性酸中毒，肾脏就会排泄酸性物质；而如果是呼吸性碱中毒，肾脏就会排泄碳酸氢根。"

"这是代偿啊！"

"没错，不过现在不要用这个词，容易引起误解。我来问你……如果呼吸失衡发生得很快，也就是说急性，那肾脏对紊乱的代偿时间与慢性相比是长还是短？"

"代偿"这个字眼用得不好，学生会因此产生误解。代偿失效本身就是种紊乱，我们需要知道的是紊乱的界定数值；如果数值不同于你的界定，那就意味着另外一种紊乱（另一个圆筒）。

"嗯，如果很快——急性的那种——那么时间会较短。"

"说得对。既然 CO_2 是酸性的，那么一旦 CO_2 含量上来了，pH 值会怎样变化？"

"嗯，酸性会增加，pH 值会下降。"

"如果是急性的，身体来不及调整；如果是慢性的，身体有时间调整。在这两种情况下，pH 值的下降速度会有差别吗？"

"嗯，如果身体来不及调整，pH 值会下降更多。"

"很正确。问题是急性呼吸性酸中毒与慢性相比，pH 值下降的差别有多少。"

"我在列线图上记着呢，让我查一下。"

"不用了，保罗。你要记住：如果是急性的话，CO_2 每上升一角 pH 值会下降 0.08。慢性呼吸性酸中毒因为身体有时间作出调整，变化会小一些，大约只有一半，也就是说 CO_2 每上升一角 pH 值会下降 0.04。"

"明白了。如果是急性的话，CO_2 每上升一角 pH 值下降 0.08。如果是慢性的话，CO_2 每上升一角 pH 值会下降 0.04。"保罗回答道。

"好。让我来总结下步骤 3a。统计一下 CO_2 上升的数值。用手指遮住 pH 值，先猜测如果是急性的话，CO_2 每上升一角 pH 值会下降 0.08。把手指拿开看看自己的猜测是否正确。"菲德拉斯用手指遮住 pH 值。"CO_2 的数值为三角，在急性与慢性的情况下，pH 值变化分别是多少？"

"嗯，三角的话，我假设是急性。0.08 的三倍是 0.24，7.40 减去 0.24，结果是 7.16。"

"好了。现在看看数字与你假设急性相吻合吗？"

保罗看见 pH 值是 7.28。"错了。是 7.28，比我假设的急性要高。"

"好了。假设是急性，现在是证实假设还是推翻？"

"推翻。那应该是慢性呼吸性酸中毒。"

"再算算，CO_2 含量每增加一角就从 pH 值中扣除 0.04。"

"明白了。如果是慢性的就是每一角下降 0.04，0.04 乘以 3 等于 0.12，7.40 减去 0.12，答案是……7.28，正好和患者的值吻合。"

"没错。"

"不过如果你说的这个公式不是正好吻合呢？比如说结果在急性与慢性的 pH 值之间怎么办？"

"嗯，这样的话，保罗，如果是在急性与慢性中间，我的建议是像纯粹的急性呼吸性酸中毒一样对待。"

教学中需要反复总结和概括，不断地练习确保学生熟练掌握。

菲德拉斯又花了一点时间让保罗练习，根据 CO_2 值推测急性与慢性呼吸性酸中毒情形下的 pH 值。最后他回到这个患者的实际结果。

"接下来是步骤 3b……也是圆筒的结尾部分了。我们已经知道在急性情况下，肾脏无法做到及时代偿，碳酸氢根余量较少。"菲德拉斯看保罗听懂了没有，保罗点点头。"这部分内容需要你强记，不过我可以教你点小技巧。画一个四格表（见图 7-8）。在左边按字母顺序注明'急性'与'慢性'，'急性'在上'慢性'在下；在上面按字母顺序注明'酸中毒'与'碱中毒'，'酸中毒'在左'碱中毒'在右。现在记住呼吸性酸中毒时 CO_2 值每改变一角，碳酸氢根有一个点的变动。请问，保罗，是增加还是减少？"

"嗯，如果 CO_2 剩余，酸性增加，那么就需要更多的碳酸氢根来中和，碳酸氢根就会增加。"

"非常好。我们还没有说到呼吸性碱中毒部分，不过我先给你数值完成四格表。待会儿你会发现，呼吸性碱中毒几乎是一样的，只是数字变动的方向相反罢了。再说一遍，急性呼吸性酸中毒，CO_2 值每变动一角，碳酸氢根变动一个点；急性呼吸性碱中毒，CO_2 值每变动一角，碳酸氢根变动两个点；慢性呼吸性酸中毒，CO_2 值每变动一角，碳酸氢根变动三个点；慢性呼吸性碱中毒，CO_2 值每变动一角，碳酸氢根会变动多少，你猜猜？"

"四个点？"

"实际上还要多一些，4 和 5 之间，不过你可以记成 4，正好是 1，2，3，4……"菲德拉斯边说边用笔尖划过四格表，"再看看你患者的血气结果，保罗。步骤 1，你确定名词'酸中毒'。步骤 2，假设正确，呼吸性酸中毒，确定形容词'呼吸性'。步骤 3a，你推测为急性，不过这次错了，因为 pH 值过高，所以是慢性呼吸性酸中毒。现在再看看四格表，慢性呼吸性酸中毒的情况下碳酸氢根应该上升多少？"

"嗯，每一角上升 3 点，三角就是 9 点。碳酸氢根正常值是 24，现在就应该是 33。"

"很好，保罗。现在结果，与你的预测是否相符？"

"是 32，"保罗答道。

"相当接近了，不需要再考虑其他紊乱造成的影响。不过如果碳酸氢根是 42 的话，你怎样考虑？"

"代偿紊乱？"

"老兄，你怎么这么喜欢代偿这个东西？简单点，把'代偿'这个词忘了吧。代偿失败本身就是种紊乱。如果在另一位患者身上也看到了碳酸氢根上升，你会怎么说？"

学生总喜欢把简单问题复杂化，主治医师要把让他回归简单："如果在另一位患者身上也看到了碳酸氢根值上升，你会怎么说？"

"我会说那个患者是代谢性碱中毒。"

"如果在另一位患者碳酸氢根低呢？"

"代谢性酸中毒。"

"没错。到了最后部分，如果实际碳酸氢根高于预期，那就是代谢性碱中毒，接着进入代谢性碱中毒的圆筒。如果低于预期，那就是代谢性酸中毒，接着进入代谢性酸中毒的圆筒。如果与预期相符，那就简单了，是一种紊乱。"

"OK，"菲德拉斯说道，"我们再简单看一下呼吸性碱中毒，今天的任务就算完成了，剩下的下次再讨论。"保罗点点头。"这种方法的优点呢，保罗，就是呼吸性碱中毒具有'双向性'，就是呼吸性碱中毒圆筒和呼吸性酸中毒的完全相同，唯一的区别就是碳酸氢根值的方向相反。"

菲德拉斯又花了点时间写下了一些练习，都是关于呼吸性碱中毒的。他确信保罗已掌握了两种方法后，开始用实际临床处理来巩固所学到的方法。

"好吧，保罗，最后一点。你在诊断出呼吸性酸中毒或呼吸性碱中毒的同时还需要尽量找到病因。可以按解剖结构寻找可能的病因，先从脑干开始考虑，然后顺着神经到横膈膜，然后是肺部，包括胸壁、胸腔、肺组织。所以对于呼吸性酸中毒，呼吸受限，试试从脑干开始……？"

酸碱平衡的教学注意避免纯为教学而教学，脱离临床实践，所以在每个部分完成后要记得将学到的技能与患者的实际联系起来，这点很重要。

保罗回答说，"呃，好吧。脑干卒中可能导致呼吸性酸中毒。"

"很好。其他脑干疾病也有可能。接下来是脊髓，比如萎缩性侧索硬化症或多发性硬化症。"菲德拉斯给保罗一条一条地列举呼吸性酸中毒的不同原因：膈神经损伤、横膈膜损伤、胸壁受损或肿胀、胸腔积液/气胸、慢性阻塞性肺病、哮喘和睡眠呼吸暂停。呼吸性碱中毒采用的也是相同的方法。

在术语中使用"碳酸氢根"（而不是"总二氧化碳"）与"二氧化碳"更符合肾科医生的习惯，同样道理使用"酸中毒"而不是"酸血症"。不过这样做也会有问题，对于这些词汇的吹毛求疵会让刚接触的学生感到很困惑，等学生充分掌握了这种方法后，还需要花一点时间纠正这些字眼的细微差别。

对话第 2 部分：代谢性酸中毒

"菲德拉斯，我们是不是能学习一下代谢性酸中毒，你说有时间的时候会讨论一下的。"

"没错。今天查房完成得比较早，让我们坐下来讨论一下吧。"团队在一个会议室里休息，菲德拉斯走到一块白板前面。"来吧，保罗，复习一下步骤 1 和步骤 2，确定名词和形容词。"菲德拉斯给了一些数据让保罗练习前两个步骤，最后一组数字是关于代谢性酸中毒的：7.25/25/90；钠 135，氯化物 100，碳酸氢根 12。"好了，保罗，开始吧……"

每一部分的教学都从步骤 1 和步骤 2 开始，确保学生有一个正确的开始。

"好吧……步骤 1. 我先根据 pH 值确定名词。这例 pH 值小于 7.40，所以是酸中毒。"保罗把 CO_2 值用手指遮住，期待着认同，菲德拉斯表示赞许。"然后我假设是呼吸性，这是我们最先需要处理的。如果是呼吸性的话……因为 CO_2 是酸性……那么 CO_2 值会升高。拿开手指检查一下。"保罗拿开了遮在纸上的手指，"CO_2 没有升高，所以假设不成立。因为酸碱平衡紊乱只有两个原因，既然不是呼吸性的，那么必然是代谢性的。"

"干得不错，保罗。精彩的推理。"菲德拉斯停了一下说。"好吧，我们看看代谢性酸中毒这部分。保罗，下一步，我们叫步骤 3a，是要确定酸中毒是'高阴离子间隙'还是'正常阴离子间隙'的酸中毒。在这之前，我们要先花一点时间说说'间隙'的意思，我希望你真正理解而不是强记。"菲德拉斯写出阴离子间隙方程，接着说，"这个等式你必须记住，保罗。"保罗点点头，抄了下来。"阴离子间隙是'阳离子'与'阴离子'之间的差值。在我们的等式里，'阳离子'包括钠，'阴离子'包括氯离子和碳酸氢根。通常阴离子间隙是 12，这意味着身体里的阳离子比阴离子要多。"然后菲德拉斯对史蒂夫说，"你身体里的阳离子比阴离子要多，史蒂夫，我说得对吗？"

在开始进行代谢性酸中毒的讨论前，需要对"间隙"方程作出解释。否则的话学生无法理解为什么添加酸会导致碳酸氢根的减少，也无法理解后续关于离子间隙改变的讨论。

史蒂夫回答，"嗯，我认为他们应该是相等的。"

"的确是这样。如果两边不相等的话，你会变成有极人，你的身体会受到地球某一极的吸引。"菲德拉斯又停了一下说，"这和你有没有人格魅力没关系，你还是一个有魅力的家伙。"史蒂夫笑了。"但我们如何解释这种现实与方程之间的差异呢？我们如何解释这种阴离子'间隙'呢？如果在我们的身体里的阴离子和阳离子相等，那为什么会有方程中的间隙？"

史蒂夫回答："那是由方程的定义决定的。"

"说得对，史蒂夫。就是由方程的定义决定的。保罗，明白了吗？"保罗点点头。菲德拉斯继续说，"事实上，有许多离子，包括阳离子与阴离子，并没有在方程中体现出来。"菲德拉斯停了一下说，"身体中还有很多其他的阳离子，例如钾和钙，还有更重要的是氢。"菲德拉斯又停了一下说，"体内的阳性物质包括钠、钾、钙和氢。不过在我们的等式中，阳离子的代表只有钠。"菲德拉斯再次停顿了一下，"人体组织中的阴性物质包括氯，碳酸氢根和蛋白质。"菲德拉斯又停顿了一下，"不过在我们的等式中，阴离子的代表只有氯和碳酸氢根。"

"蛋白质是阴性物质？"史蒂夫问道。

"是的，记下来，这点非常重要。体内的所有蛋白质都被视作'阴性的'，除了抗体。例如，白蛋白是一种蛋白质，对吗？"保罗点点头。"所以白蛋白是阴性的。"保罗再次点点头。"通常情况只考虑它的质量，而不考虑其极性，其实白蛋白也是一种电解质。如果把白蛋白加入方程，钠代表阳离子。"菲德拉斯停了一下，"减去氯、碳酸氢根和白蛋白代表的阴离子。"菲德拉斯又停顿了一下，"现在间隙会是怎样？"

保罗看了一会儿，然后答道："我猜间隙会是零。"

不是体内所有的蛋白质都是阴性的，不过大多数是这样的。让学生了解基本原则能帮助他们理解为什么阳离子和阴离子之间会形成间隙。钾离子在细胞内外的转移也可作同样解释，氢离子进入细胞内，为保持电荷平衡，细胞内的钾离子被置换出细胞。

"非常正确，保罗，这也解释了方程与现实之间的差异，现实中人体内的正离子和负离子相等，而方程中似乎阳离子更多，因为我们没把白蛋白考虑进去。如果在方程中加入白蛋白后就不应该有间隙了。"

"我懂了。"保罗说。

"好了，我们已经知道所谓'阴离子间隙'其实是个人为概念。只是因为我们的方程只考虑了可以实际测量的电解质。"菲德拉斯停了一下。"我问你，保罗，如果体内增加了 10 个氢离子会怎样？身体将如何对添加的酸性物质进行缓冲？"

"嗯，氢离子可以通过碳酸氢根进行中和，变成 CO_2 排出体外。"

"很正确，保罗。现在看看阴离子间隙的方程。随着我们添加 10 个氢离子，10 个碳酸氢根被清除。"菲德拉斯停了一下。"这是一比一置换。"他又停了下来。"当 10 个碳酸氢根从身体里清除，阴离子会出现什么样的情况，保罗？"

"阴离子会减少。"

"那么阴离子间隙会怎么样？"

"阴离子减少，阴离子间隙就会增大……前提是钠保持不变。"

"正确，保罗，你已经触到很重要的一点。钠实际上不会在酸碱平衡中产生作用。钠紊乱，太高或太低，实际上是水的紊乱。所以如果钠浓度上升，就说明身体丢失水分，导致所有的其他电解质浓度按比例上升。所以钠变化后阴离子间隙并不改变。"菲德拉斯停了一下。"保罗，再强调一下血钠紊乱在酸碱平衡中根本不起作用。"

钠在方程中不起作用，确定这点非常重要，否则会导致学生产生困惑。要让他们专注于等式重点碳酸氢根和氯离子，让他们理解添加氢离子是如何导致碳酸氢根减少，阴离子间隙会增加（假定氯离子未同时添加）。血钠的水平被高血糖"纠正"后学生会感到困惑："我应该用纠正后的钠离子浓度还是实际钠离子浓度计算阴离子间隙？"正确答案是用实际的钠离子浓度，因为虽然血钠被高血糖带来的血管内额外水分稀释了，不过其他电解质也同样按比例被稀释。钠紊乱其实是水的紊乱。

"好的，我明白了。其实钠并不起作用。"保罗点了点头。

菲德拉斯继续说下去。"不过保罗，我们不可能只添加氢离子。氢离子肯定和对应的阴离子同时加入。例如，酮症酸中毒时氢离子是酸性部分，再加上碱性部分酮体。乳酸酸中毒时氢离子是酸性部分，再加上碱性部分乳酸盐。"菲德拉斯边说边写下'酮体$^-$'，氢$^+$'和'乳酸盐$^-$'，氢$^+$'。"我问你，如果添加了 10 个酮体和氢离子，碳酸氢根会怎样呢？"。

"会下降 10。"

"方程中的酮体会下降吗？"

"不会，"保罗回答道。

"因为方程中没有考虑，我们假设没有酮体下降的问题，那么如果碳酸氢根下降 10，阴离子间隙会是什么情况？"

"嗯，阴离子间隙会增加 10。"保罗回答道。

花一点时间仔细讨论"高阴离子间隙"酸中毒的每个原因是值得的。不断重复后最终学生会发现方程有氢阳离子，而没有非氯化物阴离子，这就是高阴离子间隙酸中毒与正常阴离子间隙酸中毒的区别（正常 AG 酸中毒的方程中氯离子会发挥作用）。

"很好。"菲德拉斯用"乳酸盐与 H^+"，还有"甲基与 H^+"为例提出了同样的问题让保罗回答，直到确认保罗完全掌握。接着他继续，"如果体内添加 10 个单位的 '$H^+ Cl^-$' 会怎么样？碳酸氢根会下降多少？"

"10。"

"方程中包含氯化物吗？"

"应该是包含的，氯化物也会增加 10，"保罗回答道。

"很好。那么如果碳酸氢根下降 10，氯化物上升 10，阴离子间隙会是什么情况？"菲德拉斯问道。

"会保持不变。"

"不过我们又添加了 10 个单位的氢，对吧？"保罗点了点头。"仍然是酸中毒，对不对？"

"好像应该是……嘿，这是正常 AG 酸中毒吧？"

"没错，保罗。我们会改天再谈正常 AG 酸中毒，今天你先记住原则，所有正常 AG 酸中毒都有一个共同点：有盐酸的加入。"

"是吗？什么情况下会产生呢？"

"很多情况，保罗，比较严重的有两种：腹泻和肾小管性酸中毒。腹泻的时候，通过大便排泄出 10 个单位的碳酸氢根，相当于获得了 10 个单位的氢离子，这是酸中毒的部分。然后肾部为了代偿通过大便丢失的碳酸氢根维持电解质平衡，需要重吸收更多的氯化物来维持'负离子'。"菲德拉斯停了下来，看见保罗理解地点点头，菲德拉斯继续说。"肾小管性酸中毒，由于肾小管病变肾脏不能重吸收碳酸氢根，尿液中排出 10 个单位碳酸氢根相当于获得 10 个单位的氢。"保罗再次点头，"所以肾脏在无法留下碳酸氢根的情况下，靠重吸收 10 个单位氯化物以维持电解质平衡，这和腹泻的情形相同。"

保罗再次点头表示认同。"我懂了，所有的正常 AG 酸中毒都会增加盐酸物质。那么高 AG 酸中毒呢？"

虽然会在改天讨论正常 AG 酸中毒，但对它作个简单介绍，将它与高 AG 酸中毒鉴别有助于学生理解。

"问题提得很好，我的回答是：所有的高 AG 酸中毒在加入氢离子的同时都会加入不含氯离子的阴离子。"

"哇，很容易嘛。"

"没错，保罗，再认真复习一下关键步骤。第 1 步，查看 pH 值确定名词。第 2 步，假设为呼吸性的，查看 CO_2 值，确定假设是否成立，这一步可以确定形容词。然后可以选择进入对应的圆筒。如果是代谢性酸中毒，步骤 3a 确定是高 AG 酸中毒还是正常 AG 酸中毒。如果是正常 AG 酸中毒，无论是腹泻还是肾小管酸中毒，都会有盐酸成分加入。如果是高 AG 酸中毒，就会有不含氯离子的阴离子物质加入。"

"哇，比我想象的要简单得多。下一步呢，该怎么做？"

"嗯，如果是高 AG 酸中毒，你有高 AG 酸中毒的口诀吗？史蒂夫？"

史蒂夫脱口而出："骡子袋（Mulet Sack）①。"菲德拉斯笑了，史蒂夫接着说，"甲醇（Methanol）、尿毒症（uremia）、乳酸酸中毒（lactic acidosis）、乙二醇（ethylene glycol）、甲代亚苯基（toluylene）、水杨酸类药物（salicylates）、氰化物（cyanide）、酮症酸中毒（ketoacidosis）。"

菲德拉斯说："现在开始找到感觉了吧。"莫妮笑了。"下一步，保罗，是按

———————————

① Mulet Sack 由以下常见原因的首字母组成，帮助记忆高 AG 酸中毒的病因。——译者

顺序逐项进行实验室检测……例如，查血尿素氮（BUN）评估尿毒症、乳酸浓度、酮体或水杨酸浓度等等。"

"很容易啊。"保罗停顿了一下，"不过混合性酸碱紊乱怎么办？"

"很好的问题。和呼吸性酸中毒及呼吸性碱中毒体的分析方法一样，最后我们要确定是否合并其他酸碱平衡紊乱。保罗，这就是步骤3b，AG变化。"菲德拉斯停顿了一下，"不过在此之前我要问你，碳酸氢根值正常值是24，如果一个患者的碳酸氢根值为10，假设肺部工作正常，你认为他是酸中毒还是碱中毒？"

"嗯，碳酸氢根是碱性的，我认为是酸中毒。"

"正确。那么如果碳酸氢根的值是32呢？"

"我认为是碱中毒。"

主治医师要给学生继续方法的下一步，即步骤3b，他会向学生提出这样的问题："如果你看到这个（碳酸氢根的值为32），你怎么考虑？"

"很好，步骤3b像一套非常精确的咒语，一共有六个问题。如果你学的话，保罗，你必须向我保证严格按照咒语行事，好吗？不然我不告诉你这套咒语。"

"我保证。"

"很好。"菲德拉斯写下一些数字，"第一个问题：如果患者的钠是135，氯化物是100，碳酸氢根是15，阴离子间隙是多少？"

保罗心算了一下："20，135减去115等于20。"

"正确，第二个问题：假设开始的时候一切正常，也就是说，在我们加入酸性物质以前，阴离子间隙是多少？"

"嗯，开始的时候一切都应该正常，所以是12。"

"正确，第三个问题：要把阴离子间隙从12提高到20，需要加入多少氢离子？"

"8个单位，"保罗回答说。

"又回答对了，保罗。第四个问题：如果加入了8单位的氢离子，会造成多少碳酸氢根的流失？"

"也是8个单位，"保罗回答说。

"你算是摸着门道了，保罗。现在看看患者的碳酸氢根是多少？"

"嗯，15。"

"然后第5个问题是：如果患者的碳酸氢根现在是15，而之前我们丢失了八个单位的碳酸氢根，那么高AG酸中毒开始之前患者的碳酸氢根是多少呢？"

"嗯，如果碳酸氢根现在是15，而之前丢失了八个单位，那么酸中毒开始之前患者的碳酸氢根是23。"

"最后是第6个问题：如果其他数据都保持平衡，而碳酸氢根是23，你觉得患者之前是什么情况？"

"相当接近正常了，我是说如果没有别的错误的话。"

"很好。这样就到了代谢性酸中毒分析的结束部分，只剩下最后一步，步骤3c，评估呼吸系统功能。不过在此之前你还想再练习一下？"

"是的。"

学生需要时间练习这六个步骤，所以主治医师的讲解可以告一段落，剩下时间留给学生做一些练习。值得注意的是，要让学生理解推理的过程，真正读懂每个步骤的问题，而不是死记硬背公式。

菲德拉斯又举了个例子："如果患者的钠是135，氯化物是110，碳酸氢根是5。咒语的第一个问题，阴离子间隙是多少？"

"嗯，还是20。"

"没错，接着是第二个问题，假设开始前一切都正常，那时候的阴离子间隙是多少？"

"12。"保罗回答说。

"很好，接下来是第三个问题，将阴离子间隙从12提升到20需要加入多少氢离子？"

"8。"保罗回答说。

"再下来是第四个问题，加入8个单位的氢离子会导致多少单位的碳酸氢根流失？"

"8。"保罗回答说。

"然后是第五个问题，酸中毒发生前患者的碳酸氢根是多少？"

"嗯，目前的碳酸氢根是5，再加上丢的8个单位，所以原来是13。"

"没错，保罗。如果碳酸氢根是13，其他还都一样，那么你怎么想？"

"合并有另外的代谢性酸中毒？"

"正确，因为两个四单位氢的高AG酸中毒相当于一个八单位氢的酸中毒，也就是说，计算方法都是一样的。我们可以认为你所说的代谢性酸中毒就是一种额外的正常AG酸中毒。"菲德拉斯停顿了一下。"好了，该轮到你们念咒语了。史蒂夫、保罗，这一次你们要互相配合，念出咒语的6个问题。我们总会有自己的方法，我希望你们未来也能创造运用你们自己的方法。但现在，你们必须完全按我的方法做。准备好了吗？"保罗和史蒂夫都点了点头。"好的，患者的钠是137，氯化物是95，碳酸氢根是22。你们开始吧。"

对学生来说重要的技巧不是正确回答问题，而是能够自己提出问题。这时候主治医师不仅要关注学生的答案是否正确，而且要注意学生的问题以及问题的顺序是否正确。

"好的，"保罗说，"第一个问题，阴离子间隙是多少？137减117等于20。

所以间隙是 20。"

史蒂夫接着说。"下一个问题，之前的阴离子间隙是多少？答案是 12。"

保罗跟着说，"好了，下一个，我们应该增加了多少氢离子？20 减 12，答案是 8。"

史蒂夫接着说了下面两个问题。"问题 4，丢失了多少碳酸氢根？答案也是 8。问题 5，酸中毒开始前患者的碳酸氢根是多少？如果当前是 22，加上 8，答案是 30。"

保罗总结道，"如果碳酸氢根是 30，比正常高，我认为一定合并有碱中毒。"

"没错，保罗。"菲德拉斯插话道。"因为升高的碳酸氢根是肾脏产生的，我们可以认定有额外的代谢性碱中毒在起作用。"

"那么我要开始代谢性碱中毒的分析吗？"

这部分的教学到这里可以说结束了，剩余的时间不过是对方法的反复实践。尽管没有作详细介绍，学生还应该了解代谢性酸中毒分析的步骤 3c，在代谢性酸中毒的情形下评估呼吸系统功能。

"我认为对于你已经掌握了。我们还剩下最后一小部分。回顾一下，步骤 3a：高 AG 与正常 AG；步骤 3b：是否合并其他代谢性紊乱。代谢性酸中毒分析的最后一步，步骤 3c：有没有合并呼吸性酸碱紊乱？保罗，这个很简单。只要按照下面的温特公式，预期的二氧化碳值是碳酸氢根乘以 1.5 再加上 8。如果碳酸氢根是 15，你认为二氧化碳应该是多少？"

"嗯，1.5 乘以 15 是 22.5，再加 8，应该是 30.5。"

"如果 CO_2 高于预期，比如说 40，你怎么看？通常 CO_2 高于预期是……"

"呼吸性酸中毒。"

"没错。所以你还要按照呼吸性酸中毒的方法分析，当然你没有必要检查最后部分来确定是否有额外的代谢性紊乱，因为你已经确定答案会是肯定的。"菲德拉斯停顿了一下。"CO_2 比期望的要低会怎样？"

"嗯，那么我要按呼吸性碱中毒方法分析。"

"正确。好了，伙计们，我们下回再讨论代谢性碱中毒方面。不过今晚你们还要再练习代谢性酸中毒。把这些数字抄下来，回去练习。莫妮，下次查房的空闲时间，你能不能准备些数据来让大家练习？"

"乐意效劳，"莫妮回复道。

实践非常关键。这种方法学生很容易掌握，因为它简单而直接，但如果缺乏实践，他们又会很快回到列线图或零散的思路上去。利用住院医师在空闲时间教学是一个很好的方法，不仅能让学生有更多的机会练习，还能巩固住院医师这方面的知识应用。

对话第 3 部分：代谢性碱中毒

"嘿，菲德拉斯大夫。我有一位代谢性碱中毒的患者！"

"是有人告诉你的吗，保罗？"

"没有……嗯，我按步骤走了……第 1 步和第 2 步……就这样得出了结论。你有时间给我讲一下代谢性碱中毒的分析方法吗？"

"好，我先写完这个病历记录。"菲德拉斯写完后转向保罗。"好了，保罗。这个很简单，准备好了吗？"保罗点了点头。"所有的代谢性碱中毒都可以归结于醛固酮增加。"

"真的吗？"保罗看起来很惊奇的样子。

"真的，只有极少数的病例是其他原因，比如吃太多碳酸钙，99% 的病例都是因为高醛固酮导致的，所以你要好好记住它。"

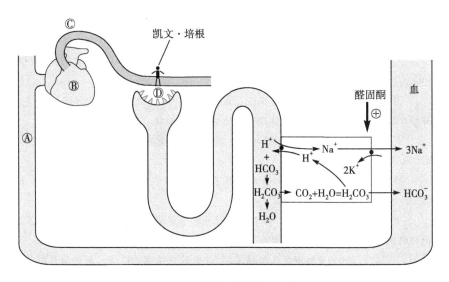

图 7-9 肾脏和代谢性碱中毒

A = 返回心脏的前负荷减少；B = 返回心脏的前负荷减少导致每搏输出量减少；C = 每搏输出量减少导致心排血量减少；D = 心排血量减少导致流量减少，从而血压降低，肾小球滤过率下降

主治医师告诉学生代谢性碱中毒还有其他原因，但指出学生应该从患病率角度出发，首先考虑醛固酮增多，代谢性碱中毒等同于醛固酮增加。

"嗯，那是为什么？"保罗问。

菲德拉斯又画了肾单位的图（图7-9）。"还记得这个吗？"保罗点头。菲德拉斯画了一个，小人代表凯文·培根（Kevin Bacon）。"好了，我要给你们详细介绍醛固酮的作用……开始会涉及很多细节，然后是大的框架，理解了细节，你会对大的框架有更深刻的了解。不过首先，保罗，你的患者是为什么入院的？"

"嗯，他住院有一会儿了，是劳伦斯先生，你知道，他患有充血性心力衰竭，我们给他利尿治疗。"

"我知道"，菲德拉斯说，看到患者的碳酸氢根现在是40。"好了，他充血性心力衰竭入院，对吗？"保罗点头。"我们开始用了呋塞米，你们称之为Lasix。"保罗再次点头，感到菲德拉斯对商品名比较反感。"呋塞米阻止了钠的重吸收，导致尿中排出大量的钠和水。好了，保罗，告诉我下面会发生什么。从前负荷开始。"菲德拉斯指向表7-9的A点。

让学生将"利尿"理解为"前负荷减少"，将"补液"理解为"前负荷增加"，这样能防止他们将来做出利尿的同时补液的傻事，因为"前负荷减少"的同时"前负荷增加"是连新手都能发现的显而易见的错误，而利尿和补液同时进行却不是很多年轻医生容易发现的问题。

"降低前负荷，这是我们的目标。随着前负荷的降低，左心室容量减少了，肺静脉压力也随之减少，这样能改善他呼吸困难的症状。"

"的确是这样，这正是我们的计划。那每搏输出量发生了什么变化？"菲德拉斯指着图7-9的B点问。

"嗯，也会如期下降。他的血压下降了一点，不过稳定下来了。目前的症状只是头晕，我们预约了磁共振。"

"太好了，"菲德拉斯说。"现在正是讨论这个话题的好机会。告诉我，保罗，他的脑灌注怎样了？我是说当前负荷、每搏输出量、心排血量以及平均动脉压全都降下来以后，他的肾脏灌注又怎样了？"菲德拉斯强调着灌注，刻意让"脑/肾脏"被忽略。

"嗯，下降了…哦，你是不是认为他的头晕是因为脑灌注下降？"

"一个字，是。我们要立刻取消磁共振。现在，我们继续讨论代谢性碱中毒吧。当凯文·培根处的灌注下降以后，肾小球滤过率会怎样？"菲德拉斯指向图7-9的D点。

根据学生的反应可以看出主治医师以前讨论过肾素-血管紧张素-醛固酮系统，不过这样的重复还是需要的。代谢性碱中毒的最终治疗（假设是生理性的）是补液。把临床问题与病理生理机制联系起来有助于学生理解诊断与治疗的联系。

"下降了，"保罗答复说。

"很好，那输送到球旁器的钠总量有什么变化?"

"也下降了，"保罗回答。

"很好，回想一下以前学的，肾素水平有什么变化?"

"嗯，我可以肯定肾素水平会上升，从而导致血管紧张素上升，最终使得醛固酮增加。"保罗说。

"非常好，记住，这是身体应对前负荷下降的反应，获得更多钠和水。"保罗点点头。"让我们看看醛固酮有什么作用。"菲德拉斯指向图7-9中肾单位。"记住醛固酮是一种类固醇，能进入细胞核中增加 DNA/RNA 的转录。在这里就是钠-钾 ATP 酶的转录。"菲德拉斯留意了一下保罗，看他是否跟得上。确定他理解了之后继续说。"当这些泵运转起来，从这些细胞内泵入体液的钠的数量会发生什么变化?"菲德拉斯指向图7-9右边扩大的肾小管上皮细胞。

"应该会增加，"保罗回复道。

"正确，那么细胞内的钠呢?"

"应该会下降。"

"没错，保罗。这样会形成一个钠池，钠通过'阀门'从尿流入细胞，同时将氢从细胞内置换出来，就像一个旋转门。"菲德拉斯停下来，指着细胞接近管腔一侧的钠/氢交换通道说道。"看见了吗? 钠在两侧浓度差的压力作用下流入细胞内，同时将氢交换出来。"

"我明白了，"保罗回复道。

"好了。这样氢就遇到被过滤到尿液里的碳酸氢根，很快它们就结合形成不稳定的 H_2CO_3，最后产生 CO_2 和水。而水……"菲德拉斯极力模仿《茶水男孩》里亚当·桑德勒[①]的声音说，"会继续作为尿排出。CO_2 呢，像《人鬼情未了》里的帕特里克·斯威兹[①]，直接穿过细胞壁进入肾小管上皮细胞。"菲德拉斯停顿了一下。保罗觉得这样的解释很有趣，非常认真地在听。菲德拉斯继续说，"好了，CO_2 在细胞里与水结合成 H_2CO_3，然后分解成碳酸氢根……HCO_3，以及多出来的氢，氢又通过我们说的钠氢旋转门回收。你听明白了吗，保罗?"

"明白。我记得这是生理课上的内容……但这又怎么导致了碱中毒呢?"

"很好的问题，我来告诉你，肾小管上皮细胞的碳酸氢根浓度增加把 HCO_3 排入体液，这就导致了……代谢性碱中毒。"

"哇。那么代谢性碱中毒我该怎么分析呢?"

"很简单，保罗。首先问问自己，醛固酮增加的原因是什么? 是生理原因?

---

① 亚当·桑德勒和帕特里克·斯威兹分别是电影《茶水男孩》和《人鬼情未了》中男主角的扮演者。

也就是肾脏要通过增加前负荷来平衡不恰当的灌注压？还是非生理原因？就是额外产生或吸收醛固酮？"

"我该如何确定呢？"保罗问。

"你完全能做到，如何确定患者灌注压是否正常，你需要做的是……想想公式4、5和公式6。"

"嗯，他们的血压应该降低。"

"没错。还有……假设某人长了一个不断产生醛固酮的肿瘤，这种情况当然很罕见，那么前负荷应该怎样？"

"嗯，有了大量的醛固酮，就会有大量的盐和水被重吸收，因此前负荷会非常高。"

"那么每搏输出量呢？"菲德拉斯问。

"也应该很高……"保罗已经能很自然地跟上思路了，这让菲德拉斯觉得很满意。"这样心排血量就会增高，血压也会高。"保罗停顿了一下。"如果有了额外的醛固酮，血压会增高，而如果是生理原因也就是对低灌注的反应，血压则会降低。"

"你理解得不错，保罗。还有一点……你要记住导致高醛固酮的'非生理原因'很少是因为肿瘤。我问你，你能不能想出一些名字与醛固酮类似的东西？"

"嗯，泼尼松……可的松……还有……"

菲德拉斯又问保罗："你见过长期使用泼尼松的病人吗？……或者有没有见过库欣综合征患者的图片？"

"呃，我见过图片，"保罗回答道。

"他们肿得很厉害，是吧？就好像他们吸收了很多很多的盐和水。"保罗点点头，"从照片上看不出他们有高血压，好好想想再告诉我可能是因为什么。还有你认为他们的碳酸氢根会是怎样的情况？"保罗想开口回答，不过菲德拉斯想让他再想一想，接着说。"保罗，我们该给劳伦斯先生的利尿剂减量了。"

酸碱平衡的教学要点

1. 酸碱平衡教学需要有缜密的方法。主治医师应认识到学生最初总是没有思路，在一个结果（如呼吸性酸中毒）和另一个结果（如代谢性碱中毒）之间摇摆不定，最终完全迷失在各种紊乱与代偿之中，只能求助于各种代偿公式。

2. 从步骤1和步骤2出发，主治医师要让学生的注意力集中于最主要平衡紊乱。

3. 下一步是让学生集中分析一种酸碱平衡紊乱，防止学生的思维在不同的紊乱中跳跃。实际上只需要学习呼吸性酸中毒/碱中毒和代谢性酸中毒，大部分代谢性碱中毒比较简单，和醛固酮增加有关，只需寻找醛固酮增加的原因即可。

4. 呼吸性酸碱平衡紊乱问题首先强调急性与慢性评估，提高学生对问题判断的敏锐性；如为急性情况，应停止分析立即开始治疗。然后让学生根据碳酸氢根的变化来决定是否需要考虑其他酸碱平衡紊乱。

5. 代谢性酸中毒教学的关键因素是让学生理解阴离子间隙的概念。这样学生就会明白正常 AG 酸中毒是由于碳酸氢根损失及氯化物增加引起的，比如肾小管性酸中毒（RTA）和腹泻。高 AG 酸中毒则归因于碳酸氢根损失（由于增加了氢离子）和非氯化物阴离子的增加。

6. 代谢性酸中毒的最后要讨论阴离子间隙的差值（酸中毒发生前碳酸氢根应该是多少），然后使用温特公式判断 CO_2 是否与酸中毒匹配，来确定是否存在二重或三重平衡紊乱。

❖ 胸痛

目的

　　胸痛是住院患者最常见的入院诊断。对于胸痛的诊治，学生们常常仅满足于按照常规"排除心梗"，而不进行必要的临床鉴别诊断。下面的对话并不是为了向大家展示胸痛处理有多复杂（这个话题显然超出了本书的范围），只是强调主治医师的教学要点，学生需要有合理的临床思路来诊断非心源性胸痛。

场景、人物和缩略语

　　团队今日值班。主治医师菲德拉斯在查房时，团队接到急诊室的呼叫，有一个新入院的患者。一起查房的团队成员有医学生保罗，实习医师史蒂夫和住院医师莫妮。

　　对话中所用的缩略语见下：ABCs = 气道、呼吸和循环；CT = 计算机 X 线断层扫描；EKG = 心电图；ER = 急诊室；GFR = 肾小球滤过率；ICU = 重症监护病房；ID = 感染性疾病；MRI = 磁共振成像。

对话

　　"菲德拉斯大夫，我们刚接到 ER 的传呼，有个新入院的患者需要去看一下。你看我们是继续查房还是先去看那个患者？"史蒂夫问。

　　"嗯，我们还剩下四位患者，对吗？"

　　"是的。"

　　"我了解一下，这四位患者有没有今天要出院的？或者病情危重？或者需要做限速步骤的检查？"

　　主治医师利用这个机会强调了一下关于优先权"三 D"的观念，就是突发事件（disability）、诊断（dignosis）和出院（discharge）。

　　"那些今天要出院的患者我们已经看过了。剩下的四位患者病情稳定，我不认为他们会有生命危险或要进 ICU。什么是限速步骤检查？"史蒂夫问。

　　"让我换种说法，就是需要很长时间完成的检查或操作，或是检查的结果会改变我们的后续处理。例如，CT、MRI 或者会诊。"

"这好像有。你还记得桑特先生吗，就是 HIV 合并隐球菌脑膜炎的那位患者，我们需要感染科会诊。我觉得他可以出院了，但感染科想在他出院前再看一次他。斯潘格夫人，那个 35 岁多发性硬化症的患者，神经科想在会诊前拿到 MRI 结果。"史蒂夫说。

"很好。让我们开始行动吧。你去申请 MRI，给感染科会诊大夫打电话。我和保罗先去 ER，我们在那儿见。剩下的四个患者我们处理完新患者后再继续查房，我们还可以在那个时候查看 MRI 的结果。"

在学生轮转中主治医师需要选择时机观察学生采集病史与体格检查的能力，并和他们平时病历书写与汇报病例中展示的临床思维能力相结合。今天正是直接观察学生问病史和查体的好机会。

"好，保罗，我们一起去看新患者富兰德先生，我正好看看你怎么问病史。"

"哦，好的。"保罗从他的白大衣口袋里翻出一张写着问诊要点的小卡片，准备开始问诊。菲德拉斯注意到了他的卡片。

"我希望你把卡片拿走。我们一起想想怎样问诊，记住一个顺口溜'FAR COLDER'，这包含了问诊要点：频率（frequency）、伴随症状（associated symptoms）、是否放射（radiation）、时间次序（chronology）、起病（onset）、部位（location）、持续时间（duration）、恶化（exacerbating）和缓解方式（relieving positions）。你能做到吗？"

"可以。FAR COLDER……我记得了。"

"很好，照着我说的做。然后我们到病房外讨论，根据'FAR COLDER'方法收集的信息做出鉴别诊断。根据这些鉴别诊断，如果你还需要哪些信息，我们再回病房继续问诊。"

菲德拉斯和保罗走进病房，保罗使用'FAR COLDER'方法了解了患者的基本病情，然后两人离开病房。这时候史蒂夫和莫妮也到了 ER。

"好了，保罗，你处理胸痛的方法是什么？"

"我真的没有。"

史蒂夫插嘴说，"我们通常用胸痛临床路径，它似乎挺管用的。"

临床路径很好，但它往往需要医生有足够的临床经验根据每个患者的不同情况来判断何时退出路径。大多数学生和住院医师并没有这样的经验，他们喜欢临床路径，因为用这种方法处理患者很容易，不必伤脑筋认真思考患者的诊断与处理。主治医师需要把团队的注意力从临床路径转移到正确的胸痛诊断与鉴别诊断思路上来。

"嗯……'似乎'这个词用得不错，迷信临床路径并不一定是个好主意。让我们一起讨论胸痛的诊断思路，然后你来判断是正确的诊断思路管用还是临床路径管用。ER 有没有给病人约胸片？"

"约了，不过我认为你不希望我们跳过病史和查体直接到检查。"史蒂夫提醒道。

许多检查都可能成为学生诊断疾病的跳板，比如 X 线、MRI、超声心动图等。当主治医师希望通过某种检查来说明诊断思路时，他应该清楚地说明检查的目的，而不是只了解检查结果（这样会与"先了解病史，后进行检查"的标准冲突）。

"你说的没错，史蒂夫。我只是拿它当作例证。"

"好了，胸片已经做完了。"他们来到计算机屏幕前看胸片结果。菲德拉斯看了几秒钟，然后朝护士走过去。

"你负责富兰德先生吗?"

"是的。"护士回答说。

"很好，你能帮我们给富兰德先生申请做个急诊 CT 检查吗? 谢谢。"

"急诊 CT。好的，我马上准备。你确定是马上做吗?"

"是的，这非常重要。"菲德拉斯回到团队中间。莫妮看了看菲德拉斯。"我们开始吧。"菲德拉斯看着屏幕说，"好了，保罗。注意 X 线片。现在你想象自己是一支弓箭，从前向后穿过身体，顺着箭头穿过的层层组织，你想想胸痛有哪些原因。准备好了吗?"

学生习惯所有的胸痛都直接考虑心肌梗死，在培训阶段，这不是个好习惯。这里采用的方法就是要让学生在进入胸痛临床路径之前至少考虑一下是否还有其他的可能。

"哦，啊。好吧。"

"你看起来很紧张。是弓箭头让你紧张吗?"

"是的……我的意思是……不是，不是弓箭。我还没有看胸痛那部分书。"

"没事的，放轻松，我们一起来。首先，书本上学到的东西会充实细节，让你成为一名优秀的医生。但我认为你不必强迫自己在临床实践之前要把所有的相关内容都通读一遍。在病房学到的是处理问题的方法，用这些方法来引导你的阅读。其次，你在学习方法时要想象将来运用的场景，只有这样你才能真正掌握方法，当未来独立面临相似的场景时，你才能冷静面对，保持理性与条理。这是我对你的期望，保罗。要达到这个目标需要时间，我相信你能做到，我会帮助你。懂了吗?"

"懂了。"

"那好，我们开始吧。想象你自己就在 ER……在那边的创伤 3 诊室里。"菲德拉斯指向在大厅尽头的那个房间。"你能看见自己在哪里吗?"

知识如果未来不能运用就不是有价值的知识。主治医师把学生放在临床的真实场景下，学生运用这种方法体会未来真实情况下的感受和压力。如果学生在那样的感受和压力下仍能灵活运用一种方法，主治医师就可以确定这种方法已经被学生彻底掌握了。

"呀。他们就是在那里接诊了这个胸痛的患者。"

"没错，那个充满监护仪的房间。你能看见自己在那里吗？三年后，你就是值班医生，患者就在那里……一个60岁的老人躺在检查台上，衬衣纽扣已经解开。一群护士围着他，监护仪已经连上。你现在是医生，保罗。你准备怎么做？"

"嗯，我想打急救电话911。"

"好办法……可是你就是911。"菲德拉斯笑了。"好了，你应该这样做。进入诊室，查看患者的呼吸和脉搏，记住ABCs。然后了解病史，记住FAR COLDER……正如我们刚才所做的。你看见自己在那样做了吗？"

"没问题，看起来不难。"保罗的焦虑开始有所缓解。

"很好。然后当护士做心电图的时候，你到计算机面前去看胸片结果。"

"好的，我看见自己在这样做了。"

"很好。那么现在……想象那支箭击中了胸口。箭头穿过身体的第一层是什么？"

"皮肤和肌肉。"

"正确。史蒂夫，有没有皮肤和肌肉的疾病能引起胸痛？"菲德拉斯问。

"皮肤的带状疱疹。至于肌肉，我猜是肋软骨炎。"

主治医师并不是亲自列出诊断和各种疾病的具体细节，而是让学生自己去构建鉴别诊断列表，这样更有利于长期记忆。由于学生已经列出了自己的鉴别诊断思路，主治医师只需要添加细节并且补充改正错漏之处。

"不要猜，史蒂夫，你是正确的。现在关于你的鉴别诊断，我告诉你一些需要补充了解的具体细节。带状疱疹，有时候疼痛可以在疱疹之前出现，疼痛会很严重且持续，不过仅限于一到两个神经的皮肤分布区。带状疱疹在青年人中很少见，但在免疫缺陷人群或老年人很常见。如果是肌肉痛，疼痛会随着运动加重，胸壁会有压痛，但压痛并不特异，很多疾病的患者在胸痛查体时都有压痛。好了，保罗，下面是什么组织？"

提供给学生的信息采用他们最容易记忆的方式。主治医师联系每一种疾病的特点提出问题，这样当学生再遇到不同患者时能很容易记起应该问什么问题，体格检查中应该注意寻找什么阳性体征。

"骨头，"保罗回答。

"史蒂夫，病因？"菲德拉斯问。

"嗯，肋骨骨折或肿瘤转移至骨骼。"

"很好。所以应该询问关于创伤的问题和肿瘤的症状。对那些年纪大的患者，特别是没有常规癌症筛查的患者，骨转移癌的可能性更大，值得详细问一下……保罗，下一个？"

"胸膜壁层。"

"做得好，保罗。我以为你会跳过这个直接进入肺部呢。莫妮，该你了，病因？"

"嗯，胸膜炎，可能是狼疮引起的，或是脓胸或周边的肺炎。"

"很好。所有这些疾病，疼痛会随呼吸加重。脓胸或是肺炎，会伴随咳嗽、咳痰或发热的病史。询问相关问题也许会改变你的验前概率。下面是什么，保罗？"

"肺。"

史蒂夫插话说，"有可能是肺炎、肺栓塞或者肺泡出血。也需要问和上面一样的问题，还有是否有制动、高凝状态和下肢肿胀。"

"效率增高了。做得好，史蒂夫。"菲德拉斯指向心包，"引起心包的炎症有哪些？"

"心包炎和心肌炎。"

"没错，稍后我会给你心包炎的鉴别诊断列表。现在要记住所有涉及胸部淋巴回流的疾病都可能影响心包，比如……肺癌、淋巴瘤、乳腺癌、肉瘤、结核、病毒、浆膜炎，像你们可能见过的狼疮或肾衰。好了，保罗，接下来？"

"急性冠状综合征。"

"很好，不过你说的急性冠状综合征是什么意思？"

"我不知道。我猜是心脏病发作吧。"

学徒模式的缺点就是学生可能并不明白各种名词的意义，而只是鹦鹉学舌地简单模仿老师的说法。主治医师如果怀疑学生是否真正理解，可以直接询问学生某个名词的确切含义。

"嗯，不错，保罗，你说的就是你要的，你要的就是你说的。心肌梗死、不稳定心绞痛及稳定性心绞痛，这些都表明心肌缺血缺氧。心肌梗死意味着对心肌已经有损伤，不稳定心绞痛则提示冠状动脉血栓导致胸痛，而稳定性心绞痛则提示胸痛是因为冠状动脉狭窄，但不一定与不稳定的斑块或血栓有关。这个区别很重要，因为如果是心肌梗死，我们需要立即将患者移交导管室介入治疗。如果是不稳定心绞痛，我们需要考虑的是抗凝。稳定性心绞痛是继发于稳定的斑块，主要是由于心脏负荷增加，比如心动过速、锻炼或高血压危象。"

"鉴别这三者需要做 EKG。"保罗插话道。

"现在你知道了，要根据你的鉴别诊断思路来选择合适的检查。关于这点，我相信我们以后还会做更多的讨论。不过现在我们先集中精力完成我们的胸痛诊断思路。在心脏之后还有什么组织？"

"嗯，有食管和主动脉"。保罗指着屏幕。

"莫妮？有什么原因？"

"我会考虑食管炎、胃食管反流病、食管破裂……还有动脉瘤。"

"完全正确。怎么诊断动脉瘤？"

"嗯，心影后面会有增大的团块……"莫妮说了一半停住了。

"哇，主动脉看起来有点儿大，呃？"保罗边说边指着屏幕。"所以你要申请急诊 CT！"

"是啊……祝贺你，保罗。"菲德拉斯拍拍保罗的肩膀。"你刚刚作出了你的第一个主动脉夹层的诊断。"菲德拉斯停顿了一下。"在 CT 结果回来之后，我们接着问病史。"菲德拉斯准备走开。

"还有，保罗……"

"嗯，菲德拉斯大夫。"

"千万别忘记，临床路径是个不错的方法，但除此之外，我们永远都可以用严密的临床思维帮我们解决问题。"

"我保证不会忘记，我不会忘记的。"

胸痛的教学要点

1. 主治医师要把诊断思路传授给学生，让他们能考虑到每一个可能导致胸痛的原因。

2. 诊断思路建立后，我们应培训学生根据考虑的诊断选择能改变诊断可能性的病史问题或检查，摆脱过分依赖心梗临床路径的习惯。

3. 诊断确定后，主治医师可以让学生回到具体疾病的临床路径上来。

❖ 抗生素

目的

抗生素选择是病房常见的问题之一。但对学生而言，这是个难点，学生很容易做出不合理的选择。面对多种可选择的抗生素和联合用药方案以及每种抗生素的不同适应证（各种类型的感染），学生们经常感觉无从入手，一律选择"广谱抗生素"，而有些学生甚至还不理解什么叫"广谱抗生素"。

本章节旨在指导学生如何经验性选择抗生素，并使学生掌握初始抗生素选择的基本原则。具体每种感染的抗生素应用则不在本章节讨论范围之内，况且也不可能把基本原则以外的所有可能列在一个教学脚本中。"过犹不及"，若不引导学生掌握基本原则，而是一味地追求基本原则以外的内容，可能会导致负面后果，包括过度或不合理的使用抗生素。

在进行教学之前，主治医师首先要明确教学目标：①明确抗生素选择的基本原则。②解释这一基本原则有许多例外情况。③告诉学生掌握基本原则的重要性，因为只有掌握基本原则，才能更好地理解这些例外情况。④要向学生解释，这些原则仅仅适用于经验性抗生素治疗。如能获得培养及药敏结果，应根据药敏调整用药。⑤要向学生强调，他们必须了解各部位感染的常见致病菌是哪些，例如，肺炎和胆囊炎在抗生素选择上要注意覆盖常见致病菌。总之，本次教学所要传递的信息是：选择每种抗生素都要有合理的理由，不能一味盲目地选择最强效的抗生素。

场景、人物、缩略词

病房小组的医生在值班，主治医师菲德拉斯在下午单独看完患者、处理完杂事后联系团队碰一下头。讨论先在他与医学生保罗之间展开，随后住院医师莫妮和实习医师史蒂夫也加入到本次对话中。

本段对话使用的缩略词如下：MRSA = 耐甲氧西林金黄色葡萄球菌；PCN = 青霉素；TMP-SMX = 磺胺甲噁唑 – 甲氧苄啶；VRE = 耐万古霉素肠球菌。使用的商品名和对应的通用药名如下：安灭菌 = 阿莫西林 + 克拉维酸；特美汀 = 替卡西林 + 克拉维酸；优立新 = 氨苄西林 + 舒巴坦；特治星 = 哌拉西林 + 他唑巴坦。

对话

"保罗，你在忙什么？"

"哦，我在处理一个患者，还没想好怎么向你汇报病历。"

"没关系，告诉我你在做什么吧。"

"这个患者是个 42 岁男性，发热，很多检查结果还没出来，我在想应该给他用什么抗生素。"

"听起来是个值得讨论的话题，我们一起讨论一下吧"，菲德拉斯说。

"太好了，正好我还不知道应该选什么抗生素。"

"那你有什么想法吗？"

"我想用广谱抗生素"，保罗回答道。

"这里的'广谱'是什么意思，知道吗？"

"呃……我还真不太明白，只是听每个人都这么说。"

"的确是这样，那么哪些患者需要选择窄谱的抗生素呢？好吧，还是先来说说你想用什么吧？"

"我想用环丙沙星、哌拉西林 – 他唑巴坦、亚胺培南。"

"天哪，听起来这是个相当危重的患者啊！"

"真的吗？"保罗有些惊慌。

"当然不是，我只是很惊讶罢了。如果给患者用这些这么强的抗生素，除非他的病情已经到了相当危重的程度。你确定要同时用这三种抗生素吗？"

"广谱"这个词就像"急性冠脉综合征"一样，学生从上级医生那里耳濡目染，虽然知道了这些术语名称，但可能并不理解它们的真正含义。与盲目照搬"急性冠脉综合征"的治疗方案相似，年轻医生可能会将联合应用多种抗生素视为确保万无一失的捷径，而不去思考某个特定的患者所适合的最佳治疗方案。

"我不确定。"

"那告诉我为什么想用这些药物呢？"

"这是我上个月在 ICU 见过的治疗。错了，是吗？"

"不，对于 ICU 的那位患者来说，不一定是错误的。但是要记住，每位患者都需要个体化的治疗方案。在前一个患者身上管用的方案对下一位患者来说，并不一定是最适合的。每个患者都各不相同，保罗，我希望你能掌握治疗原则，这样才能有针对性地为每个患者制定适合他的方案。"

即使既往的教学是错误的，也不要轻易质疑以前的教学方法、带教老师或课程内容，因为这会让学生气馁。他们会想："原来我以前是在浪费时间，今天学到的知识说不定哪天也是错误的，我可不想再继续浪费时间了。"于是学生可能就开始心不在焉。主治医师在这里肯定了既往教学的正确部分，然后在此基础上加以补充。

"用多种抗生素有什么问题吗？又不会伤害到患者。"

"我先说说怎样在细菌培养结果回报之前经验性选择抗生素，最后再来回答你的这个问题，我会用实例告诉你，这样做实际上会伤害到患者。"菲德拉斯拿出一张纸，然后纵向放下。"保罗，看着这张纸，把它想象成一面墙，你的任务是在墙面出现污点时涂上油漆把它盖住。假如墙面的最左侧出现一处污点，"菲德拉斯在纸的左侧画了一个小星号，"你会为了这个小污点把整面墙都涂上油漆吗？"

"当然不会，我只会在这个污点上涂漆。"

"好，如果污点在距离地面两英尺的位置，你会搬梯子过来涂漆吗，站在梯子的最底层，弯下腰来涂漆？"

"当然不会，只要站在地面上涂漆就可以了。"

"非常好。但如果污点在高处的右上角，你会怎么做呢？"

"那我就要搬个梯子用了。"

"好，你会把梯子放在什么位置，最左边还是最右边？"

"当然是最右边了。"

"是的。再假如有多个点需要涂漆，那么我们可能需要涂更多的地方……可能是两个象限……有时也可能是整面墙。对吗？"菲德拉斯问道。

"对。"保罗回答。

主治医师与学生进行了一次简短的苏格拉底式对话，借此强调应该根据需求选择合理的应对方法。"刷墙"这个通俗的比喻非常贴切，可以使学生更容易理解"覆盖"这一概念；而利用"梯子"的比喻，告诉学生"站在梯子高处，却难以刷到墙底和对侧污点"的道理，就类似于升级到高级抗生素，却不能覆盖到某些只有低级别抗生素才能覆盖的病原菌，从而帮助学生认识到他们可能存在的错误观点—认为升级使用高级别抗生素不会有任何影响，而实际上是要付出一定代价的。

"好的，保罗，"菲德拉斯继续说，"如果我们要刷墙，首先要知道墙的哪一部分需要被粉刷，对吧？"

　　"是的。"

　　"这是个难点，因为在临床我们不是总能知道哪一部分需要覆盖。"保罗一下子将"墙上的污点"和"抗生素的覆盖点"联系在了一起。菲德拉斯继续说："我们也经常能发现需要覆盖的部分，但如果找不出来，我们就不得不刷整面墙了。这就是你前面提到的'广谱'这个词的含义。"

　　保罗笑了笑，"我明白您的意思了。如果我们只需要覆盖墙的某一部分，那么只需要粉刷这部分墙壁……也就是说，如果我们只需要覆盖某种致病菌，那么我们只需要选择能够覆盖这种致病菌的抗生素。"

　　"非常好，保罗。我是在告诉你怎样经验性选择抗生素，主要用在不确定病原菌的时候。一旦细菌培养回报是哪种病原菌及药敏，我们就可以根据药敏结果选择抗生素了。但在此之前，我们仍然需要知道怎样选择抗生素，因为我们不可能每出现一个污点就把整面墙刷一遍，这样会把漆用光的。"

　　"那么我们怎样才能做出最好的选择呢？"保罗问道。

　　"运用我们的分析。虽然我们不能确定污点的具体位置在哪，但我们可以猜测最可能的部位。例如，如果患者是皮肤感染，那么最可能的致病菌是链球菌或葡萄球菌，对吗？"

　　"对。"

　　菲德拉斯医生边说边在纸的上方写出"革兰阳性"和"革兰阴性"（图7-10）。"所以，对于这位皮肤感染患者，我们会选择覆盖这部分墙的抗生素"，菲德拉斯指了指左上方的"革兰阳性"。如果这是个单纯感染，也就是不用考虑耐药或严重情况，那么就类似于站在墙壁的最底层。"菲德拉斯指向纸张的左下象限。

　　"听起来挺有道理的。但都有哪些药物，各自覆盖哪些部分呢？"

　　"这正是抗生素阶梯的概念。除非有理由需要应用其他抗生素，这里首选的是青霉素，它能够覆盖墙面的底部至中间部分"。菲德拉斯在图的底部写下"青霉素"这几个字。

　　主治医师的目的不在于教导学生如何应用青霉素，虽然他知道选择青霉素有很多不合理之处，但他之所以将青霉素作为初始选择，意在引导学生对此提出异议，如学生会提出主治医师所期望的问题："如果青霉素不能覆盖会怎样？"通过回答这一问题，可以引导学生进一步进行抗生素的选择。这一教学方法促使学生思考某种治疗选择的理由（如"为什么要升级抗生素？"），而不是像点菜一样随意挑选抗生素。

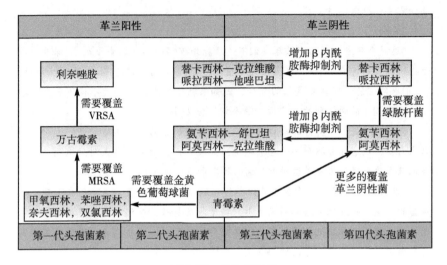

图 7-10 抗生素阶梯

关于头孢菌素类药物的注释：第一代头孢菌素覆盖革兰阳性菌，包括葡萄球菌属；第二代头孢菌素覆盖革兰阳性菌，包括嗜血杆菌、卡他莫拉菌属、肺炎链球菌；第三代头孢覆盖革兰阴性菌；第四代头孢菌（头孢吡肟）适用于粒细胞减少性发热。PCN—青霉素；MRSA—耐甲氧西林金黄色葡萄球菌；VRSA—耐万古霉素金黄色葡萄球菌

"是吗，为什么要选择青霉素呢？我没见过别人使用青霉素，过时了吧？"

"呃，这里有很多选择青霉素的理由：首先，青霉素在体内具有杀菌活性，如我们希望的那样，能够快速杀灭细菌，因为体内细菌存活时间越长，细菌和抗原负荷的指数增长就越明显。其次，你还记得最后一次见到青霉素药物不良反应是什么时候吗？"

"呃，没有见过。"保罗回答道。

"那是因为它基本上没有不良反应。青霉素是一种'盐'，主要经过肾脏排泄，所以只需要根据肾小球滤过率（GFR）调整剂量，而基本不用担心药物的肝脏毒性或与经肝排泄药物之间的相互作用。你可以放心地使用青霉素，保罗，尤其是在联合用药或患者存在多系统疾病的情况下。最后一点，青霉素对孕妇是安全的，有些患者在接受抗生素治疗的时候可能并不知道自己已经怀孕。你能猜出选择青霉素还有一个最大的理由吗？"

"猜不出来。"

"当我们有 150 万单位剂量的药物可选时，为什么还要使用剂量为 200mg、

300mg、400mg 的药物呢？"菲德拉斯模仿电影《王牌大贱谍》中的邪恶博士①，一边微笑一边把他的小指放在下嘴唇上。

保罗笑了："我明白您的意思了。"

"不开玩笑了。青霉素是一类很好的药物，我希望它能成为你的首选考虑，这样能够避免滥用高级抗生素，我们要把他们留到严重感染最需要他们的时候再用。但如果青霉素覆盖不到你要覆盖的部分，那么就需要升级到更高级别的抗生素了。"菲德拉斯一边说，一边在图的底部画出四个方格。"保罗，如果我们要用梯子，就需要有个很好的支撑。这四个方格是我们'抗生素阶梯'的基础。"

"听起来很不错。"保罗回答。

菲德拉斯继续说道："随着抗生素阶梯的升级，有很多比青霉素更复杂的药物。但必须严格遵循一条原则：只有在理由充分的情况下才能升级抗生素。问你个问题，有普通青霉素覆盖不到的病原体吗？"

主治医师这段对话的目的不在于告诉学生怎样选择抗生素，而是教导学生选择抗生素需要有充分的理由。

"当然，是金葡吗？"（金葡是金黄色葡萄球菌的简称）

"是的。那你能想出可以覆盖金葡的药物吗，后缀是'西林'的？"

保罗笑着答道："甲氧西林。"

"正确。"菲德拉斯边说边在图的左侧填入一些药物名称。现在我们把梯子移到墙左侧中部的"M-N-Os"位置。还记得'M-N-Os'吗，来自字母歌……"保罗点了点头。"分别是甲氧西林（M）、奈夫西林（N）和苯唑西林（O），它们基本上是同一药物，都对金葡有效。在继续这一话题之前，先想想它们对革兰阴性菌的效果怎样？也就是说，当我们把梯子放在左侧的 M-N-Os 位置时，对右侧墙壁的粉刷效果会怎样？看看图上方的'革兰阳性'和'革兰阴性'的范畴。"

"似乎覆盖不到革兰阴性菌。"

"没错。选择抗生素可不像挑选音响，买了价格贵一些的音响，就能够在获得更多功效的还保留便宜音响的功能。而升级抗生素，可以覆盖到低级别抗生素无效的病原菌，但也会失去低级别抗生素的部分抗菌疗效，例如将普通青霉素升级到 M-N-Os，能够覆盖到金葡，但也相应失去对革兰阴性菌的疗效。这就是我想讲的内容。再回到我们这幅图上，有甲氧西林覆盖不到的病原菌吗？

年轻医生很容易忽略这一点，以为抗生素升级后能够继续保留低级别抗生素的抗菌谱，而事实并不是这样。主治医师通过应用"抗生素阶梯"进行教学，结合实例向学生讲解这一重要内容。

"呃，有些金葡对甲氧西林耐药……也就是 MRSA。"保罗回答道。

---

① 《王牌大贱谍》是美国著名的喜剧电影，邪恶博士是片中的人物。

"很正确，病史能够帮助我们判断感染 MRSA 的可能性，这点要记住，后面还会再讨论。"菲德拉斯顿了顿，继续说，"但要记住，我们说过单纯感染是在墙底部的那些感染，但你或许会说'这可能是耐药菌感染'，那么这种情况下我们就需要覆盖墙顶部了，所以我们就要攀登梯子，也就是升级抗生素了。那哪种抗生素对 MRSA 有效呢？"

"呃，万古霉素？"保罗笑着回答道。

"完全正确。再看着图想想，如果升级使用万古霉素，它对革兰阴性菌的疗效会怎样，类似于站在左侧墙壁的梯子上，对右侧墙壁的粉刷能力怎样？"

"会大幅下降，实际上基本没有疗效。"

"相当正确！非常好！要记住，升级抗生素需要有合理的理由，这可以根据病史采集和对各种可能感染的验前概率评估来判断。要谨慎升级抗生素，因为你可能同时会失去对一些病原菌的疗效。"菲德拉斯顿了顿，看着保罗的反应。"好，我们再回到青霉素的话题。还有哪些普通青霉素覆盖不到的致病菌？"

"呃，绝大多数的革兰阴性菌。"

"差不多。它只能覆盖较弱的革兰阴性菌感染，比如口腔感染，但在真正需要覆盖革兰阴性菌的情况下，就不能依靠普通青霉素了。你能想出对革兰阴性菌有效并且后缀是'西林'的一种药物？"

"氨苄西林？"

"太棒了，完全正确。还有阿莫西林，它们是同一种药物。氨苄西林是静脉给药，阿莫西林则口服给药。它们与普通青霉素相比，能够更好地覆盖革兰阴性菌。再想想看，它们对革兰阳性菌的疗效会怎样，类似于粉刷左侧墙壁的能力会怎样？"

"会下降。"

"的确。氨苄西林和阿莫西林虽然可以对部分革兰阳性菌有效，主要是链球菌，却不能覆盖金葡。而有些情况下，普通青霉素对链球菌的效果会更好，尤其是链球菌感染引起的蜂窝织炎。"菲德拉斯顿了顿，继续问道，"有阿莫西林和氨苄西林覆盖不到的细菌吗？如果有的话，我们还要继续升级抗生素。"

"呃……噢，想起来了，绿脓杆菌。"

菲德拉斯伸出手与保罗握了握，表示赞同。"太棒了。如果我们需要覆盖绿脓杆菌，就得把抗生素升级到哌拉西林或替卡西林。它们几乎是同一种药物，都通过静脉给药，都对绿脓杆菌有效。"

"但如果我需要同时覆盖革兰阳性和革兰阴性菌，我该怎样选择抗生素呢？类似于如果要刷整面墙的话，我该怎样做呢？"

菲德拉斯点了点头，说道："首先，要经常问自己这样的问题：'我真的需要同时覆盖革兰阳性和革兰阴性菌吗？'如果答案是否定的，那么根据你需要覆盖的部分调整你的治疗，必要时升级抗生素。如果答案是肯定的，那么我们可能就要用更多的油漆了。"

保罗笑了笑。

"但我们的确有很多选择。"菲德拉斯继续说道，"我问你，金葡对青霉素和其他 β 内酰胺类药物是怎样产生耐药的？不是 MRSA……只是普通的金葡。"

"通过 β 内酰胺酶……噢，明白了，我们可能通过联合 β 内酰胺酶抑制剂。"

"确实是。氨苄青霉素与 β 内酰胺酶抑制剂的复合制剂，就是我们所说的'优立新'。而哌拉西林或替卡西林与 β 内酰胺酶抑制剂的复合制剂，就是'特治星或特美汀'。"菲德拉斯在图中画上箭头。"知道为什么与 β 内酰胺酶抑制剂联合能够增加药物对革兰阳性菌的抗菌谱吗？"

"可以将甲氧西林与 β 内酰胺酶抑制剂联合吗，使它对 MRSA 有效？"

"很不幸，不可以，MRSA 耐药是源于不同的机制，所以 β 内酰胺酶抑制剂不起作用。"

在本段对话里，学生提出了恰当的问题。但如果学生没有提出这些问题，那么对于主治医师而言，最重要的是要指出，抗生素与 β 内酰胺酶抑制剂的联合应用，只对通过 β 内酰胺酶产生抗生素耐药的细菌感染有益，可以增加抗菌谱，而对于抗生素敏感的细菌感染或非产 β 内酰胺酶的耐药菌感染则无增益。"

"那可以将甲氧西林与某种药物联合吗，使它对革兰阴性菌有效？"

"很不幸，这也不行。如果你想覆盖革兰阴性菌，就必须选择图右侧的这些药物。"菲德拉斯顿了顿，继续说，"噢，保罗，关于特治星和特美汀还有很重要的一点，哌拉西林或替卡西林联合 β 内酰胺酶抑制剂仅仅增加了革兰阳性菌的抗菌谱，如果绿脓杆菌对它们产生耐药，那么联合 β 内酰胺酶抑制剂也难以对绿脓杆菌奏效。"

"如果遇到对特治星或特美汀耐药的绿脓杆菌感染，你会怎么办呢？"

"从三个方面来讲：首先，这是我们很不希望遇到的问题，绿脓杆菌是致命性的病菌，我们会想尽所有可能的办法来消灭它。其次，可以回答你最早提出的问题，也就是'如果患者不需要那么多广谱抗生素，而我们给患者用了，会给患者造成怎样的伤害'。我们知道，抗生素耐药是一个公共卫生问题，但同样也会发生在个体患者身上，当患者接受数周或数月的抗生素治疗后，他们可能会产生耐药。'抗生素阶梯'告诉我们，要谨慎使用这些阶梯顶端的药物。只有这样，当我们真正需要它们的时候，因为细菌对它们不熟，不至于产生耐药。最后，回答你的这个问题，我们可以选择阶梯顶端的药物，也就是亚胺培南和喹诺酮类药物，这时候是选用它们的最佳时机了。"

引用"抗生素耐药"的公共卫生概念并不是制止滥用抗生素的有

效策略，这个时候，主治医师会默认你面前的这个人（学生）是滥用抗生素的罪魁。但如果能将问题引申到患者身上，举例说明过度使用抗生素对患者造成的具体危害（产生耐药），会使这一论点变得更有说服力。

"嗯。"保罗看着他的治疗计划，显然准备推翻重来。他又问道，"图下方的这些方格代表什么，基础吗？"

菲德拉斯在每个方框里分别写上"第一代"、"第二代"、"第三代"、"第四代"。

"噢，原来是头孢菌素。"

"是的。从左到右依次是第一代到第四代，它们抗革兰阳性菌的活性依次减低，而抗革兰阴性菌的活性依次增强。我告诉你实际上它更像一个环而不是一条线，第四代头孢菌素，也就是头孢吡肟，其实有很好的抗革兰阳性菌活性。保罗，你可要好好保护这个药物，这对我来说很重要，因为粒细胞减少和免疫缺陷的患者出现发热时就全靠它了。如果你过度使用它，会造成耐药增加。你能保证合理使用这些药吗？"

"我保证。那喹诺酮类药物呢，貌似用得很普遍。"

"是的，大大超出它的适用范围。我来解释一下，这样你就不会误以为是我的偏见或个人倾向了。有两种病原菌是我们不想遇到的，它们是耐万古霉素肠球菌（VRE）和绿脓杆菌。先来复习一下这两种细菌，这也能够帮助你理解抗生素阶梯的意义所在。"菲德拉斯顿了顿。

"抗生素阶梯"的基本原则旨在引导年轻医生合理应用抗生素，同时也意在预防抗生素使用的并发症。这些并发症是年轻医生远不会考虑到的，除非主治医师提醒他们这部分内容。

"先来说说 VRE。想想肠球菌生长在哪里？"

保罗笑了笑，答道："消化道？"

"是的，在肠道。除了肠球菌，肠道里还有什么菌生长？"

"革兰阴性杆菌。"

"是的，因此它们被称为'肠道菌群'（enterics）。肠球菌对头孢类和喹诺酮类药物耐药，耐药机制主要是基因突变，细菌每分裂 10~16 次可发生 1 次有意义的突变。你怎样使肠球菌发生突变呢？记住，肠球菌生活在肠道，与其他肠道细菌竞争营养和空间。"

"呃，需要不断的分裂……如果清除了其他肠道菌，它就会继续繁殖。"

"确实。如果你是'邪恶博士'，你会选择哪类药物，既能清除肠道菌，又不影响肠球菌？"。

"我会选择……噢，喹诺酮类，或者三代头孢。它们能很好地覆盖革兰阴性菌，而对肠球菌不起作用。"

"非常好，保罗。这正是我想让你明白的。喹诺酮类药物的确能够发挥很好的作用，但使用它需要有明确的指征。它能够覆盖绿脓杆菌，后面会讲到，而且组织渗透性强，比如骨组织、深部肌肉组织、低灌注器官等的浓度很高，所以特别适用于骨髓炎、前列腺炎等疾病。但值得注意的是，如果滥用喹诺酮类或三代头孢类药物，会清除肠道菌群，造成肠球菌过度生长（肠球菌对这两种药物耐药），进而引起耐万古霉素基因突变的产生。"

"那绿脓杆菌会怎样？你说过它是另一类病原菌。"

"是的。先给你布置个任务，保罗，回去学习一下绿脓杆菌的知识以及感染的高危人群。我希望你能掌握哪些患者容易感染绿脓杆菌，也就是能准确评估绿脓杆菌感染的验前概率，这很关键。前面说过，我们都不希望滥用抗绿脓杆菌药物，否则当我们真正需要覆盖绿脓杆菌时，药物已经不起作用了。有四类药物对绿脓杆菌的治疗效果好，它们分别是：β 内酰胺类（哌拉西林、替卡西林、头孢他啶），喹诺酮类，碳青霉烯类（亚胺培南），庆大霉素和妥布霉素。"菲德拉斯顿了顿，等着保罗做完笔记。

"但问题在于，保罗，等你回去看了书你会知道，感染绿脓杆菌的患者往往病情危重并且体质虚弱。感染的高危人群包括老年人、长期住院的患者、烧伤患者以及囊性纤维化患者。在这些患者中，多系统疾病并不少见，这些限制了庆大霉素或妥布霉素这一类药物的应用。同时这些患者的绿脓杆菌感染很可能来势凶险，经常需要双重覆盖。但当你需要选择抗生素来控制感染，却因为肾衰不能选择一类药物，而又因为耐药失去了另一类药物，那时候你会深刻体会到抗生素选择的困境。"

主治医师多花了些时间讨论绿脓杆菌，也为此给学生布置了学习任务。年轻医生很容易为了消灭绿脓杆菌而升级抗生素，却不知道哪些患者才有可能患绿脓杆菌感染。出于这方面考虑，主治医师与学生讨论了这部分内容。

"我能体会。"保罗顿了顿，思索了一下。"厌氧菌会怎样呢？经常听别人提到它。"

"问的好，保罗。"菲德拉斯再次与保罗握了握手。"厌氧菌有两种类型，分别是脆弱杆菌和非脆弱杆菌。脆弱类杆菌是腹腔和盆腔感染的常见致病菌。你也许会听过外科医生提到'膈上部位感染'和'膈下部位感染'这个概念，如果是膈下部位感染，致病菌多为脆弱杆菌，治疗会首选甲硝唑，而膈上部位的致病菌则大多为对青霉素敏感的非脆弱杆菌。这也就是为什么给口腔手术患者使用青霉素来预防心内膜炎的原因了。"

"嗯，我懂了。那磺胺类药物呢？听你提到过。"

"磺胺类药物实际上是很好的选择，TMP/SMX 就属于这一类。可以把它们想象成'底漆'，几乎能够粉刷整面墙壁，而且价格不贵。"保罗笑了笑，菲德拉斯继续说道："它们不仅能够覆盖包括 MRSA 在内的所有革兰阳性菌，而且对除绿脓杆菌以外的革兰阴性菌也有很好的疗效。它们的价格非常便宜，而且组织穿透力很强。"

"既然磺胺类药物这么好，为什么不更多地选择它呢？"

"非常好的问题，保罗。也许我们应该更多地选择磺胺类药物，但这类药物的限制在于它的不良反应，患者可能出现皮疹，甚至个别情况下会发生 Stevens-Johnson 综合征这一严重不良反应。它不如青霉素安全，但仍然是个好药，要学会使用它。"菲德拉斯看了看他的呼机，随后说道："我得走了，保罗，最后告诉你五个原则：第一，我要提醒的是，这些原则仅仅适用于经验性治疗，我们还需要积极寻找病原学证据，一旦获得可靠的病原学证据，就要根据药敏结果调整用药。如果是严重感染、病情危重的患者，这些就都不算数了，需要尽可能广覆盖的抗生素治疗。第二，你需要花些时间看看书，了解各部位感染的常见致病菌有哪些，比如肺部感染、头颈部感染或脑膜炎的常见致病菌分别是什么。你知道了这些才能据此选择合适的抗生素。在你接下来的轮转时间，我们会更多地讨论具体部位的感染。"

"第三，要记住，每个患者都是独特的，在选择抗生素时必须考虑到患者的全部病史资料，包括药物过敏史、既往感染史、年龄等等，这样才能帮助你做出合理的选择。第四，这些原则也有很多例外情况。但在你这个阶段，首要的还是了解基本原则，奠定基础以后来再学习基本原则之外的内容。如果没有奠定这一基础，或许你永远只能迷失在热病指南①中了。最后，要记住，不是所有的发热都是由感染引起的。对于发热，我们首先要想到感染，但同样也要考虑到药物热或其他病因的可能，尤其是在抗生素治疗无效的情况下。以后我们还会讨论发热相关的内容。好了，保罗，七区病房呼我了，我要过去和家属谈话，过会儿再来找你。"

抗生素的教学要点

1. 带教老师需要意识到，学生在选择抗生素方面经验匮乏，他们要么模仿先前见过的治疗方案，要么容易过度使用"广谱"抗生素。

---

① 《热病》是美国著名的抗微生物治疗指南手册，几乎每个医生人手一本，被称为抗生素圣经。此书中文版已在国内出版。——译者

2. 通过作图的方式进行教学,呈现各类抗生素的抗菌谱(横坐标是革兰阳性菌→革兰阴性菌,纵坐标是单纯感染→严重感染),可以帮助学生理解抗生素选择的基本原则,学生可以在此基础上再来学习基本原则之外的情况。

3. 要重点强调抗生素耐药给患者造成的直接不良后果,让学生认识到,合理应用抗生素不仅仅是公共卫生层面的需求,而且也可以给个体患者带来益处。

第三部分

网络版临床教学脚本

❖ 低钾血症

目的

　　血钾异常是住院患者的常见问题。长期或临时使用利尿药（例如心衰、糖尿病和酒精中毒患者）导致低钾血症十分普遍，而由于肾衰竭导致的高钾血症同样多见。两种血钾异常都可能增加心律失常的风险，不容小视。低钾血症和其他电解质紊乱不同，我们并不奢求能迅速纠正，因为过快地补钾同样会增加心律失常的风险，对于低钾血症最好的策略是防患于未然。"保持血钾在正常范围"的训导几乎没有效果，主治医师应该结合病理生理知识，对可能导致低钾血症的潜在病因（以多尿为特征的疾病，包括疾病本身和治疗造成的）和低钾血症致心律失常的原因进行教学，这才是更加有效的教学方法。

　　借这个机会也可以同时教给学生一种全局的观念，内科就像一盘国际象棋，每走一步都要有全局考虑，事先想好接下来的几步怎么走，而不是简单的跳棋只需要应付眼前的步骤。

场景、人物和缩略语

　　小组下夜班了，主治医师菲德拉斯、实习医师史蒂夫和住院医师莫妮在听医学生保罗汇报一个患者的病历，他的诸多问题中包括低钾血症。从保罗的汇报中可以看出他只把低钾血症看成是一个需要纠正的数字，而没有意识到患者怎么出现的低钾，低钾血症背后有什么潜在没有纠正的疾病。

　　对话中用到的缩略语如下：ATP＝三磷酸腺苷；DKA＝糖尿病酮症酸中毒；EKG＝心电图。

对话

　　"第五个问题是低钾血症，我们要给他补充40毫当量的钾。第六个问题是……"

　　菲德拉斯打断了他。"保罗，停一下。你考虑过患者为什么会出现低钾血症吗？"

"没有。他的钾是2.8，所以我们想把他的钾换一下。"

"OK，你们要用什么换呢？"菲德拉斯回答，保罗看起来很困惑。菲德拉斯继续说道，"你的意思是补充吧。"①

"哦，对，补充。"

"OK，只是稍稍提醒你一下，保罗。说错一个词虽然看起来没什么大不了，但马虎草率是会传染的。我希望你看上去更聪明，从一个聪明的人成长为一个聪明的大夫。……好吧，告诉我，你有什么方法来诊断低钾血症吗？"

"没有。我知道使用利尿剂的人会丢钾。除此之外，没……没有。"

"那好吧，我教你一个方法。"菲德拉斯画了一张肾单位的图（图w-1），指着远曲小管说，"人体通过三种途径排钾，保罗。了解这三种途径对于构筑你的方法很有帮助。第一种是醛固酮途径，你应该记得醛固酮激活近端肾小管上皮的钠－钾ATP酶，把钠从肾小管泵回体内的同时，作为交换，把钾从体内泵到肾小管中去。"菲德拉斯在图w-1的相应部位写了个"1"，然后继续说，"我们讲代谢性碱中毒时还会仔细谈谈这个……保罗到时候提醒我一下。"保罗记在了笔记本上。"不过现在，记住醛固酮水平高的时候，肾小管细胞的钾负荷增加……导致从细胞排入尿中的钾增多，人体就会失钾。这是第一个途径。"菲德拉斯停下来，组员们都在忙着记笔记。

"OK，第二种途径是，细胞内外交换。以后我会给你们好好讲讲酸中毒，这可是个大题目。现在，保罗，我希望你记住原则，我等会儿会解释。原则一：钾离子主要存在于细胞内，而钠离子主要在细胞外。史蒂夫，血钠的正常值是多少？"

讲解低钾血症的第一步是概括导致血钾异常的三个原因。学生经常把注意力集中在醛固酮上，而忘记其他两种原因，要让他们从病理生理机制上加深理解。

"140。"史蒂夫说。

"没错。那么正常的血钾浓度是多少？"

"4。"

"所以从阴阳理论——宇宙万物皆平衡的理论来看，——你觉得细胞内钠的浓度是多少？"

"基于阴阳平衡，我想……是4？"

"那么钾呢？"菲德拉斯问。

---

① 英文中交换（replace）和补充（replete）发音类似，这里学生由于不理解将replete误认为是replace。——译者

"140?"

"对，确实如此。尽管数字上并不完全一致，但这说到点子上了。原则一，钾是细胞内的离子。原则二，蛋白质带负电荷。"

主治医师在讨论钾的第二条途径细胞内外交换时强调了钾离子是"细胞内"离子这一重要特性。

"唔?"

"是的，你知道，这听起来似乎不重要，但想一想，你身体中的绝大部分蛋白质在哪里？在血中漂来漂去呢，还是在细胞内干活?"

"我想他们在干活。"保罗说。

"对。如果你的体内突然堆积了很多酸，也就是'氢离子'，你想要缓冲这些酸——得用负电离子，对吧?"

"对。"史蒂夫说。

"所以导致的结果就是低钾的第二种原因。当酸中毒发生的时候，氢离子就会进入细胞内，需要用带负电的蛋白质去缓冲氢离子。"菲德拉斯在图 w-1 左边画了一张代表细胞/血液交换膜的示意图，标记为"2"。"但是，氢离子是带正电的，它进入细胞内就迫使同样带正电的钾离子排到细胞外。不是吗，莫妮？在糖尿病酮症酸中毒的患者，他们最初的血钾通常都是……"

"是的，最初，由于细胞内外交换，血钾很高。"莫妮说。

主治医师把住院医师也邀请参与讨论，一方面因为糖尿病酮症酸中毒对于一个医学生的水平来说有点太难，另一方面也在教学中兼顾到住院医师。对于学生来说，细胞内外交换的原则为将来讨论糖尿病酮症酸中毒奠定了基础。

"对。那么想一下，保罗。如果一开始血中的钾浓度很高，那么从肾小球滤过的钾会如何呢？我的意思是，如果血钾高，滤出的量就会……"

"如果血钾高，很多钾将被滤出。"

"正确，保罗。血钾不断从体内丢失，过了一段时间之后，就会造成低钾。"

莫妮插嘴道。"菲德拉斯，这就是为什么我们被告诫，如果 DKA 患者的血钾高不必恐慌，而低了才该害怕?"

"对，心电图会告诉我们是否该担忧……我马上就会谈到这个……没错，DKA 的时候，如果 EKG 是正常的，高钾并不用担心……一旦我们纠正了酸中毒，钾离子就会随着氢离子的消失回到细胞内。但如果血钾低，这就意味着患者已经丢失了太多的钾，你需要填补漏洞。这也引出我们需要强调的最后一个导致低钾血症的病因。"菲德拉斯停下来。

"OK，这条原则是，"他继续说，"随着钾从体内丢失，机体会把钾从细胞内转移到血中，以保持血钾水平正常。因此，在失钾的第一个时期，保罗，你几乎

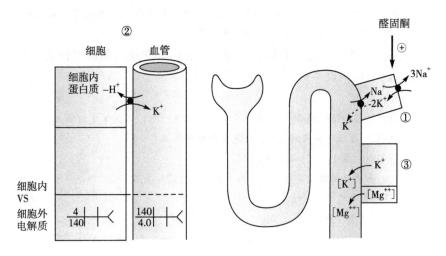

图 w-1　肾脏与排钾

1 = 醛固酮介导钾的重吸收；2 = 细胞内外钾的交换；3 = 由于尿液稀释，通过远端肾小管失钾

是看不到的。可能血钾水平会从 4.0 降到 3.5，血清钾的变化并不大，但是细胞里的钾正在流失。在失钾的下一个时期，更多的细胞内钾从细胞转移到血中，细胞内流失得更严重了。你将发现血钾下降，从 3.5 降到 3.0。需要警惕的是，在 3.0 这一点上，细胞已经耗竭了维持血钾正常的代偿能力，此后，任何钾离子从身体的继续丢失都会导致血钾水平的骤降，降到 2.5 甚至 2.0，这个时候就会死人了。"

　　除了酸中毒时的细胞交换现象外，非常重要的一点是，让学生理解纠正低钾血症的紧迫性。当低钾的诱因持续存在时，细胞内钾是一个缓慢向外输送的缓冲仓库，当仓库耗竭时，情况就会变得紧急。所以应该在血钾降到 2.5 ~ 2.0 的区间前就及时纠正，否则补钾的任务将变得艰巨而漫长。

　　"死人，真的吗？"保罗问。

　　"确实，我很快就会告诉你为什么。要记住我们的 DP/DT 原则：并不是数据的严重程度会要命，而是数据的迅速变化能要命。变化的速度，正如你所说的，莫妮，可以通过观察心电图的改变而得到。"菲德拉斯停下来，接着讲完最后一个病因后他准备进行下一部分的讲解。

　　内科的一条重要原则是 DP/DT：在一段时间内的某项指标的迅速

变化对于患者来说才是最危险的。主治医师指出心电图可以用于评价反映血钾变化速度的方法，这为他后面谈到高钾血症的心脏损害埋下伏笔。

菲德拉斯继续说，"OK，最后一条病因，也是绝大部分严重低钾血症患者的病因。保罗，史蒂夫，莫妮，看远端集合小管。"菲德拉斯指着图 w-1 上的远端肾小管，在上面标记了一个"3"。"这是管腔内的钾浓度，这是肾小管细胞内的钾浓度。这里会涉及到很多细胞机制，我们把它简化一下：钾离子会顺着浓度梯度由高浓度的一侧流向低浓度的一侧。如果细胞内的钾浓度很高，而尿中的钾浓度很低，钾就会从细胞转移到尿中……这就是丢失钾的第三条途径。那么保罗，我问你，如果小管细胞中钾的总量不变，你怎么能让管腔内的钾浓度更低呢。仔细想一想'浓度'的分母是什么。"

保罗笑了，感谢老师的及时帮助。"增加远端小管内的水分会降低钾的浓度。"

"正确！那么保罗，为什么使用利尿剂的患者经常会低钾呢?"

"啊，利尿药阻断钠的回吸收，所以更多的钠和水排出到远端肾小管中去了。"

"没错。就是那么简单的原则，患者尿得越多丢失的钾也越多。"菲德拉斯停下来，"史蒂夫，还有什么患者多尿?"

"哦，是糖尿病患者。还有，可能是酗酒患者?"

"没错。这些患者的血钾水平会低吗?"

莫妮插话道，"如果糖尿病控制得不好，尤其是当他们合并多尿的时候，他们会有低血钾。……而且没错，我想起来了，酗酒患者的血钾水平经常也会很低。"

"正确。就照着这个方法去思考吧。如果一个患者的尿量很多，你要事先就想到他可能会发展为低钾血症……"菲德拉斯停下来，"……反之亦然。如果一个患者有低钾血症，你需要想一下他为什么会多尿。"

处理血钾很重要的一点是预测血钾水平。这是"棋手"先发制人的思维——预测即将发生的问题，并在问题发生之前就考虑好对策。"多尿低钾，少尿高钾"的格言让学生在进行临床决策的时候预测患者的血钾变化情况。

"喔。但是为什么血钾异常很严重呢，菲德拉斯?"莫妮问，"我的意思是，我知道很严重，但是为什么呢?"

"好问题，莫妮。这是一个复杂的问题，后面我要给你强调心电图和心律失常。先简单提一下，后面讲的绝大部分内容是针对于莫妮这个水平的，保罗，如果你不明白也没关系，以后我们再慢慢说。"菲德拉斯停了一下。"OK，莫妮，你记得心脏的膜电位是通过钠－钾 ATP 酶泵来实现的，对吧？"莫妮点头，菲德拉斯画了一个正方形，还有一个附在上面的钠－钾 ATP 酶泵（图 w-2）。"每次把 3 个钠离子泵出细胞，作为交换就会把 2 个钾离子送进细胞内，让细胞内部带负电荷。"莫妮又点了点头，菲德拉斯指着图 w-2 的 A 点说，"你也会记得，复极的最大部分——也就是说，使细胞内带负电——是通过它的化学浓度梯度把钾排出细胞；也就是说，细胞内的高钾浓度把钾从'旁门'挤出，这叫做整流钾通道。"菲德拉斯指着图 w-2 上的 B 点说。

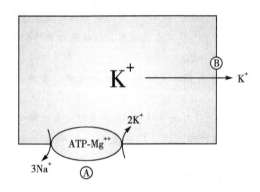

图 w-2　细胞的复极

A＝钠－钾 ATP 酶泵将 3 个钠离子泵出细胞，同时把 2 个钾离子泵入，使细胞内略偏于带负电荷；B＝细胞内的高钾浓度使钾离子通过钾整流通道被排出细胞，使细胞内负电程度加剧。ATP＝三磷酸腺苷

告诉学生这是较高水平的内容，他可以听但不必有太大压力。这样既能让他们旁听，又不至于过于纠结于让他们困惑不解的内容。

"是的，我确实记得。"莫妮说。

"OK，当细胞外液中的钾……"菲德拉斯指着图上正方形外边右边的小"k"说，"……很少，根据之前的讨论，细胞内的钾浓度非常低……至少与正常的细胞内钾的正常高值相比。那么我会问你，哪种细胞复极用的时间更长：细胞内钾的浓度高的细胞，还是细胞内钾的浓度低的细胞？"菲德拉斯把他的拇指遮住图 w-2 正方形外面的小 k，继续说。"现在忘记细胞外的钾浓度……因为它很低，它在复极中所起的作用并不大……重点放在细胞内钾上。哪种细胞更有潜力把钾迅速地排出去？细胞内钾浓度高的还是低的？"

学生在这里可能会感到困惑，既然细胞外只有很少的钾阻止钾从细胞内向外流动，复极应该更快才对。结合开始的时候已经讲到的细胞内的储存钾是低钾血症时钾输送的重要来源，主治医师强调，严重低钾时细胞内钾已被明显透支，会导致发生 QT 间期延长和尖端扭转型室速的风险。

"好，细胞内钾浓度更高的细胞复极更快，"莫妮说。

"正确，那么在心电图上复极发生在什么时候?"

"T波。"莫妮冷静地停下来说，"嗨，这就是为什么低钾血症时会有长 QT?"

"对，同理……"

莫妮打断了他，"同理在高钾血症的时候会出现高尖 T 波……因为复极时间更短……"

"没错。你现在知道为什么会很严重了吧?"

"是的，谢谢，我懂了。"

"最后一点，保罗，史蒂夫，我希望你们听听这一部分……至少是结论。"菲德拉斯停下来。"莫妮，我们回过头来再看看心肌细胞的复极。"莫妮答应了。"如果我把细胞外的钾浓度突然升到一般水平的 10 倍以上，会发生什么呢? 钾从细胞内的外流会怎样?"菲德拉斯把图 w-2 正方形边上的小"k"换成了大"K"。

"好，钾由于浓度差从心肌细胞的细胞内向外流动……所以说如果您突然升高细胞外钾浓度，钾将停止从细胞内向外移动。"莫妮回答。

"那细胞的复极会怎样?"

"会完全停止……"莫妮停下来，"我明白了。这就是为什么我们不能补钾太快。"

"不能，除非你想要某人的命给他静脉注射钾。"菲德拉斯再次对团队所有成员强调这一点。"保罗，史蒂夫，你们记住莫妮说的这点了吧? 你们做的事关人命。你们不能通过静脉通路快速补钾。如果你们这样做，就是把心脏泡在突然升高了血钾的液体中，那足可以让心脏停止复极，导致心脏'抽搐'。"菲德拉斯停下了。"所以说，保罗，这就是为什么我们把低钾血症看得如此严重。如果你把身体的储备用得太多了，你会面临一条漫长而艰巨的过程才能让它恢复正常，因为我们根本不可能很快纠正低钾。你明白了吗?"

"我现在明白了。"保罗说。

关于离子在细胞内外转移的讨论，和 EKG 的生理学的学习，最终引出了很吸引眼球的结论：快速补钾会杀死患者。主治医师花了大量的时间进行讨论，让学生充分理解这些概念，而不是简单地用临床规则去训诫团队。

菲德拉斯继续说，"OK，再强调几点。第一，多尿的患者会让你想到……"

保罗回答，"低钾血症。"

"对,那么完全无尿的患者……也就是肾衰的患者……会让你想到什么?"

"高钾血症?"

"正确,这是高钾血症的重要鉴别诊断之一——肾衰,还有酸中毒和细胞破坏大量钾离子突然释放入血。"

"喔,这很有用。"

"那么,最后告诉你一点,既然你这么有耐心——镁。镁和钾的排泄途径完全相同,也依赖于肾小管腔内和细胞内的镁的浓度。所以,如果一个患者由于多尿导致低钾血症,而由于镁和钾通过同一途径排出,那么你想血镁浓度会是怎样?"

关于镁的讨论经常和钾联系在一起,不仅是由于它们在机体中排出的途径相似(两个问题经常合并出现),而且还因为它们在处理时需注意的重要环节(补镁要在补钾前),下面的讨论会涉及。

"也会降低,我想。"保罗说,"嗨,劳伦斯先生也有低镁。"

"想象一下。"菲德拉斯微笑着说,"我们讲心电图的时候,我会告诉你们关于镁的作用,现在,我只需要你记住一条简单的原则:无论何时,ATP酶都需要镁作为辅因子。这就是它的重要作用——使ATP酶泵运转。"菲德拉斯停下来说,"所以说,没有镁,就没有泵。嘿,史蒂夫,你补充了钾,怎么才能把它们运到细胞内再储藏起来呢?也就是说,通过什么泵把他们泵到细胞里去呢?"

"嗯……我想是通过钠-钾ATP酶泵。"

"那么,如果你不先补镁的话会怎么样,我的意思是,如果没有镁,泵就不会工作,对吧?"

"对,没有镁,就没有泵。"史蒂夫重复道。

"那么没有那些泵,那些你补充到血中的钾会怎么样呢?"

"我想会被尿出去。"

"OK,那么请记住,原则一:如果看到低钾血症,就应当怀疑可能会同时合并低镁,因为它们在肾脏通过同一途径排出。原则二:你必须先补镁,否则你补的钾相当于打了水漂。"

再高一层次的内容就不在此展开讨论,当你看到没有低镁的低钾血症时,可能不是由于多尿引起的,而是由于高醛固酮或细胞内外转移造成的。

低钾血症的教学要点

● 讨论低钾血症,应从导致其病因的病理生理开始(细胞转移、高醛固酮、肾小管丢失)。这可以让学生领悟哪些患者可能出现血钾异常。

● 在讲解低钾血症相关的心律失常风险之前，学生首先需要了解低钾血症会让钾从细胞内这个储存库里逐步调出来。所以严重的低钾血症（2.5 vs. 3.5）需要很长时间才能纠正，对于低钾血症应该防患于未然。这还可以帮助他们理解下一部分内容：为什么低钾血症的患者有心律失常的风险。

● 学生理解了严重的低钾血症表现为储存于细胞内钾的消耗后，再告诉他们细胞内钾浓度的降低会延缓细胞膜的复极（把钾从细胞内向外排放的浓度梯度小了），延长 QT 间期并增加心律失常的风险。

● 讨论可以用简单讨论镁的补充来结束，因为大部分学生可能不知道镁与钾的密切联系。

❖ 呼吸困难

目的

呼吸困难是病房里最常遇到的也是最容易被错误处理的症状之一。如果学生鲁莽地作出快速诊断而不是进行有条不紊的评估会导致患者的死亡。本篇对话强调了 2 个要点：第一，按逐个器官分析的方法来处理呼吸困难；第二，对于所有的呼吸困难要强调 3 项必要的检查。

场景、人物和缩略语

值班日的下午，实习医师史蒂夫和医学生保罗在一起看一位患者，并准备和主治医师菲德拉斯讨论。

对话中要到的缩略语如下：ABG = 动脉血气；ARDS = 急性呼吸窘迫综合征；ATP = 腺苷三磷酸；CHF = 充血性心衰；COPD = 慢性阻塞性肺疾病；CT = 计算机断层扫描；EKG = 心电图；ER = 急诊室；MI = 心肌梗死；PaO_2 = 动脉血氧分压；PE = 肺栓塞。

对话

"菲德拉斯，我有一个患者要向您汇报。"

"好的，保罗，什么患者？"

主治医师在团队值班日那天转病房可以深入地观察学生处理问题的能力，但要注意不要过多干预学生临床决策的自主权，因为初学者可能会依赖上级医生而不作出自己的判断。

"这是个 48 岁的男性，因气短入院，我觉得他是 PE！"

"真的吗？你是怎么得出这个结论的？"

"说实话，我不能肯定，是急诊医生这么说的。"

"嗯……她也许是对的。不过让我们一起用我们的方法确认一下可能更有意思？你先讲讲你处理气短也就是呼吸困难的方法吧。以前见过这样的患者吗？"

主治医师此时很想"驳斥"一下急诊医生，但他忍住了，没有过多地评论急诊医生的对错，而是把注意力放到了处理患者的问题上。

尽管他强烈怀疑 PE 的诊断，但他没有表达对诊断的怀疑，也没有贬低同事，这种做法以身作则地展示了团队合作的精神。随后他又用自己的做法告诉学生不要因为不是自己做出的诊断就轻易驳回，在赞同别人的诊断之前应坚持用合理的方法评估诊断的准确性（也就是说不屈从于思维定势）。

"其实，菲德拉斯医生，我从没收过呼吸困难的患者，倒是经常听别人讨论，但我并不是很了解正确的方法。"

"那没关系，保罗，我很欣赏你的诚实。让我给你好好讲讲。你有纸吗？"菲德拉斯拿出一张纸在背面画了一个金字塔（图 w-3）。"OK，我给你画了一个金字塔，它一共有四层，每一层代表着一个器官或系统，如果它们功能衰竭，就会导致呼吸困难。在我们讲解之前，回忆一下公式 1，环境中的氧气是如何到达肺泡里的。"

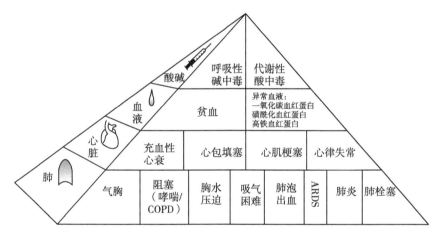

图 w-3 呼吸困难金字塔

ARDS = 急性呼吸窘迫综合征；COPD = 慢性阻塞性肺疾病

尽管呼吸困难金字塔可以帮学生很好地组织呼吸困难的原因，主治医师仍然坚持在开始运用呼吸生理机制帮助学生理解。

保罗想了想，然后开始说，"好的，让我想想……PaO_2……就是肺泡中的氧气……是氧气被挤进肺泡中……大气压，减去空气中的水蒸气压……乘以空气中氧气的百分比。"保罗写出了公式的第一部分。

"好的……想想我们还有别的什么室友和氧气一起分享肺泡这间公寓呢？"

"二氧化碳，可以用血中的二氧化碳来估算，所以减去血中的二氧化碳再乘以 1.25。"

"非常好，保罗。"保罗说的同时菲德拉斯写下了公式 1。"现在，你怎么知道血里的氧气是否充足？"

"查血气，看氧分压。"

"好，那么如果肺泡和血里的氧气都不够了是怎么回事？"

"那是因为患者不呼吸了，我们得给他气管插管。"

"好。如果肺泡里有充足的氧气，而血液中的氧不够是怎么回事？"

"就是 A-a 分压，那意味着有什么东西阻止氧气通过呼吸膜。"保罗很得意地说道。

"很好。"菲德拉斯说，"那么还记得公式 2 吗？气体通过膜的弥散？"

"是的……弥散率等于压力梯度乘以弥散面积……再除以壁的厚度。"

保罗边说菲德拉斯边写下公式 2，"那么在我们这里的压力梯度是指什么？"

"又是肺泡 – 动脉氧分压差。"

"好，那么如果肺泡 – 动脉氧分压差很大，那不是问题，只有两个变量用于解释为什么弥散过膜的氧气不够：膜的表面积小了或壁的厚度增加了。什么疾病使肺的气体交换面积小了？"菲德拉斯一边说，一边在金字塔的底层写上了一个标志"肺"，随着保罗边讲边加上诊断。

"好，从外到内……"

"你的思考方式很有条理，保罗，我喜欢这样。"

这个从外到内考虑诊断的方法主治医师并没有教过保罗，主治医师不失时机地夸奖了学生尝试有条理地思考方式。

"……气胸、大量胸腔积液、和 COPD……这是你教我的，由于一些肺泡压迫了其他的肺泡，具有交换功能的表面积就减少了。"菲德拉斯点了点头表示肯定，"……还有，肺炎。"

"干得很棒，保罗。"菲德拉斯看了看史蒂夫，后者扬起眉毛并点头表示赞许。菲德拉斯继续，"我要在列表里再加入肺泡出血这项。肺泡壁增厚的原因是什么？"

"哦，是 CHF、ARDS、间质性肺炎和 PE？"

"PE？你确定？"

"菲德拉斯，是你教过我的。PE 的时候小血凝块会释放血小板来源的介质，导致液体向间质渗出。它并不是气体交换面积的减少，而表现得更像 ARDS 和分流。"

尽管针对肺栓塞的检查是通气 – 灌注显像，表现为通气 – 灌注显像不匹配，但其实肺栓塞的病理生理机制更像是"分流"而不是肺泡灌注不足（降低的 CO_2 和 O_2 可以作为证据）。学生在这一点上容易犯错。

"只是考了考你，保罗。谢谢你注意听了。"菲德拉斯和他握了握手。

盲目服从是学生在病房常见的问题，学生对主治医师说的每句话都言听计从。即使是正确的答案，主治医师也应该寻找机会不时地质疑学生，让他们试着为自己的结论辩护。

菲德拉斯继续说道，"好的，保罗。氧气已经在血液中了，它是怎么到达脑干中的呢，记得公式 3 吗？"

"公式 3……让我想想……就是有卡车的那个，对吧？"

"就是那个，卡车是什么？"

"血红蛋白……卡车的速度是心排血量……卡车的装载程度就是血氧饱和度。"

"在公式 1 和公式 2 中，我们已经知道了血氧饱和度降低的原因。卡车减少可能是由于贫血或病态血液引起的。"菲德拉斯在金字塔的第三层写了一个"血液"的标志，在方格里写上"缺血"和"异常血液"。他继续说，"心排量降低的原因是什么？记得公式 5 和公式 6 吗？"

"是的，心排血量是每搏输出量乘以心搏次数……也就是心率。这就是公式 5。每搏输出量就是有多少血被泵出了心脏……前负荷……乘以心室的收缩强度……心肌收缩力。"

菲德拉斯继续写金字塔第二层的诊断，"那么，帮我填金字塔的第二层……心脏疾病引起的呼吸困难。"

"嗯，我想有 CHF 和 MI。"

"好极了，史蒂夫，有别的要补充吗？"

"有，心包填塞……因为它限制了前负荷……还有心律失常，它影响了心肌收缩力。"

"说得好，史蒂夫。不错的团队配合。现在到了最后一层。一旦氧气到达脑干，或其他的组织系统，会怎样，保罗？"

"细胞会把它用于产生 ATP。"

"很好，这要消耗葡萄糖，对吧？"保罗点头，"那么该反应的副产物是什么呢？"

"CO_2。"保罗回答道。

"我们可以把它看作是血液中酸的等同物，对吧？"保罗点头——菲德拉斯把他带回到了前几天讲酸碱平衡的话题中，"所以说，最上面那层是酸碱失衡。代谢性酸中毒造成 CO_2 升高，当然还有呼吸性碱中毒，因为当你呼碱的时候，呼吸变得又快又深……也就是说，呼吸困难。"菲德拉斯停下来让保罗消化一下这些内容。"所以这就是分析呼吸困难原因的方法，保罗。当然，你需要根据病史简化诊断列表并估计验前概率。再让我考考你，如果说，病史对于鉴别这些病因都没有帮助，哪三个检查可以把这个金字塔上的每种病因都排除呢……仔细想想，你只能用三项检查。"

这是对于新发呼吸困难的规范化的思考方法，强调对于肺栓塞这种变幻莫测的疾病来说，有时需要用排除法。

"好的，胸部 X 线片。"

"没错。"菲德拉斯边说边划掉了那些诊断，"这个可以评价并排除潜在的肺部感染、ARDS、肺泡出血、气胸、大量胸腔积液、CHF 和心包填塞。要牢记你手头的方法，这样你可以一边读胸片一边就思考这些诊断了，否则你可能会把它们漏掉。OK，还有其他的呢？"

"心电图？"

"没错，它可以帮你除外心梗和心律失常。还有呢？"

"动脉血气？"

"对。它可以排除代谢性酸中毒和呼吸性碱中毒，而且血气的校正需要提供血红蛋白值，这就可以排除'缺血'，也就是贫血，还有'异常血液'，即一氧化碳血红蛋白、硫化血红蛋白和高铁血红蛋白。"菲德拉斯停下来，"然后，只剩下COPD/哮喘，这些你在查体的时候应该有所发现……还有……"

"PE。"

"是的，保罗。这就是诊断 PE 的方法……排除了金字塔上所有其他的问题之后，你就要着手评价 PE 了。PE 是被我们称作'变幻莫测'的疾病之一，你明白其中的含义吗？"

"不，不完全明白。"

"'变幻莫测'的意思就是'表现为各种不同的形式与不同的严重程度'。一部分疾病，实际上是绝大部分，都有相对固定的临床表现。比如说肺炎，通常表现为咳嗽、咳痰、发热和白细胞计数升高。CHF 通常会有呼吸困难、颈静脉怒张、啰音和水肿。不见得总是如此，但通常如此。"菲德拉斯停了一下说，"有一些诊断……'变幻莫测'的疾病……常表现得没有什么规律可循。随着你在内科不断学习，你会发现不少'变幻莫测'的疾病。我告诉你处理这类疾病的方法，当你考虑一种'变幻莫测'的疾病时，最好的方法就是回到正确的诊断过程中去。或者换句话说，用演绎推理法，先排除所有其他疾病，再列出可能的诊断。这样可以将其他疾病的验前概率加到当前诊断上，提高了'变幻莫测'疾病的验前概率。"

主治医师演绎了临床诊断思维的发展过程，从第二阶段的将临床症候群与疾病相联系，到第三阶段可能不止一种疾病可以出现这种临

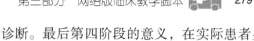

床症候群，由此得出鉴别诊断。最后第四阶段的意义，在实际患者身上，基于年龄与病史的流行病学特征可以对诊断可能性的先后排序有帮助。

菲德拉斯继续说，"这种'变幻莫测'的疾病的验前概率提高后，你有了非常合理的理由继续做更多的检查来确定你的判断。这就好比做一道多选题。排除了 A、C、D 之后，B 哪怕看起来不那么'正确'，也肯定就是正确答案。"菲德拉斯停了一下让保罗想明白，"在这种情况下，在排除了金字塔上的其他诊断后再跳到 PE 这个结论，仍然能挽救患者的生命。"

"真的吗，怎么做到的呢？"

"这种方法能让你避免给每个人都做螺旋 CT，保罗。记住，没有检查是完全无创的。所有检查都有潜在变成有创的可能。如果你做得太多，肯定会有患者做完检查后得不出结论，这当然又会被你带向下一个有可能是有创的检查——在我们这个例子里就是血管造影。血管造影的风险较大，一部分患者会出现不好的结果。如果在开始就有针对性地选择患者进行螺旋 CT 检查能降低进一步有创检查的风险。何况，保罗，你去过地下室的放射科吧？那里很阴暗，绝对不是心梗或心律失常的患者适合待的地方。"菲德拉斯停下来让保罗有时间想象一下黑暗的地下室。"那么我问你，保罗。你看过你的这个患者的胸片、ABG 和 EKG 了吗？"

"唔，没，还没有。"保罗回答。

"好吧，那你应该赶紧看一下。"史蒂夫赶紧忙着开单子。两人准备离开，对于结果都显得既紧张又兴奋。"还有，保罗……"

"什么，菲德拉斯？"

"最后提醒你，千万记住，以后每个你遇到的呼吸困难患者，都别忘了这三项检查，否则你会有出错的风险。记住这点非常重要。"

"我不会忘的。我看到那些化验结果后再呼您吧。"

大多数关于合理进行检查的讨论都会强调节省花费。主治医师应当注意年轻医生会因为检查是无创的而滥用，他们会这样反驳："反正是无创的，能有什么伤害呢？"他们没有认识到，阳性的检查结果可能会带来更多的检查。学生也意识不到为了检查把危重患者转运到医院没有监护的区域会带来潜在的风险。尽管发生机会小，但如果患者没有必要做这些检查，也就没有必要冒这些风险了。

呼吸困难的教学要点

• 学生往往认为呼吸困难的原因只有缺氧，而忽视了高碳酸血症或胸腔内压力过高等其他原因。

- 学生可能把注意力都集中在肺上。根据解剖学器官来考虑呼吸困难（肺、心脏、血液、酸碱）的病因能使学生思路清晰，保证在进行评估时不遗漏某个器官或系统。

- 呼吸困难金字塔不仅能让学生考虑可能出现呼吸困难的所有疾病，还可以指导学生认识到对于所有呼吸困难患者诊断意义重大的三项关键检查（血气、心电图、胸片）。

- 联系呼吸困难的病理生理机制（公式 1、2 和公式 8）能让学生更好地解读诊断试验对于诊断的意义。

- 肺栓塞是一个变幻莫测的诊断，意味着它的临床表现千差万别。对于所有临床表现变异很大的疾病，最好的诊断策略是运用演绎推理法，先排除具有典型表现的疾病，再根据疾病的验前概率（这个例子里是肺栓塞）选择诊断试验进行检查。

❖ 腹痛

目的

　　腹痛是住院患者的常见症状。但是腹痛的原因并不都是显而易见的，所以，要训练学生按照以器官为基础的思维方法来规范地进行鉴别诊断。主治医师应当强调对于有免疫缺陷和神经疾病的患者（例如HIV 感染患者、高龄患者、糖尿病患者）腹痛的部位尤其不典型。由于篇幅有限，下面的对话只涉及了腹痛处理的大体轮廓，让学生能够建立鉴别诊断思路。在此后的教学中，主治医师还应该安排腹痛的分论，详细讲述不同类型的腹痛，例如，腹泻相关的腹痛、中上腹痛、右上腹痛等。

场景、人物和缩略语

　　下夜班那天小组正在查房，主治医师从组员们的脸上可以看出，昨天的夜班工作强度不是很大，不过还是颇收了几个患者，小组的患者已经收满了。为了节省时间，主治医师菲德拉斯没有像往常下夜班那样常规在会议室查房，而是改为床旁查房。住院医师莫妮带领着大家来到患者病房外的过道里，实习医师史蒂夫认真听着，因为这个患者不是他的患者。医学生保罗也跟着菲德拉斯来查房。

　　对话中用到的缩略语如下：GERD = 反流性胃食管疾病；MI = 心肌梗死。

对话

　　"这是哪个患者，保罗？"。菲德拉斯问。

　　"是居德利夫人。女性，56 岁，今晨因腹痛入院……"

　　"保罗，等一下。患者的病史中有什么敏感话题吗……也就是说，有什么内容我们不合适当着居德利夫人面说的？"

　　保罗看了一下病历，"嗯……我想没有。"

　　"OK，那好那我们进去吧……"菲德拉斯敲了敲门……顺手挤了一点消毒液，一边用消毒液擦手一边走进病房。小组的其他成员也跟着做了。菲德拉斯向盖德利夫人介绍自己："您好，我是菲德拉斯医生，是您的治疗团队的主治医师。请问您叫什么名字？"

主治医师在这里运用了保证患者医疗安全与医疗质量的三个重要技巧。第一，把查房从医生办公室挪到床旁，不仅能节省时间，还能建立起一种以"患者为中心的"讨论模式，并更好地符合"医疗保险责任条例（HIPAA)①"要求。第二，主治医师看患者前先洗手，给学生带了一个好头。最后，主治医师并没有假定患者就是居德利夫人，而是让患者介绍她自己，并在接下来询问患者住院的原因。这样可以确定她确实是他们要看的患者。尽管对于本例患者这么做可能并不重要，但他向学生示范了接诊患者必须核对姓名的好习惯，这对于需要做操作的患者来讲十分重要。

"我叫玛尔戈·居德利。"

"你为什么来医院？"

"哦，因为我肚子痛。"

菲德拉斯确认这就是他们要看的患者。他继续说，"好的，我从你的大夫们那里了解了很多你的情况，他们正在努力地寻找你肚子痛的原因，然后对症下药。他们怎么样？"

主治医师向患者和他的团队成员们传递这样一种信息：尽管他是上级查房医生，但主要负责患者的医生是住院医师和医学生。向患者阐明团队成员的角色很重要，这不仅能保证住院医师和医学生在医患关系中的地位，确保患者不会无视他们只向主治医师汇报病情，同时也让住院医师和医学生认识到自己的责任和义务。

"我知道他们做了很多……他们很好。"居德利夫人说。

"您现在就要知道他们是不是真的这么好。"菲德拉斯想。"很好。我要让这位大夫给我汇报一下你的病情。如果有什么说错的地方，请您随时指出来。保罗，请你站到那边去。"菲德拉斯让保罗站到患者左边，面向患者，他自己站在患者的右边、病床的中间。

床旁查房，正确的患者与团队成员的位置很重要。汇报病历者应站在床头，主治医师站在病床的另一侧，以便同时观察汇报者的表现

---

① HIPAA 是美国前总统克林顿签署的健康保险携带和责任法案（Health Insurance Portability and Accountability Act）的缩写。该法案对多种医疗健康产业都具有规范作用，包括交易规则、医疗服务机构的识别、从业人员的识别、医疗信息安全、医疗隐私、健康计划识别、第一伤病报告、患者识别等。——译者

和患者的脸，而且在汇报过程中还能在需要时随时给患者查体。这种位置安排表明了汇报者与患者的紧密关系，主治医师作为观察者可以在听取病情汇报的同时仔细地观察患者的面部表情。面部表情可以看出患者对病情汇报的不认可，也可以反映出患者恐惧、焦虑或困惑的心情。

"OK，保罗。开始吧。"

保罗开始汇报病历。刚开始有点紧张，可以看出这是他第一次在患者床旁汇报病历。不过他很好地完成了现病史第一部分，概括出主诉和病程特点。然后他跳过了现病史第二部分直接到了既往史，菲德拉斯看出显然保罗并没有掌握处理腹痛的方法。

菲德拉斯打断了他，问患者："居德利夫人，如果我在这里做一些教学，您看可以吗？"

"当然可以。"

"不过，别担心。我们只是泛泛地讨论一下腹痛，这不意味着你得了我们提到的疾病和诊断。好吗？"

主治医师与患者的对话体现了床旁查房的两个要点。第一，主治医师非常尊敬地与患者交流，得到她的许可后才在床旁教学，因为这是她的病房，属于她的私人空间。第二，主治医师事先就告诉患者，将要讨论到的内容并不特指她的疾病，避免患者可能产生误解并出现没有必要的焦虑。

"我知道了。"居德利夫人说。

"保罗，告诉你一种处理腹痛的方法。你有手表吗？"

"有。"保罗看了看他的手表。

"它上面有数字吧……是那种高级的数字显示的手表吗？"

"不，是老式的表。"

"很好。现在你把手表的表面想象成患者的肚子，每个小时都代表相应位置上的一个器官。这就是考虑问题的方法，保罗。腹痛是捉摸不定的，所以你的方法一定要有条理性，一个器官一个器官地按顺序考虑。"菲德拉斯花了点时间画了一张重叠在代表腹部的钟面图（图w-4）。他画完后又看了看保罗，"这对我很重要，保罗。"

引入带有个人意愿的说法能更强调这样一个方法的重要性。同时主治医师摆出理由依据，如腹痛可以是捉摸不定的，来强调使用这种带有个人色彩的说法并不是主治医师自己的个人偏好。

"OK。"保罗回答。

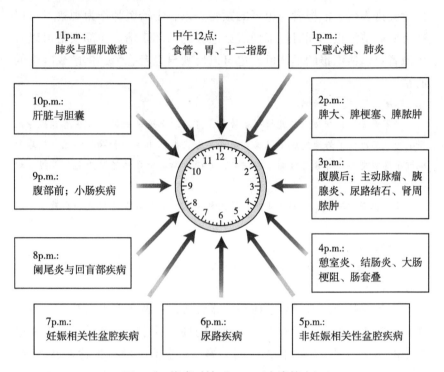

图 w-4　腹痛时钟（……正在滴答走）

"好吧。从中午12点开始，中上腹有哪些器官呢？"菲德拉斯指着患者的肚子，强调以患者为中心，这是菲德拉斯非常希望保罗之后明白的。

"嗯，有食管和胃。"

莫妮补充道："还有十二指肠。"

"正确。我会给你一些需要考虑的诊断列表，希望你回去后再看书了解这些疾病。要考虑食管撕裂、食管炎、GERD、胃炎、胃溃疡、胃癌和胃轻瘫。十二指肠的疾病有十二指肠炎和十二指肠穿孔。保罗，十－二－指－肠这个词是怎么来的？"菲德拉斯逐字逐字地强调十二指肠这个词。

"我不知道。"保罗回答。

"德语中这个词的意思就是'十二个手指的长度'……十二根手指那么长……而且它就是那么长……十二根手指长。"菲德拉斯停下来，很明显保罗觉得他很酷，"好吧，这其实不是很重要，但是在这个方法里，'12'会帮助你想起12点钟。OK，那么1点钟有什么呢？"

"脾脏？"

"嗯，现在说那个还有点早。在 1 点钟，我希望你考虑的第一件事是心肌梗死，特别是下壁心梗由迷走神经介导的牵涉痛。没有这种方法，你可能会漏掉它，保罗。"保罗点头，"好的，保罗……现在到 2 点钟了，你要说什么呢？"

这是很重要的一点。没有这种有条理的方法，新手不会想到膈以上的问题会造成腹痛。同样，这对于腹膜后的原因引起的腹痛也是这样（之后关于 3 点钟的讨论）。

"这下该轮到脾大了吧。"

"这回你说对了。我以后会再专门安排时间讲脾大的原因，但现在，我要提醒你两个容易被忽视的导致脾大的常见病因：白血病和淋巴瘤。"菲德拉斯停下来。"居德利夫人，我肯定你不是白血病或淋巴瘤……这个讨论只是为了教学，让大夫们在今后看到那样的患者时知道该做什么。"

"没关系。我觉得挺有意思的。"居德利夫人说。

尽管很多人担心床旁查房对患者来说不易接受，但其实多数患者的反应会和居德利夫人相同，他们很享受床旁查房的过程，喜欢看到"睿智的领导"参与诊治讨论他们的病情。

"我也是。"菲德拉斯致意道，"好的，保罗，既然你说对了刚才的答案，下一个问题我就不问你了。到了 3 点钟这个位置，我们考虑一下腹膜后的三个器官：胰腺、肾脏和主动脉。如果没有这一步，保罗，我觉得你肯定会漏了主动脉瘤。"菲德拉斯停下来强调这一点。"所以说，在三点钟的位置停下来考虑一下胰腺炎、肾盂肾炎、肾结石和动脉瘤。OK，到 4 点钟了……你怎么考虑？史蒂夫，轮到你了。"

"好的。我想是结肠。"史蒂夫回答。按照菲德拉斯之前的思路，从器官考虑相应疾病的鉴别诊断，他继续说，"结肠炎症，有可能是由于感染、克罗恩病和溃疡性结肠炎造成的。"

"很好，史蒂夫。还有憩室炎、肠扭转和肠套叠，加上结肠炎，在 4 点钟一共是 4 类疾病。"菲德拉斯停下来看大家的反应。"那 5 点钟呢？"

史蒂夫继续说，"好的，是盆腔，所以说在女性，我会考虑盆腔炎症性疾病。"

"很好。在 5 点钟，你要想到 5 个非妊娠相关的盆腔疾病，从子宫到盆腔顺序考虑。应该有……子宫内膜炎、输卵管炎、输卵管卵巢脓肿、卵巢囊肿/破裂，然后是盆腔炎症疾病。那么 6 点钟呢？"

保罗插嘴道，"泌尿系统疾病。"

"很好。那么从泌尿道起点开始往后，有：尿道炎、前列腺炎、膀胱炎、睾丸炎，再加上同样是导管的……疝气。"菲德拉斯停下来继续说，"轮到 7 点钟了？"

即使在"时钟的每个小时"进行的鉴别诊断也有小技巧，在本例中，都是以解剖学为基础考虑的，例如从尿道开始沿泌尿道从后向前考虑。

"阑尾炎？"保罗问。

"好，这肯定在我们的腹痛列表里，但现在有点早。想想和5点钟类似的东西。"

"五点钟……嗯嗯嗯……"保罗继续想。

菲德拉斯趁机关心了一下患者，"居德利夫人，您感觉怎么样？"

"哦，我很好。他们干得很不错。"

"是的，他们是很不错。如果您想停下来请随时告诉我们。"

"我挺好的，请继续吧。"居德利夫人说。

主治医师不时地在讨论中把患者也加入进来，以免学生忽视了患者的存在，同时也有机会告诉患者，如果她觉得难受、疲惫或任何其他原因希望结束的话可以随时打断讨论。

这时候，保罗已经找到了答案，"我知道了……妊娠相关的盆腔疼痛。有宫内妊娠，我想，还有异位妊娠。"

"很好，保罗。所以对所有在这些位置上疼痛的女性患者不要忘了做盆腔检查。如果不能做全面的盆腔检查，至少要做个双合诊。"菲德拉斯停下来说，"OK，现在，保罗……阑尾炎在8点钟，再加上其他回盲部的疾病如克罗恩病和溃疡性结肠炎，还有一种酷似阑尾炎的病，莫妮，这可能是你应该知道的，肠系膜淋巴结炎……也就是肠系膜淋巴结的感染。你可以回去看书了解细节，保罗。最重要的还是右侧结肠和阑尾。那么9点钟呢？"

"我不知道。"

"你很诚实，保罗，我欣赏你这点。现在不知道没关系，但以后不知道可就不行了。好的，在3点钟的时候，我们把注意力转移到腹膜后，与之对称的9点钟，我们把注意力放回到腹腔里，小肠是其中最主要的器官，要想到缺血性肠病、梅克尔憩室、克罗恩病，还有小肠梗阻。既往有腹部手术史或处于肿瘤高发年龄的患者，尤其需要警惕小肠梗阻。"

"为什么？"

"记得吗，小肠梗阻通常需要一个支点让小肠扭转，这个支点可以是转移到小肠壁上的恶性肿瘤，也可以是既往手术造成的纤维粘连。好了，到10点钟了，你怎么考虑，史蒂夫？"

"肝和胆……所以说我会考虑肝炎、胆囊炎、胆结石和胆管炎。"

"太棒了，我们以后会详细地讲讲肝胆疾病。那11点呢？莫妮，这个可能得让你回答。"

"和1点钟心脏的牵涉痛类似，我会想到肺炎和膈肌激惹，比如说胸膜炎。"

"很好，莫妮。尽管我们的'11点'指的是右侧膈肌，提醒我们要注意膈上原因导致的腹痛，但记住，左侧的肺炎同样也可以引起腹痛。"

"喔，这个方法太棒了。"保罗说。

"我同意。"居德利夫人说。

菲德拉斯笑了，"OK，在讲这个方法的关键之处之前，我还要告诉你们腹痛的4个原则。第一，实质脏器比如胰腺、肝、脾引起的腹痛是持续性的，因为疼痛是由于器官包膜的牵拉引起的，而这种牵拉是持续性的。空腔脏器的梗阻或粘连，造成的疼痛是间断性的，因为只有当管壁肌肉对抗梗阻收缩时才会引起疼痛。例如，肠梗阻或肾结石导致的腹痛就是间断性的绞痛。第二条原则，腹痛，尤其是空腔脏器引起的腹痛，开始的疼痛部位与受累器官的胚胎来源有关。比如，阑尾炎是从脐周开始疼痛的，因为你用来输送营养的小肠来源于胎儿时期的脐带。大肠的胚胎来源是在盆腔较低部位，所以虽然中腹部也有大肠，但按照我们的方法，提示大肠病变的疼痛部位是在4点和8点。一旦受累的器官影响到它周围的脏器，疼痛的部位就局限到实际的位置。所以说，阑尾炎的疼痛从脐周开始，然后转移到右下腹。

"OK，原则三……空腔脏器梗阻的症状开始为厌食、恶心，然后是呕吐，最后才是疼痛。厌食与恶心是身体的一种保护性机制，排斥其他物质——也就是食物进入体内，以免使梗阻恶化。最后，原则四……腹膜炎。一旦管腔破裂，会使带有细菌的肠道内容物进入腹腔，腹膜就会出现炎症。我相信你们还记得诊断学课上学的腹膜刺激征，如果你们忘了，请告诉我，我们一起复习一下。记住腹膜炎患者的样子，他们躺着的姿势是固定不变的，因为那样能防止已经被激惹的腹膜再受刺激。"菲德拉斯停下来看看大家的反应，"下面到了这个方法的关键之处，保罗，你准备好了吗?"

"是的。"

"我也是。"居德利夫人说。

菲德拉斯微笑着说，"一旦腹痛开始……特别是腹膜炎的腹痛……就像开始了倒计时，时钟在滴答地走……你必须找到原因让它停下来，否则患者可能出现死亡。所以腹痛是我们必须重视的内科急症。"

"我的天哪。"居德利夫人叹气道。

"别担心，居德利夫人，有一群优秀的医生在照顾你。而且我想我知道您腹痛的原因。"

"您知道?"保罗问。

"我想是的。居德利夫人，疼痛位于您右侧上腹部，是一种烧灼痛，对吗?"

菲德拉斯轻轻触诊她的上腹部，没有肌卫。

"是的，是那样。"

"您吐了一次，呕吐物中没有血，对吧？"

"对。"

"我注意到您的关节很肿，特别是膝关节、远端指关节和拇指。您有骨关节炎吧？"

主治医师的教学展示了全面查体对于评价腹痛原因的重要性。

"是的，我得了好多年了。最近加重了，我想可能是因为天气变化。我吃了很多止痛片，但看起来不管用。"

"是布洛芬吗？"

"我想是的。我一天吃了 10 片，但什么效果都没有。"

莫妮眨了眨眼睛，耸耸肩膀，看着菲德拉斯。

"那么，最后一个问题。您注意到大便里有血或者颜色发黑吗？"

"不，没有。"

随着诊断浮出水面，主治医师开始下一步的临床推理，教授学生利用病史与查体来评价疾病的严重程度（溃疡出血还是胃炎）。虽然这部分没有包括在这篇对话中，但显然这是小组离开病房后需要讨论的话题。

菲德拉斯看了看患者的结膜。"看着是粉红色的——这是一个好现象。OK，居德利夫人，我想，是止痛片刺激了你的胃黏膜，有可能是溃疡。如果您觉得可以的话，我会请消化科医生来会诊，和您谈一下是否要做胃镜看看胃里的情况，如果是溃疡，那更需要加以重视。我们会给您一些治胃痛和关节痛的药。一会儿再来看你好吗？"

"当然。"

"我现在还能为您再做些什么吗？"

"我想现在没有了。"

菲德拉斯准备离开病室，他停下来又问道，"您想开着电视还是关掉？"

"关着吧，现在这样就好。"居德利夫人回答。

"OK，居德利夫人，我过会儿再来看您。"

主治医师的行为体现了以患者为中心的理念。诊断是重要的，但缓解患者的疼痛更重要。主治医师同时向患者保证会在晚些时候再来看她，这么做不仅使患者安心，还节省了时间、缓解压力，让患者把早晨访视后的问题集中起来下午查房时再回答，避免了患者首次查房时过于唠叨。最后，在结束床旁查房的时候主治医师给患者一个选

择，尽管只是个小小的选择（开电视还是关电视），它表达了对患者的尊重，也传达给患者这样的信息，她的空间由她做主，她的诊疗她能参与。从心理学上来说，住院患者心理上最难以接受的就是失去了对周围环境的控制力。医生可以帮助患者缓解这种心理负担，让他们重新建立一种可以控制局面的感觉。主治医师的行为对于学生来说是很有价值的一课，当团队离开病房后，菲德拉斯会强调这一点。

腹痛教学的教学要点

● 处理腹痛需要一种有条理的方法。腹痛的转移形式和邻近的脏器复杂关系，使仅仅依靠病史和查体来进行诊断很困难。是否采用对话中介绍的"时钟"法或其他类似方法其实并不重要，关键是让学生能有条理地考虑到身上的每个器官。

● 诊断腹痛就像诊断一个装在"大黑匣子"（也就是肚子）里的疾病。学生必须有条理地考虑所有的可能性，而不是一下就跳到最终诊断。"时钟"法能够帮助学生建立有条理的思考方法。

● 腹痛的教学应当包括腹痛的性质对诊断的意义，例如空腔管路 = 绞痛、实质器官 = 持续性疼痛，还应包括引起腹痛的膈上病因（如心脏与肺）。

● 虽然本对话没有包括，腹痛的教学计划还应当有关于"时钟上每个小时"的具体问题的处理方法（例如右上腹痛的诊治）。

❖ 肌无力

目的

肌无力是住院患者常见的临床症状之一，既可以是患者入院的原因，也可能是住院期间新出现的症状；肌无力的症状可以是局灶性的（病因通常为神经源性），也可以是弥漫性的（病因通常是代谢性疾病或原发肌肉疾病）。

在绝大多数情况下，很少有医学生或住院医师能使用一种有条理的方法去思考和诊治肌无力。由于缺少一种好的方法，学生往往只会考虑和临床表现最接近的疾病，而没有系统的诊断和鉴别诊断思路。下面的教学脚本给大家介绍一种肌无力的诊治方法。

场景、人物和缩略语

对话的背景是团队的下夜班日，医学生保罗在向主治医师菲德拉斯汇报病人。

对话中用到的缩略语如下：ALS = 肌萎缩性侧索硬化症；ATPase = 腺苷三磷酸酶；CT = 计算机断层显像；MRI = 磁共振显像。

对话

"菲德拉斯医生，我有个患者要向你汇报。"

"没问题……"菲德拉斯拿出他的小卡片准备记录新患者的信息，"OK，给我说一下他的病情吧。"

"好的。这是一个 68 岁的男性，因肌肉无力入院。他发病前无不适，一周前开始出现行走时下肢无力，逐渐进展。不伴疼痛，诉有'双腿乏力感'。今晨患者准备出门时突然双膝跪倒，无法站立，没有晕倒。呼叫 911 后被送到我院急诊室。"保罗沉默了几秒钟，翻着手里的记录，"查体好像没有异常发现……"

"保罗，让我打断你一下，关于肌无力你有诊断思路吗？"

"这个，真的没有。"

"OK，我告诉你一个方法，抛砖引玉，你开始可以用我的方法，以后逐步自己完善或找到自己的方法。对于其他临床问题你也应该努力找到适合自己的方法。"

　　听到这番汇报，很明显这个学生掌握了如何获取和汇报病史的第一部分，第一部分包括"FAR COLDER"（详见本书第 4 章）。但是，学生从现病史的主诉和病程部分很快地跳到了既往史部分，忽略了现病史中对鉴别诊断可能有意义的信息，说明他仍处于"报告者"阶段，缺乏"翻译"信息的能力。不能形成初步鉴别诊断的原因主要是因为缺乏正确的诊断思路。菲德拉斯发现这一迹象后及时打断保罗的汇报并询问他是否有合理的思路，这是非常正确的做法。

　　"你看过体操吗，保罗？"

　　"唔，奥运会的时候看过。"

　　"那好，你应该知道吊环中的'十字支撑'吧，体操运动员双手抓住吊环，手臂向两侧伸直，支撑住全身的重量。见过吗？"

　　"是的，见过。"

　　"好吧，这好像和肌无力没什么关系，但我建议你在考虑肌无力的病因时可以想一下那个十字。现在，我来画一个图。"菲德拉斯画出了图 w-5，"OK，看看左边这道杠。缺血的肌肉无力，不缺血的肌肉有力。怎么区分缺血还是不缺血呢？"

　　"氧。"保罗笑着记了下来。

　　这个对话遵循了苏格拉底式提问的方法。提出的问题并不是为了测试学生的知识（也就是说他能否说出正确答案）还是为了把学生带入正确的临床思维中。"缺血的肌肉无力，不缺血的肌肉有力"的说法让学生在缺氧与肌无力之间建立联系。这构成了"十字支撑法"的第一部分。

　　"OK，好。你应该记得 10 大公式中的公式 3 吧。"菲德拉斯在十字的左翼上写下公式 3，"这公式是指什么呢？"

　　"氧输送。"保罗边说边记录。

　　"没错，那么如果公式里的三个变量减少或降低了，肌肉还能获氧吗？"

　　"不能，所以肌肉就会无力。"

　　"好极了。你已经掌握了四分之一。在做肌无力的鉴别诊断时，我希望你记住公式 3 的 3 个变量：氧饱和度、心排量和血红蛋白浓度。我先问你，如果患者的肌无力是因为这三种系统性原因，你认为肌无力是局灶性的，比如，只累及左胳膊或右腿，还是全身性的？"

　　保罗又笑了。"嗯，如果是这三种原因，所有的肌肉都会受累。"

　　"对，说的好。我们继续说说十字法。"

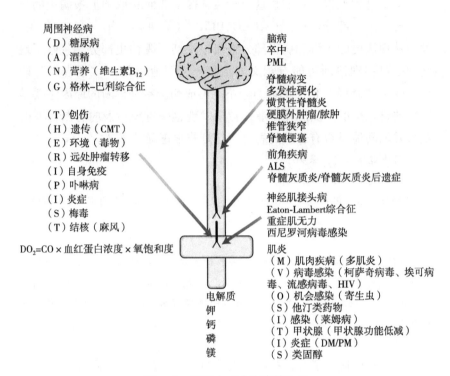

周围神经病
  （D）糖尿病
  （A）酒精
  （N）营养（维生素B₁₂）
  （G）格林-巴利综合征

  （T）创伤
  （H）遗传（CMT）
  （E）环境（毒物）
  （R）远处肿瘤转移
  （I）自身免疫
  （P）卟啉病
  （I）炎症
  （S）梅毒
  （T）结核（麻风）

DO₂=CO × 血红蛋白浓度 × 氧饱和度

脑病
卒中
PML

脊髓病变
多发性硬化
横贯性脊髓炎
硬膜外肿瘤/脓肿
椎管狭窄
脊髓梗塞

前角疾病
ALS
脊髓灰质炎/脊髓灰质炎后遗症

神经肌接头病
Eaton-Lambert综合征
重症肌无力
西尼罗河病毒感染

肌炎
  （M）肌肉疾病（多肌炎）
  （V）病毒感染（柯萨奇病毒、埃可病毒、流感病毒、HIV）
  （O）机会感染（寄生虫）
  （S）他汀类药物
  （I）感染（莱姆病）
  （T）甲状腺（甲状腺功能低减）
  （I）炎症（DM/PM）
  （S）类固醇

电解质
钾
钙
磷
镁

图 w-5   肌无力"十字支撑"法

ALS = 肌萎缩性侧索硬化症；CMT = Charcot-Marie-Tooth 病；CO = 心排量；DM/PM = 皮肌炎/多肌炎；DO₂ = 氧输送；PML = 进行性多灶性白质脑病

提问的方式和问题本身一样重要，在语气上强调"系统性"这个词暗示了正确答案，这正是菲德拉斯所希望的。他希望学生能够自己将氧气/血红蛋白/心排量和"系统性肌无力"联系起来。这个问题用适合教学的提问方法强调了用肌无力的类型来进行鉴别诊断。

"保罗，不能收缩的肌肉是无力的，我想你同意这一点吧?"保罗点头，"那么是什么促使肌肉收缩的呢?"

"神经刺激。"

"OK，我们很快会说到它，我先问你一个问题，什么时候神经会刺激肌肉，导致它收缩呢?"

在这里，主治医师注意教学的顺序，让学生坚持按顺序依次考虑十字支撑上的每个部分。如果学生过早地跳到最显眼的那道臂上（也就是，最上面那道，神经功能障碍），会忽略其他原因导致考虑不全面。

"哦，如果我没记错的话，钙向细胞内移动，导致肌肉收缩。"保罗说。

"正确。什么使钙向细胞内移动呢？"

保罗看起来很困惑，菲德拉斯等了5秒钟后继续讲。"OK，让我们一起复习一下。记住细胞被极化意味着这个细胞内部所带的负电荷比外部多。一旦它被极化，它就会变得非常容易受到外界的刺激。一旦细胞受到刺激，通道打开，带正电的钙离子就流进细胞内。正如你所说的，保罗，钙引起肌肉收缩。但是，问题来了。"菲德拉斯停顿了一下，"是什么使细胞极化的——也就是说，什么使细胞内部的负电荷高于外部呢？"

保罗刚想说又停下了。

"我想你知道的，保罗，试试看。"

"唔，好吧……是钠－钾泵吗？"

"正是！太棒了，保罗。我给你的答案再加上一个定语，钠－钾-ATP酶泵怎么样？作为一个泵一定是需要能量的。"

"这下我记起来了，是钠－钾-ATP酶泵。"

"OK，现在我要问你了，在你回答之前请记住，钠的紊乱绝不是钠本身的异常，而是水的异常，所以，什么电解质对于维持肌力会很重要呢？"

直接列出能导致肌无力的电解质很容易，但这种方法的效果并不能维持长久：学生仅仅靠短时记忆把它们记住，之后很快又会忘掉。主治医师花了点时间把肌肉收缩电位的知识复习了一遍，这对于学生理解和重现知识很重要，并且也会让今后心肌电位和心电图的教学变得更加轻松（见下一章对话）。

菲德拉斯在学生把错误答案（钠）整合到思路中去之前就把它及时指出来。要记住，学生在进行思考尤其是临床思维时是基于他头脑中被回忆起来的知识结构的，所以保证知识结构的正确性很关键。

"好的，有钾，钙……还有……"

"那么ATP酶呢？"菲德拉斯问，说到"P"的时候提高了语调。

"是磷酸！"保罗反应过来了。

"就是它……还有，记住每个ATP酶泵都需要镁作为辅因子。所以，看看我们的'十字支撑'最底下那道杠，提醒你要想到电解质对于肌肉收缩的重要性。其中的电解质列表有，钾、钙、磷和镁。"

保罗插话道，"对了，他正在使用利尿药，那么他可能低钾，我们可以查一下电解质，还有……"

"很好，保罗，现在你在考虑我们患者的问题了。但是让我先打断你一下，我想先让你学完整个方法，再考虑我们这个患者的诊断。"保罗点头表示接受。

学生有热情是件好事，但是热情也会让他自我感觉良好而把事情"提前结束"。虽然让学生充分展现自己的思路对于主治医师来说是有吸引力的，但在肯定和鼓励了热情之后，菲德拉斯还是把学生引导到掌握整个方法上来，而不是一下就跳到患者的诊断结果。

"OK，我们再看看右边这道杠……我问你，保罗，受损伤的肌肉收缩起来还会像正常的肌肉那样有力吗？"

"当然不会。"

"OK，你可能不知道这些，我告诉你一个口诀记住这些导致肌肉损伤的原因。口诀是 MYOSITIS①。"菲德拉斯在图 w-5 上写下口诀，保罗赶紧记笔记。

"别着急，保罗，一会儿我会把这张纸给你。"菲德拉斯停下说，"现在，我问你，保罗。前面讨论的这三个臂所代表的系统性疾病，你觉得会导致身体一部分肌肉无力呢，还是全身所有的肌肉都无力？"

"我想是所有。"

"好，说对了，保罗。但事实上是会有一些例外的，以后我再告诉你哪些是例外。但是总原则是，这三方面的系统性疾病导致全身性的肌无力。"

主治医师提问的方式严格遵照了苏格拉底模式。没有对学生进行测验，看他们知道什么不知道什么，而是运用了一系列诱导性问题（如"系统性"与"所有的"），这么做，可以在学生的头脑中建立起一个思考的过程，强化"系统性疾病"与"全身性肌无力"之间的联系。主治医师也指出有例外，但强调在首先理解总体原则的情况下例外是很容易被记住的。

"好了，保罗，下面我看看你神经解剖学得怎么样。"

保罗脸红了，菲德拉斯继续说。

"OK，让我问你几个问题。当你决定动一下手指的时候，神经冲动是从哪里来的？"

"从大脑……嗯，运动皮层。"

"好，然后那些神经冲动怎么走行？"

_____

① 导致肌肉损伤的疾病的病因的首字母缩写是 MVOSITIS，和 myositis（肌炎）很像，所以用 MYOSITIS 帮助记忆。具体见图 w-5。——译者

"到脊髓。"保罗回答。

"很好，干得不错。你还记得脊髓神经终止在什么地方？"

"唔，不记得了。"

"没关系，它们终止在前角。"

"是的，我想起来了。然后它们就到了周围神经。"

"正确，然后周围神经的终点是神经肌接头。那么，保罗，我想让你从神经肌接头开始考虑，顺着这条路往回走到大脑。从神经肌接头开始吧，保罗。我问你，你喜欢高校篮球赛吗？"

"当然，杜克大学是我最喜欢的球队。"

"不错，我们就聊聊高校篮球赛吧。有些球队，比如你喜欢的杜克大学，他们的板凳很深；还有些较弱的队，比如说贡萨加队，首发还行，但替补的实力不行。那么我问你，当比赛中有一个球员被罚出场时，哪种球队受到的打击更大？是板凳很深的强队还是板凳上没有那么多好球员的弱队？"

"哦，当然是弱队。"

"OK，那么，当神经肌接头开始被'罚出场'的时候，下面这两种肌肉谁会先出现肌无力的症状呢：是手臂与大腿上的大肌肉，还是像眼外肌那样的小肌肉？"

"我想应该是小肌肉。"保罗停下来想了想，"喔，所以说，这可以解释重症肌无力的患者为什么会有视物成双。神经病学书上是这么讲的，但我不知道为什么。"

"正是，保罗。导致神经肌接头疾病的病因主要有两个：Eaton-Lambert 和重症肌无力。这两种疾病肌无力的临床特点都是眼外肌功能障碍，这个你应该掌握。"菲德拉斯停下来，"还有一个问题，如果只是运动神经的神经肌接头受累，会有感觉异常吗？"

"哦，不会，感觉功能应该是正常的。"

"很好，记住，神经肌接头疾病时，小肌肉会受累，没有感觉异常。我们用神经传导通路的方法，可以通过问病史和查体找到有用的线索，明确损害发生在通路的哪个部位。"

同样的，列出与神经肌接头疾病相关的症状十分容易，但主治医师花了点时间复习了一下解剖学，帮学生理解疾病导致症状的原因。这对于今后知识的记忆很重要。本例中，菲德拉斯从月初的聊天中得知保罗喜欢篮球，利用这点做了一些类比，让关于解剖学的讲解达到更好的效果。主治医师可以根据学生的不同爱好选择不同的类比让教学更生动。

"OK，顺着神经肌接头往回说，下面该到哪儿了？"

"周围神经。"

"对。周围神经传导什么冲动？运动、感觉还是二者兼有？"

"都有。"保罗回答。

"如果有问题，查体会有哪些异常？"

"感觉与运动神经功能障碍。"保罗答道。

"没错。现在，我告诉你，根据疾病的情况，它们的表现可以是多样的，既可以是运动神经受累为主也可以是感觉神经受累为主。改天我会再花时间让你理解疾病是如何造成周围神经病变的，有哪些是例外。现在我还是希望你对这个方法有个全面的了解。这里还有一个口诀帮助你记忆周围神经病的病因（图 w-5①），等有时间我们再仔细讨论一下每种疾病是怎么导致周围神经病的。现在，我希望你把周围神经病看做运动与感觉同时受累，因为腱反射同时需要这两种冲动，所以我们知道周围神经病会使腱反射减弱或消失。"

主治医师在讨论周围神经病时，选择了记忆口诀帮助学生记忆而不是逐个详细阐述疾病的机制，因为他知道时间有限，如果逐个阐述偏离教学重点，让学生无法对整个方法有全面的认识。记住，学生就像一个挎着行李的人，一次他只能拿这么多，再多就开始一个个地丢掉了。

"OK，保罗。你已经提到周围神经，至少是它的运动部分，起源于前角。"菲德拉斯停了一下，"好在关于脊髓前角的疾病不多，只有两到三种病因。你知道他们是什么吗？"

"对不起，不知道。"

"没关系，保罗。现在不知道没有问题，当然以后再不知道就不对了。现在我告诉你，它们是脊髓灰质炎、ALS 和西尼罗河病毒脊髓病变。我们以后肯定还有机会细谈这些疾病，在此之前我希望你做一些相关内容的阅读。我再问你，脊髓前角有感觉部分吗？"

"没有，它们只有纯运动的。"

"非常正确。那么，前角病变导致的无力会有感觉缺失吗？"

"没有。"保罗回答。

"对。而且既然脊髓前角是腱反射连接的节点，前角病变腱反射会是什么样的？"

"会消失。"

"对极了，保罗。所以说记住这点：脊髓前角疾病表现为腱反射消失，而感

---

① 周围神经病的病因的首字母缩写是 DANG THERAPIST（治疗师 Dang），具体见图 w-5。——译者

觉功能保留。"菲德拉斯停下来等保罗把这句话记在本上，"OK，在我们继续讨论脊髓之前，我再问你几个问题，看看你是否'随时随地学习'，神经肌接头疾病时，我们查体会有什么发现？"

"嗯。小肌肉受累更明显，所以会有颅神经功能障碍，如复视和吞咽障碍……还有，感觉功能不受影响。"

"很好，那周围神经病呢？"

"哦，它同时影响感觉与运动纤维，二者功能都会受累……伴随腱反射消失。但是您说过会有例外。"

"是的，我说过，但现在你知道这些就可以了。"菲德拉斯停下来，"前角疾病呢？"

"仅有运动功能受损……当然了，还有腱反射消失。"

主治医师花了点时间做了一些反馈和评估，了解教学的效果如何。在这里停顿是个很好的选择，因为正好把几种"下运动神经元病"概括总结了一下。学生十分正确地回答了所有问题，说明学生确实掌握了这些知识点。只有保证了这一点，菲德拉斯才能继续下一部分的内容，如果学生不能正确回答问题，菲德拉斯可能需要必要的重复，进一步强化教学内容，直到学生掌握。这同时也传递给学生一条信息：现在集中注意力并花些精力去学习是很重要的，因为如果回答不出问题课程就会停在这里，直到他学会为止。

"很好，保罗，你确实已经掌握了，还超前了两步。在我们讨论脊髓之前，我想提醒你一下，脊髓把从大脑中发出来的运动纤维带到前角，同时外周感觉纤维传入的抑制性的神经纤维也终止于前角，用于精确调节身体的运动反应。你记得吧？"

"是的。"

"OK，那么脊髓切断会发生什么？"

"哦，那样会丧失运动纤维，因此患者横断的节段以下会出现肌无力。"

"对，那些抑制的纤维呢？"

"它们也丧失了。所以我想传入脊髓前角的反应不能被调节了。"

"腱反射会怎么样？"

"腱反射会亢进。"

"好极了，保罗。我希望你记住，肌无力伴腱反射增强……这就是脊髓病变的表现。没错，大脑疾病和脊髓病的表现是一样，这就是为什么我们把这两种疾病归在一起，并称为'上运动神经元病'。"菲德拉斯停了一下，"你明白了吧？上运动神经元病表现为肌无力伴腱反射亢进。"

"知道了，上运动神经元病表现为肌无力伴腱反射亢进。"

"再说一次，我们还会详细讲解导致脊髓与大脑病变的其他疾病，但最主要的病因是卒中、多发性硬化、脊柱的肿瘤转移和脊髓脓肿，先记住最主要的。"

用纯粹的苏格拉底提问方式，主治医师给了学生他需要的信息；他在告诉学生疾病的特征性表现之前，先教给他关于脊髓抑制纤维的知识信息。

"OK，保罗，现在，我想让你做的是，回到患者那里去，重新对他问诊查体。在此之前，我再考考你，你应该如何鉴别肌无力？"

主治医师用巩固教学内容，用提问来评估学生学习效果的方式结束了这一部分的教学。

"好。如果是全身性肌无力，可能是肌肉的氧输送问题，例如贫血、缺氧和心衰。"

"好。为了了解是否有这些疾病，你应该问哪些问题？"

"我会问他是否有出血或便中带血。我要问肺部疾病史、吸烟史，他是否有气短……我还要问他是否有心脏病史，有无心梗、胸痛或心衰的表现，例如气短与水肿。"

"做得好，保罗。你还有其他什么要鉴别诊断的？"

"好的，还可能是电解质紊乱。"

"你会问什么问题？"菲德拉斯说。

"哦，我会询问与电解质丢失有关的原因，比如说饮食、利尿药、呕吐、腹泻或肾脏疾病史。"

"很好，保罗。其他还有什么？"

"嗯，导致肌肉病变的原因。那些我知道的还不多，但我想我会问他是否有肌痛、是否在吃什么药，还有甲状腺疾病史。"

"很好，保罗，今后我们还会对这些内容进行详细讲解。当你知道了这些导致肌炎的疾病之后，你就会在看书的时候知道该注意学什么了……你会知道什么体征与症状提示哪种疾病。"

"是的。我今天晚上就要去看看这些内容。"

"太棒了，这就是我希望你做的。那如果肌无力是局部的而非全身性的呢？"菲德拉斯问。

"那么，我会觉得它更像是神经源性的。我会问他是否有复视与吞咽困难，看是不是神经肌肉病，我会按照 DANG THERAPIST 这个列表上的病，就我所知道的问一问……我不太知道关于前角病和脊髓病应该问什么，我得再多看看书，不过我会通过查体从中找线索。"

"现在你可是驾轻就熟了，保罗。那么告诉我，你查体时会注意什么呢？"

"好，我会听诊肺和心脏，看是否有'十字支撑'左边那道杠的病因。我还会注意肌无力是局限性的还是全身性的。"

"你为什么要这样做？"菲德拉斯问。

"因为如果是全身性的，那么就更可能是'十字支撑'下面那三道杠代表的原因，而不是神经源性的。"

"很好，查体时还需要注意什么？"

"嗯，我会查颅神经……还有他的肌力……感觉功能……还有腱反射。"

"我想你掌握了，保罗。等你做完这些后，咱们再讨论一下实验室检查。"

"实验室检查主要取决于我查体发现了什么，但我想我已经知道需要查那些了。"

"真的？是什么呢？"

"好，对于左边这杠，我想知道氧饱和度与血红蛋白。如果有心衰的表现，可能要查心电图。我还会给他查个电解质看看钾、镁、钙和磷的水平。对于右边这道，我想是肌酸激酶水平。"

"嗯，还有其他的吗？"

"哦，如果是局限性肌无力，可能属于上面这杠。那么应该做脑或脊髓的 CT 或 MRI，也许还要做关于神经传导方面的检查。"

"干得好，保罗。我相信你未来会成为一个好医生。等你搞清了诊断别忘了告诉我。"

毫无疑问，在这一系列的教学中，开始学生缺乏知识使主治医师屡次感到泄气，但主治医师控制住了自身的挫败感，耐心寻找机会，一直鼓励学生，最后，临床教学让学生获得了信心与力量，让他有了回去主动学习的欲望。教学结束后，主治医师不忘记鼓励学生他会成为一个好大夫。

肌无力的教学要点

● 由于肌无力的表现常常没有固定的形式，需要学生掌握系统有条理的鉴别诊断方法，否则学生仅依靠模式识别的方法考虑诊断会遗漏很多疾病可能。

● 主治医师应该从建立肌无力的四大类病因开始，每种对应"十字支撑"的一个臂，分别为氧输送、电解质、原发肌病和神经疾病。

● 建立起肌无力的四大病因后，主治医师应引导学生思考是局限性的肌无力（考虑顶端那道杠神经源性的病因，且是最可能的病因）

还是全身性的肌无力（考虑其他三杠）？

- 在讲解神经源性病因（顶端那道杠）的时候，主治医师应强调查体发现与大脑到肌肉这条神经通路上的每一步都是有关联的。这有助于学生对方法进行整合，并运用到患者的查体中去。

❖ 心电图

目的

心电图是住院患者接受的常规检查之一，经常需要学生解读。主治医师和学生都容易依赖心内科会诊或计算机分析进行心电图解读和处理，但这样其实错失了很多机会。因为尽管心内科会诊能够提供帮助，但大多数医生都可能遇到需要立即识别心电图进行诊断和治疗的紧急情况。此外，心电图为心脏疾病的教学提供了很好的工具，不仅可以培养学生系统思考和分析诊断检验的一般技能，还有助于引导学生理解心脏疾病的病理生理机制。

主治医师应该以心电图教学为契机，引导学生将心电图异常与相应疾病及其临床表现（潜在并发症，例如心肌梗死后心律失常）融会贯通，而不是仅局限于识别出心电图的异常之处。

这段对话是一个高层次的教学脚本，可能不适用于低年资主治医师。但随着经验的日积月累，主治医师逐渐对这些教学脚本运用自如并拓展属于自己的新脚本，这时她会感受到将高难度教学内容设计成简单易懂的教学脚本所带来的乐趣。对正处于这个职业阶段的读者而言，这段对话可以作为相对高难度、高层次教学脚本的示例。为此，在此略过心电图"教学板块"的前四个部分（心率、心律、电轴、心肌肥厚），本段对话将从更高层次的 ST-T 段异常的探讨开始。

场景、人物和缩略词

这段对话发生在团队不值班的某日下午，病房主治医师独自巡视病人，完成病历记录。对话中的人物包括主治医师菲德拉斯、住院医师莫妮、实习医师史蒂夫。医学生保罗去上课了。由于团队成员分散在各处忙碌，这为主治医师进行更深层次的教学提供了契机。

对话中使用的缩略词如下：ATP = 腺嘌呤核苷三磷酸；ATPase = 腺嘌呤核苷三磷酸酶；AV = 房室的；EKG = 心电图；MI = 心肌梗死；PVC = 室性期前收缩；SA = 窦房的；VT = 室性心动过速。

对话

"菲德拉斯医生，您知道约翰逊女士吗，就是那个因为'ST段抬高型心梗'入院的患者？"史蒂夫问。

"知道，她怎么了？"

"她很好。我想问您有时间讲讲心电图吗……比如ST段和T波？查房时您说过，有时间会讲讲这方面的内容。"

"当然，"菲德拉斯说，"把莫妮叫来，她应该也想听听。"

几分钟后，莫妮走了进来。

"保罗在吗？"菲德拉斯问道。

"不在，他去上课了，"莫妮回答道。

"好，这样最好不过了，这些内容对于保罗来说比较难。但这也是个机会，莫妮……还有你，史蒂夫。有些内容要到你们有能力进行教学，才算真正掌握它。接下来我会告诉你们教学的方法，我想这是你们需要的。我希望你们这几天抽空再给保罗讲解一遍。下周我找份患者的心电图考考保罗，看看你们教得怎么样。可以吗？"

史蒂夫首先回答："恐怕我没有您教得那么好。"

"当然，史蒂夫，我干这一行已经这么多年了，只有经过日积月累才能成为优秀的教师，这就如同你成为优秀的高尔夫球员一样，是经过无数次击球训练出来的。但我认为你有很大的潜力，史蒂夫，我相信你做得到。"

史蒂夫回答道："谢谢您，菲德拉斯医生，我会努力做好的。"

当团队成员没有聚齐时，主治医师有机会采用以下三种方式之一进行教学：①选择更加浅显易懂的教学内容（如果主治医师和低年资学生在一起）；②选择较难的教学内容（如果主治医师和高年资学生在一起）；③对高年资学生进行教学，同时要求他们给低年资学生讲解。第3种教学方式不仅有助于反馈和评估主治医师的教学效果，而且巩固和强化了学生的教学内容（他们很快将成为教师）。

"你肯定会的。史蒂夫，有纸吗？"史蒂夫递给菲德拉斯一张纸，菲德拉斯在纸的背面画起图来（图w-6）。"在讲这个内容之前，我们先来说说解读的基本原则。史蒂夫，你是怎样读心电图的？"

"好的。我先确认心电图上标记的姓名和时间，确保这份心电图是这位患者的。"

"很好，然后呢？"

"检查刻度。位于左侧的方波幅度应该是10mm；底部标注的走纸速度应该是

25mm/s。然后再看 aVR 导联，如果导联连接正确的话，三个波形都应该向下……因为所有电流传导都是背离 aVR 导联。"

学生在解读心电图时容易直接跳到最明显的异常发现上。正好心电图的教学给了主治医师一个机会强调解读检查结果都需要遵循一定的原则和顺序，尤其要重视患者安全问题——解读检查结果时需再次核对患者姓名，确保化验单是这位患者的。

"非常好，史蒂夫。接下来呢？"菲德拉斯说道。

"接下来计算心率，300 除以 RR 间期的大格数。"

"是的，很好。再接下来呢？"

"判断心律。您教过我，就像一场愉快的毕业舞会，每个人都有舞伴，没有人单独赴会。"史蒂夫停顿片刻，期待菲德拉斯的认可。菲德拉斯微笑表示赞许。"也就是说，每个 P 波后面都跟着一个 QRS 波，每个 QRS 波前面都有 P 波。"

"非常好，要记住，两者的间隔应该是固定的。那么你通过哪些导联判断心律呢，史蒂夫？"

"根据图底部的几个导联，比如 V1、Ⅱ 和 V5 导联。"

"对。那我们为什么应用这些导联来判断呢？"

学生在心电图学习过程中更容易记住解读步骤和直观图形。主治医师之所以提出这些问题，例如"为什么应用这些导联来判断？"，目的在于引导学生思考这样做的理由，进而引导学生将注意力聚焦到生理学机制上。

"这些是跨越心房的导联，能够很好地显示 P 波。"史蒂夫回答道。

"是的，P 波在判断心律方面发挥很大的作用。回答得非常好，现在轮到我来复习一下心电图的基本原理了。第一，心电图和其他所有检查一样……需要一定的验前概率才会考虑这项检查。第二，当电流方向指向导联，会引起向上或'向北'的偏移；当电流方向背离导联，会引起向下或'向南'的偏移。第三，每个导联都像侦察机一样，侦察心脏的某一部分。第四，心肌越多，导电性能越好，当然，前提必须是正常心肌。最后，横坐标代表时间，因此，心电图上的任何波形或间隔越宽，完成这个波形所需的时间就越长。能理解这五条原则吗？"

主治医师要充分意识到学生对心电图基本原理的理解匮乏。主治医师从生理学角度讲解心电图工作原理，将讨论焦点从"模式识别"转移到理解波形产生的原理。

菲德拉斯顿了顿，然后让史蒂夫将这五条原理复述一遍，史蒂夫按照要求完成。在确认他已经掌握这些内容之后，菲德拉斯继续说："很好，那什么是电轴呢？"

"我记得正常电轴是一个矢量，它是两个作用力的平衡：一个指向左侧——也就是心室游离侧壁……"史蒂夫顿了顿，"……另一个指向右侧，也就是左室中间或室间隔。平衡两者后正常心电轴位于左下象限的-30~90度之间。"

"非常好，史蒂夫，干得不错。那你怎样评估电轴呢？"

"呃，如果电流朝向左下象限，它一定会指向Ⅰ导联的方向。所以我会看Ⅰ导联，确认一下QRS波是否向上，因为当电流方向指向导联，会引起'向上'或'向北'的偏移。"

"太棒了，显然你已经掌握了前面讲过的内容。还有呢？"

史蒂夫继续说："同样道理，如果电流朝向左下象限，aVF导联的QRS波应该向上……"保罗顿了顿。"但你说过超过-30度的电轴是正常的，所以看Ⅱ导联的波形更好。"

"非常好，"菲德拉斯说，"史蒂夫，电轴左偏的原因有哪些？"

莫妮在一旁听着，相信史蒂夫能够答出这个问题。史蒂夫回答说："如果左心室某一侧的心肌组织增多……由于左心室对电轴方向的影响很大，电流方向会指向这一侧。所以非对称性左室肥厚——例如左室侧壁肥厚，或者另一侧的心肌组织减少——例如下壁心肌梗死，会引起电轴左偏。"

"太棒了，史蒂夫。我再补充一下，后面可以再讨论，还有一个原因是心脏电极变化，导致左心室部分心肌的除极早于其他心肌，比如预激综合征和分支阻滞。"

主治医师已经和团队成员讨论过心电轴的问题，但他今天仍然抽出一些时间复习了一下相关内容，旨在确保学生能够正确运用这方面知识，同时也巩固了教学内容——即心电图解读应该按照顺序进行，先看电轴，然后才是ST-T段这个"重要部分"。另外，主治医师还借此机会向学生重申了心电图的解读要点：当电流方向指向导联，会引起"向北"的偏移；当电流方向背离导联，会引起"向南"的偏移。这对学生理解后面的教学内容至关重要。

菲德拉斯说道："好，下面该讨论ST段和T波了，史蒂夫，你是球迷吗？"

"当然。"

"有没有想过为什么球员会在比赛结束时出现抽筋，而且通常只是在夏天？"

"我没仔细想过，但确实是这样的。"

"莫妮，还记得你在妇产科轮转的日子吧？"

"有些模糊，不过的确接诊过一些妊娠抽搐的患者。"

"是的。那你有没有想过为什么用缩宫素促进胎儿分娩，而使用硫酸镁保胎？"

"这些是常规处理……我不知道为什么。我们不是在讨论心肌梗死和心律失常吗?"

"我向你保证,莫妮,我们是在讨论心梗和心律失常。"菲德拉斯完成了前面所画的示意图。"史蒂夫,和我们相比你更熟悉这部分内容,看看你还记得多少。这是心肌细胞的动作电位,还记得动作电位的时期吗?"菲德拉斯画出图 w-6。

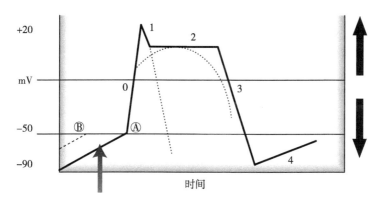

图 w-6　心肌动作电位

史蒂夫有点不确定,最终还是在图中辨别出 0、1、2、3、4 期……

"非常好。你看,前两年在课堂的时间没白花。图的纵坐标代表毫伏数,从 -90 至 +20MV。"菲德拉斯顿了顿,在图中写上这些数字。"当然,横坐标还是代表时间。"在莫妮和史蒂夫看这幅图的时候,菲德拉斯停顿了一下,然后接着问道:"史蒂夫……0 期和 1 期是怎样形成的?"

"钠离子内流所致。"

"正确。钠离子要通过什么电压门控通道进入细胞内?"

"呃,钠离子通道?"史蒂夫边说边扬起了眉毛。

"正确,但我想听你们一起说'电压门控的钠离子通道'。"

史蒂夫和莫妮异口同声地说:"电压门控的钠离子通道。"说完后两人都笑了起来。

"回答得很巧妙,不过我的意思是'连在一起说',"史蒂夫和莫妮又笑了起来。菲德拉斯问道:"Y 轴代表什么?"

"毫伏数……哦,我明白了,这正是'电压控制'部分。"莫妮说道。

"我想你已经入门了。再看看 Z 轴。"菲德拉斯停顿了一下,指向图 w-6 最右侧的 Z 轴。"坐标轴范围是 0~100%,顶部代表 0,底部代表 100%。"菲德拉斯在图中写出这些数字。"史蒂夫,步枪与自动武器有什么区别?"

"步枪只能射击1次,然后就得重装子弹,而自动武器可以连续射击多次。"

"是的。电压门控的钠离子通道就像是步枪,每个都必须扣扳机才能射击。那么什么是电压门控的钠离子通道的扳机呢?"菲德拉斯特意强调了"电压"这两个字。

"呃,我想是膜电位。"

"你很聪明。看看 Y 轴,与 Z 轴对比一下。"史蒂夫和莫妮凑了过来,对比这两个轴。菲德拉斯继续说:"看到了吧,当膜电位是 -90MV 时,100% 的电压门控钠离子通道的扳机被激活,而膜电位是 +20MV 时,没有一个钠离子通道的扳机能够被激活。"

"那是因为它们处于绝对不应期,"史蒂夫补充了一句。

"是这样的……这是一回事。所谓'不应期',就是你的'所有步枪'也就是所有电压门控的钠离子通道的扳机都被锁住了。"菲德拉斯停顿了一下让他们思考。"史蒂夫,假如膜电位是 -50MV,有多少电压门控的钠通道能够被激活呢?"

"呃……我想想。"

菲德拉斯看出史蒂夫有些多虑,于是提示了一下:"在 0~100% 之间的某处"。史蒂夫点了点头,对菲德拉斯帮他渡过难关表示感谢。菲德拉斯接着说道:"膜电位越高——也就是负值越大,待发状态的步枪的比例就越高。"为了强调这个对比,菲德拉斯顿了,然后接着说:"膜电位的正值越大,荷弹待发步枪的比例就越低。"菲德拉斯在陈述时强调了"负值、越高"和"正值、越低"这几个关键词。"好,下面来看看这幅图。"菲德拉斯又画出一个细胞示意图(见图 w-2)。"史蒂夫,怎样形成 -90MV 的细胞膜电位?也就是说,怎样形成内负外正的电位差?"

主治医师在这个教学脚本中投入了大量时间和精力在生理学机制的讲解上,这样的教学方式是非常有必要的,它的效果不仅会体现在本次教学中,而且对以后的教学也是具有重要意义。主治医师通过教学不仅检验了学生对基础课程的掌握程度,而且还向学生传递了这样的信息:内科学不仅仅是临床路径之类的操作手册,而且还是探究疾病病因和预后的一门科学。

"钠钾泵。"史蒂夫回答。

"非常好,但不够完整,应该是钠-钾 ATP 酶泵,既然是泵,就需要能量维持正常运转……它不仅对心脏发挥重要作用,而且对肾脏和肌肉也是至关重要的。所以,你越快和它成为朋友,内科也会变得更容易。"菲德拉斯顿了顿,继续说:"让我们一起复习一下这方面的内容,莫妮,如果我哪里说错了,一定告诉我。"莫妮很感激菲德拉斯的信任。菲德拉斯继续说,话语中着重强调了"ATP 酶"这几个字。"对于钠-钾 ATP 酶,每催化水解一分子 ATP,能够使 3 个钠离子被运出细胞外,同时 2 个钾离子被运至细胞内。由于更多的阳离子被运出细胞外,因此造成细胞内的负电荷增加。同时……由于细胞内的钾离子浓度过高,运至细胞内的钾离子迅速通过'侧门'——整流型钾离子通道——排出细胞外,造成细胞内的负电荷进一步增加。我说得对吗,莫妮?"

"是的,的确如此。"莫妮的脸上流露出自豪感。

"那就好。史蒂夫,你懂了吗?"

"我想是的。"

"好的,"菲德拉斯画出图 w-7。"这是心脏。我选取心脏的这一部分,把它放大,这样可以看得更详细些。"菲德拉斯指了指图中的小方框,然后将他们的注意力引向冠状动脉。"假如斑块破裂……局部血栓形成……冠状动脉血流中断。"菲德拉斯在图中的冠状动脉内标记出血流阻塞。"史蒂夫,根据你知道的公式 3——氧供的计算公式——这部分心肌的氧供会发生怎样变化?"菲德拉斯指向图中位于心脏上的阴影区域。

"动脉血流中断……噢,会导致心肌没有氧供。"

"对。心肌没有了氧供,ATP 会怎样变化呢?"

"会减少,"史蒂夫回答道。

"很好……如果没有 ATP,钠 - 钾 ATP 酶泵的活性会怎样?"

"会下降,"史蒂夫迅速做出了回答。

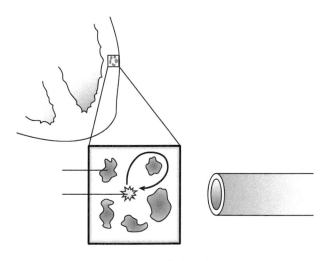

图 w-7 瘢痕心脏

"很对。下面这个问题有点难,不过我想你能回答出来。随着钠 - 钾 ATP 酶的活性下降，膜电位会怎样变化？"

"膜电位会上升……或者说，负值下降。"

"正确！如果膜电位上升，待发状态的步枪的比例会怎样变化？"菲德拉斯指了指图 w-6 中的 Z 轴。

"会减少。"

"很好。现在暂时把这个问题放在一边，先来思考另一个问题……一会再回过头来讨论这一比例减少所带来的影响。"菲德拉斯顿了顿。"现在看看 Y 轴，随着膜电位负值下降，对应的 4 期动作电位在哪……"菲德拉斯指了指图中 4 期对应的 Y 轴截距，继续说："……4 期的起点在哪？"

"呃，根据你画的这幅图来看，4 期开始于 Y 轴上负值最高的这一点。"

"正确。如果 4 期斜率相同，达到动作电位阈值需要多长时间……"菲德拉斯又画出缺血心肌细胞的 4 期斜线（图 w-6 的 B 线），继续说道："与正常心肌细胞相比？"

"会更早达到阈值。"史蒂夫说道。

"完全正确。莫妮，现在轮到你了，你需要掌握下面的内容……当然，或许你已经掌握了。心脏就像一个军队，每个细胞就好比每一位士兵。军队接到指令，所有士兵行动一致，这才是高效强大的队伍。窦房结就像这支军队的将军，他发出指令给上校——也就是房室结，然后再由上校将指令传递给三位中士——右束支和左束支的两个分支，最后将指令传递给每位士兵——也就是心肌细胞，最后心肌细胞产生同步收缩。由将军到上校……也就是由窦房结到房室结的指令传递时间，是 P-R 间期。"菲德拉斯顿了顿，留出点时间让莫妮和史蒂夫思考这个隐喻，然后接着说："由上校到中士、再由中士到士兵的指令传递时间，是 QRS 间期，也就是由房室结到束支到心肌细胞的信息传递时间。"菲德拉斯停顿了一下。"这是军官的指令传递途径，或者说流经心脏的'微电流'。"菲德拉斯又停顿了一下。"一旦士兵——也就是心肌细胞——接收到指令，各个心肌细胞都会发生除极。这一共同除极过程发生于 ST 段，也就是说，在心肌细胞接受到指令之后迅速发生。每个心肌细胞的除极是'微电流'。通常情况下，我们从心电图上看不出这些'微电流'叠加的表现，因为所有细胞都在同一时间发生除极，这也正是 ST 段呈水平形态的原因所在。"

对窦房结－房室结－希氏束冲动传导的讨论貌似很离题，实则有着非常重要的目的。这段对话的前面部分向学生指出：缺血的心肌细胞能够提前到达动作电位阈值。而这部分对话复习了正常心肌细胞的除极过程（窦房结－房室结－希氏束），引导学生和对缺血心肌细胞相对比。重要的知识点在于缺血心肌细胞是心律失常细胞，因为他们在正常通路窦房结－房室结－希氏束之前到达阈值完成除极过程。主治医师借助于心电图的讲解，完成了知识点的传授，进而强调了缺血性心脏病治疗的重要性。

"我不太理解后面的部分，"史蒂夫说，"为什么所有心肌细胞同时发生除极时，ST 段呈水平形态？"

"我们暂时把这个问题放在一边，一会再回来讨论。现在呢，我问问你……你说过你喜欢看电影。看过《野战排》吗？由查理辛和威廉达福主演的那部电影？"

"看过，很酷的电影。"一提起电影，史蒂夫表现出很大的兴趣。

"同感，很酷的电影……那你应该能回答出下面这个问题。如果一个排的士兵长时间的脱离上级指挥，会怎样？"

"呃，在《野战排》的电影里，他们最后只能是自己做决定，各做各的事情。"史蒂夫很确定地点了点头。

"确实是。"菲德拉斯指着图 w-6 中 4 期动作电位达阈值处。"你把每块心肌看成是一个等待上级指示的野战排士兵，由于收不到'军官'指令，他们逐渐不耐烦起来，最终自己做决定。"菲德拉斯沿着图 w-6 中的 4 期斜线指向阈值处。"如果它们等的太久，它们会达到阈值，然后自己开始开枪。"菲德拉斯顿了顿，看看史蒂夫的反应。"所以，这是一场比赛，有两名选手。1 号选手是……由'将军——上校——士官'传递至细胞的指令……"菲德拉斯在图中引出一条竖线、注明"军官指令"。"2 号选手，野战排士兵的缓慢上升线以达到自己的指令点。"菲德拉斯停顿了一会，让史蒂夫和莫妮看到两者的并列关系。"史蒂夫，看看这两条线，哪条先到达阈值，是 A 线——正常心脏、还是 B 线——缺血心脏？"

"当然是 B 线。"

"哪条线更有机会击败'军官指令'？"菲德拉斯指向图中标注"军官指令"的竖线与阈值的交叉点。

"还是 B 线，"史蒂夫回答道。

"非常好。这里想说的是：心肌梗死时，心肌细胞可能会坏死，但真正的危险并不是坏死的细胞，而是来自残存的'缺血'心肌细胞，这些心肌细胞的膜电位更高……更接近动作电位阈值，更容易发生心律失常，甚至造成患者死亡。"

主治医师在这一重要知识点（缺血＝心律失常）的教学上所花的时间和这个知识点的重要性是成正比的。学生很容易把心电图看作诊断工具，却往往会忽视它的预后评估价值（能够帮助评估患者的猝死风险）。

史蒂夫指了指图 w-7。"如果这个'野战排'到达阈值，会发生什么……难道不是室性期前收缩吗？"

"你露营过吗，史蒂夫？"菲德拉斯问道。

"没有，"史蒂夫说道。

"从电视上看过吗？"菲德拉斯继续问道。

"是的，当然。"

"那你应该知道露营的首要规则：你不需要比熊跑得快，只需要比最慢的队友跑得快就可以了。"史蒂夫笑了起来，经过这个生动的表述，史蒂夫显然对这一教学内容产生了很大的兴趣。菲德拉斯继续说："如果部分心脏的氧供中断，直觉上会以为所有细胞都同时发生坏死。而实际上，就像露营队员之间存在差异一样，细胞对缺血的耐受程度也各有不同，有些细胞的耐受性好些……而有些会更早出现坏死。"菲德拉斯对图 w-7 进行了补充。"我把先坏死的细胞，也就是跑得慢的队员，画上阴影，很不幸这些细胞已经死亡，但它们目前不会有太大影响了，因为死亡的细胞不会产生动作电位，所以不会诱发心律失常。但看看这里，中间的这排细胞。"菲德拉斯指向图 w-7 的中间位置。"史蒂夫，这些细胞是已经死亡、完全存活、还是像《公主新娘》电影里描述的那样——接近死亡？"

听到菲德拉斯引用电影，史蒂夫又提起神来。"我想是'接近死亡'——它们是缺血的细胞。"

"正确。这些细胞接近死亡—也就是缺血的—但仍然能够产生动作电位。所以正如你说的那样，史蒂夫，这些细胞的氧供下降，ATP 减少，钠钾 ATP 酶泵的活性下降，膜电位增加……因此更接近动作电位阈值。还要注意的是，心肌瘢痕存在于细胞周围……"菲德拉斯指了指图 w-7 中的阴影区域。"这减慢了'将军—上校—士官'的指令传递速度。"菲德拉斯环绕瘢痕周围画出了一条曲线。"这个野战排会发生叛变，不仅因为更接近阈值，而且还因为上级指令的延迟，这种叛变会导致室性期前收缩，正如史蒂夫所说的那样。如果室性早搏恰好落在这一点……"菲德拉斯指向图 w-6 中 2 期动作电位的远端，"……会发生什么？"

"不会发生什么。细胞处于不应期，也就是没有待发状态的步枪。"史蒂夫运用了刚学到的比喻，期待得到菲德拉斯的认可。

菲德拉斯回报了一个微笑，继续说道："但如果动作电位——室性期前收缩——发出后环绕瘢痕……"菲德拉斯画出一个动作电位的迂回路径：从瘢痕内出发，环绕瘢痕，然后返回原点（图 w-7）。"……然后返回原点，会发生什么？"

史蒂夫表示同意。"细胞会自我激活……随后发生除极。"

"如果这一环路连续循环五次，会发生什么呢？"

史蒂夫快速回答说："五个心动周期的室性心动过速。"

"如果十次呢？"

"十个心动周期的室性心动过速。"

"莫妮，现在是重要的知识点：如果你看到五个或十个心动周期的室速时，你应该能想象这幅图。"菲德拉斯再次指了指这幅心脏瘢痕示意图。"这表明这个患者很可能存在瘢痕心肌，也就提示患者发生室速的概率很大。这些在预测那些"排除心梗"患者的风险时会很有帮助。

主治医师在此重申了教学目标（缺血 = 心律失常），并进一步提出了预测风险的客观指标（室性期前收缩）。

史蒂夫回到实习医师的位置上问道："对于五个心动周期的室性心动过速，我要做什么呢？"

"很好的问题，史蒂夫。答案是，不需要做什么。但如果是十个心动周期的室速，就需要使用利多卡因阻止它了。记住一条经验，如果十个心动周期的单形室速——单形室速是因为它们来源相同，或者说是'单源的'——以后很可能发生持续时间更长的室速。"

"嗯，"史蒂夫说道。看得出来，他在思索以往的患者。

"莫妮，问问你，如果持续的多周期反复刺激，会怎样？"

"那就是真正的室速了，"莫妮回答道。

"的确……这里想说的是：你的心梗患者不是因心力衰竭去世，而是死于心律失常。所以对于所有心脏病患者，你都要警惕这个'炸弹'"。莫妮点了点头，菲德拉斯继续说道："现在，仔细想想，所有这些的始动因素是什么？你如何阻止？目前最有效的抗心律失常治疗是什么？"

"β 受体阻滞剂？"史蒂夫问。

"呃，这不是我想要的答案，不过也是对的。这类药是怎样发挥作用的？"

"我不知道，但它在临床路径里。"

莫妮插了一句："我知道，它可以使 4 期斜线的斜率减小。儿茶酚胺会使斜率增加……这可以解释为什么患者在胸痛发作后的一段时间需要避免咖啡因、兴奋剂和应激，也可以解释为什么吸食可卡因的患者不仅会出现胸痛还会合并心律失常。"

"说的很好，莫妮，"菲德拉斯说，"β 受体阻滞剂能拮抗儿茶酚胺效应，使 4 期斜线的斜率减小，能够延缓窦房结和房室结的传导，使传导至心肌细胞的冲动先于'野战排'到达动作电位阈值。史蒂夫，现在换个方式提出我刚才的问题：为什么心梗患者需要留院观察 48 小时？"

只要最终答案是正确的，即使不是主治医师预先设想的，都应该给予肯定。本段对话中"β 受体阻滞剂治疗心律失常"这一话题，偏离了"缺血诱发心律失常"的主题，但主治医师经过简短讨论，很快通过建立联系回归主题。如果"正确答案"明显偏离主题、或者不容易建立联系回归主题，那么主治医师可以采用一定的策略，即肯定正确答案、但推迟这个答案的相关讨论，从而避免过早讨论导致主题讨论的不完整，例如，可以说："这很重要，先把它记下来，等我们讲完这个话题再回来讨论。"

"是因为在慈善医院进行心脏导管检查需要这些时间吗?"

"太悲观了,史蒂夫。"菲德拉斯笑了笑。"实际上是因为 90% 的心梗后心律失常发生在心梗后 48 小时以内。"

"为什么呢?"史蒂夫问道。

"因为这些背叛的野战排士兵不可能永远保持'接近死亡'的状态。在 48 小时内,他们要么重新获得氧供、斜线恢复正常,要么发生坏死、不能再诱发心律失常。所以,史蒂夫,回到刚才的问题,最有效的抗心律失常治疗是什么? 在回答之前,想想整个过程的始动因素是什么:斜率增加、膜电位增加、ATP 酶没有活性……"

"氧气。是缺氧启动了整个过程。"

"是的! 即使心肌收缩力明显下降,血管再通也是合适的治疗选择,正如阿司匹林和依诺肝素是合适的治疗选择一样,它们都通过开通被血栓阻塞的血管,改善心肌氧供,预防心律失常的发生。心肌氧供改善越早,死亡风险越低。"

莫妮的脸上露出沉思的表情。"ST/T 波改变是怎样形成的呢? 会造成什么影响?"

"很好,莫妮,你这个月的努力工作颇有成效。"菲德拉斯画出图 w-8。"现在我以这部分心肌为例,把它们放大,左边是正常心肌,右边是缺血心肌,能看到吗?"

"当然。"

"现在,我在中间画一条线,线的上方代表细胞外——也就是细胞表面的电解质,线的下方代表细胞内——也就是细胞内侧的电解质。想过'电解质'这个名字的由来吗?"菲德拉斯着重强调了"电"这个字。

"现在明白了,"史蒂夫说道。

"现在我再画一个导联……假如是 V5 导联。"菲德拉斯在图的右侧画出扁平的 T 波。"史蒂夫,电流方向可能是指向或者背离导联,是吧?"

"是的。电流方向指向导联会引起'向北'的偏移,背离导联会引起'向南'的偏移。"史蒂夫回答。

"的确。从导联上能看出被磷脂双层膜隔离在细胞内的物质吗?"

"不能。"

"正确。我们先从这个问题开始讨论,如果血液中的钠离子浓度为 140mmol/l,那么细胞外的钠离子浓度是多少?"

"呃,140。"

"对。左侧不缺血的正常细胞有 100% 的氧供,对吧?"史蒂夫点了点头。"……也就意味着有 100% 的 ATP……100% 的钠钾 ATP 酶泵具有活性……因此膜

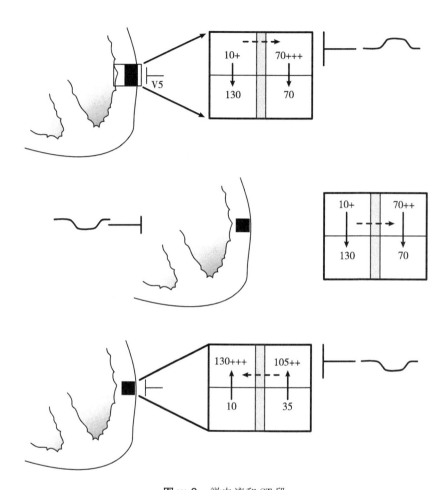

图 w-8　微电流和 ST 段

电位是 −90MV。所以，史蒂夫，处于待发状态的步枪……电压门控的钠离子通道的百分比是多少？"

"100%，"史蒂夫回答。

"很好。细胞受到刺激后，会有多少钠离子流入细胞内？"

"所有，"史蒂夫回答。

"是的。为了便于解释，把'几乎所有'假定为 130。如果 130 个钠离子流入细胞内，那么细胞外就只剩 10 个钠离子了，对吧？"

"对，"史蒂夫回答。

"很好。再来看看缺血的细胞，假设只有50%的氧供，莫妮，依次告诉我，ATP、ATP酶泵、膜电位、待发状态步枪的数目会发生什么变化？"

"呃，如果只有50%的氧供，那只会有一半的ATP。如果只有一半的ATP，那只有一半的ATP酶泵具有活性，膜电位的负值会减少。"在莫妮回答时，菲德拉斯指了指动作电位图上的Z轴（见图w-6）。"导致电压门控的钠离子通道减少。"

经过这一系列苏格拉底式教学的熏陶，学生的能力足以让主治医师有信心了。主治医师应该创造更多的机会，让学生通过运用这种方法展示更多的能力。

"非常好，这种情况下，当钠离子通道被激活后，会有多少钠离子进入细胞内？"

"大约一半。"

"好，如果70个钠离子进入细胞内，那么细胞外还剩多少钠离子？"

"70个，"莫妮回答。

"非常好。现在看看这个，记住，这些都发生于细胞受到刺激后，也就是QRS波之后。"

"嗯，也就是ST段。"史蒂夫点了点头。

菲德拉斯继续说："是的。现在有10个'正电荷'……也就是10个钠离子，位于正常细胞外。有70个'正电荷'……也就是70个钠离子，位于缺血细胞外。假如你是带负电荷的电子，你会向哪个方向移动？假设宝拉·阿巴杜①的观点是正确的，'异性相吸'？"

"当然是移向带有70个正电荷的方向。"

"随着这些被吸引过去，电流方向是指向还是背离导联？"菲德拉斯在图w-8的最上方的图中画出一条虚线。

"指向导联。"莫妮回答。

"所以，会有波形发生偏移吗？如果有的话，是哪个波形，向哪个方向偏移？"

莫妮看了看，突然在脑海里蹦出了答案。"会有波形发生偏移，应该是ST段，因为指向导联方向，ST段会向北偏移。ST段抬高！"

"太酷了，"史蒂夫感慨了一句。

"的确是这样。如果我在这些细胞的另一侧画出导联，会怎样呢，比如Ⅱ导联？"菲德拉斯指向图的左侧（位于图w-8的中间）。"这个导联的ST段会怎样

---

① 宝拉·阿巴杜（Paula Abdul）是美国著名的流行歌手和舞蹈设计，Opposites Attract（异性相吸）是她的成名曲之一。——译者

变化?"

史蒂夫回答道:"呃,电流方向背离导联,所以会出现 ST 段压低。"

"镜像改变,"莫妮说,"心脏一侧导联 ST 段抬高,对应另一侧的导联会出现 ST 段压低……我也这么认为,太酷了。"

"确实是。"菲德拉斯说,"现在说说真正酷的部分。再看看这些细胞,史蒂夫。要想复极,需要什么?"

"钠 – 钾 ATP 酶泵。"

"正常细胞……正常氧供……正常 ATP……能使多少钠 – 钾 ATP 酶泵具有活性?"

"所有,"史蒂夫回答。

"细胞内多少钠离子,"菲德拉斯指向图中位于细胞内的"130","被泵出细胞外?"

"几乎所有。"

"很好,所以我们可以说,几乎所有钠离子,除了……假定为 10 个钠离子……都被泵出细胞外,因此细胞外的钠离子是 130 个。"菲德拉斯指了指图 w-8 的下方。史蒂夫点了点头。菲德拉斯接着说:"再来说说缺血心肌会怎样变化呢,一半的氧供,一半的 ATP,一半的钠 – 钾 ATP 酶具有活性? 细胞内 70 个钠离子中,有多少会被泵出细胞外?"

"我想是一半,"史蒂夫回答道。

"很好,所以我们可以说,有 35 个钠离子被泵出细胞外,再加上 70 个钠离子……细胞外共有 105 个钠离子……或者说,105 个'正电荷'。"菲德拉斯顿了顿,接着说:"所以,有 130 个正电荷位于正常细胞外,105 个正电荷位于缺血细胞外……那么带负电荷的电子会向哪个方向移动?"

"向 130 个正电荷的方向移动……也就是正常细胞方向,或者说背离导联的方向。"

"这一复极过程对应心电图的哪个部分?"

"T 波,"史蒂夫回答,随后恍然大悟,"哇,所以会出现 T 波倒置。"

"所以,就是这么简单,年轻人。你们都应该知道 ST 段和 T 波改变对应的细胞变化。QRS 波代表军官指令的传导,而 ST 段和 T 波改变能够提示'野战排士兵'发生了什么。以前对你们来说,心电图只不过是'一项检查'而已,希望了解这些以后,你们能把心电图和患者的实际临床问题联系起来:即评估心律失常的风险,预防心律失常的发生。"

主治医师将 ECG 改变与临床问题联系起来——即缺血细胞是心律失常细胞,ST 段改变、T 波改变、传导阻滞、室性期前收缩的心电图改变提示发生心律失常发生的风险增加。

大家点头表示赞同。史蒂夫突然插了一句："那为什么运动员容易在夏季抽筋？"

"噢，我差点把这个问题给忘了，"菲德拉斯说，"呃，我们很快说一下，史蒂夫。在剧烈运动时，尤其在天气热的时候，身体会通过出汗以避免过热，在比赛最后，由于大量出汗，很可能导致血容量下降。我说得对吗？"

"对，听起来很有道理。"

"由于血容量下降，心脏前负荷会怎样变化？"

"会下降。"史蒂夫回答道。

"那么流至肾脏的心排血量会怎样变化？"

"呃，也会下降。"

"很好。由于流经肾脏的血流量减少，肾小球滤过率会下降。醛固酮水平会怎样变化？"菲德拉斯继续问道。

"会增加。"史蒂夫回答。

"对。还记得醛固酮在细胞水平的作用机制吗？"五秒钟过去后，菲德拉斯还没有听到回答，于是他画出肾小管细胞的醛固酮作用途径，继续说道："记住，醛固酮是一种类固醇激素，就像其他类固醇激素一样，它能启动泵的转运。这里说的是钠－钾 ATP 酶泵，我们是老朋友了。"菲德拉斯指了指钠－钾 ATP 酶泵。"你们或许不知道，其实汗腺也存在醛固酮受体，也就是说，随着脱水—肾素—醛固酮过程的循环，醛固酮产生不断增多，到达汗腺并且重吸收钠离子，所以汗液的主要成分就成了钾离子了。"

"是钾离子导致抽筋吗？"

"不是，这只是一个副作用。但要记住这一点，史蒂夫，这有助于你理解'随后触发的心律失常'的原因——也就是在 3 期复极化过程中发生的心律失常——比如尖端扭转型室性心动过速。"菲德拉斯顿了顿。"这里提出重要的一点，任何时候提到 ATP 泵，都不要忘记维持它正常运转的两种物质，ATP 和镁。它们都能增加这些泵的活性，缺少任何一个都会减弱泵的活性。"

莫妮插了一句，"呃……我想到了产科的问题。"

"是的，莫妮，不过别着急，我先把运动员抽筋的原因说完，然后再来讨论子宫痉挛。"菲德拉斯顿了顿。"现在希望你们想想小腿肌肉细胞。它的膜电位与心肌细胞动作电位稍有不同，但原则是一样的。为了便于讲解，还是借用心肌动作电位的示意图。"菲德拉斯指向图 w-6。"细胞发生收缩，随着钠离子和钙离子相继流入细胞内，膜电位带正电荷。我想问的是，存在动作电位的情况下是什么引起细胞除极？"菲德拉斯指了指图 w-6 中的动作电位 3 期。

"呃，是钠－钾 ATP 酶泵，"史蒂夫说道。

"ATP 泵需要氧气来产生 ATP，还需要镁，对吧？"

"是的，"史蒂夫表示赞同。

"呃，看看会发生什么。醛固酮水平很高，刺激'皮肤上的无数小肾单位'，也就是汗腺。想想镁离子会发生怎样变化？"

"会跑到这些汗腺细胞中去。"

"的确。所有镁离子都在外面忙着，那么留在肌肉的镁离子还剩多少呢？"

"没有镁离子。"史蒂夫顿了顿，领悟到了问题的精髓。"哦，由于缺乏镁离子，钠－钾 ATP 泵没有活性，细胞不能复极—所以出现抽筋！"

"的确是这样的。再补充一点，由于血容量下降，导致心排血量下降，组织氧供减少……还记得公式 3、5、6 吗？"史蒂夫点了点头。"如果让你来治疗，你会给运动员哪些建议？"

"呃，饮用富含镁和钾的液体。啊，等等，这不就是佳得乐嘛。"

"相当酷，是吧？"史蒂夫点了点头。"现在再来讨论产科的问题。莫妮，如果请你去产科会诊，考虑一下这个问题。"莫妮点了点头。"如果想让孕妇出现子宫收缩，也就是诱导分娩，你会用什么药物？"

"呃，缩宫素和前列腺素。"

"是的。记住，大多数类型的前列腺素能够舒张血管，但这种类型的前列腺素能够使子宫血管收缩。当然，缩宫素和血管加压素仅仅相差 2 个氨基酸，所以也会引起血管收缩。根据公式 3，子宫平滑肌的氧供会怎样？"

"会下降。"

"子宫平滑肌细胞的 ATP 怎样变化？"

"很少……哦，我知道了，没有 ATP，钠－钾 ATP 酶就没有活性，肌肉不能复极，所以出现收缩和痉挛。"

"那如果想让子宫平滑肌停止收缩，也就是抑制早产宫缩，你会使用什么呢？"

"镁剂"

"很好，为什么呢？"菲德拉斯说道。

莫妮已经把这些知识都串了起来："呃，因为镁剂会增加钠－钾 ATP 酶活性，促使膜电位低于阈值，所以抑制收缩。"

"的确是这样，跟我说说大剂量镁剂治疗的并发症有哪些？"

"呃，我记得的并发症有……让我想想……腱反射减低……这是因为骨骼肌细胞超极化导致肌肉麻痹无力！"

"非常好，莫妮。那么平滑肌会怎样呢，包括血管平滑肌在内？会影响它们吗？"

"会引起低血压。"

临床思维的第二阶段（也就是某一临床综合征相当于某一疾病）

是将每种疾病看成独立的个体。而基于各种疾病的病理生理学机制进行教学，能够引导学生将各个器官的疾病表现融会贯通（例如，从心脏联系到肾脏、然后联系到子宫、再联系到平滑肌），通过这一方式向学生呈现解释疾病的内在思路。

"她很聪明吧，史蒂夫？"史蒂夫点了点头。"我们不再在妇产科上花更多时间了，现在回归内科，讨论'触发的心律失常'。"菲德拉斯指着 3 期动作电位处（图 w-9）。"假如在这一点刺激细胞，"菲德拉斯指着 3 期的起始部位（图 w-9 上方箭头 a 所指位置）。"会发生什么，史蒂夫？告诉我理由。"

"不会发生什么。因为细胞处于不应期……没有待发状态的步枪。"

"是的，"菲德拉斯说，"现在，假如在这一点刺激细胞，"菲德拉斯指向 3 期的末端和 4 期的起始处（图 w-9 上方箭头 b 所指位置）。"会发生什么？告诉我理由。"

"它能够刺激细胞，产生动作电位。是因为所有步枪都处于待发状态。"

"的确是这样……但没有太大影响，只是早期除极而已。"菲德拉斯顿了顿。"就算这个细胞不触发动作电位的产生其他地方的细胞也已经蓄势待发了"菲德拉斯指向 3 期中点（图 w-9 上图箭头 b 所指位置）。"会发生什么呢？"莫妮把目光移向 Z 轴，思量着待发状态的步枪数有多少。菲德拉斯看出这一点，随即说道："我提示一下，待发状态的步枪数有 51%，足够引起一次冲动了。"

"呃，"莫妮回答，"会产生新的动作电位。"

"好，"菲德拉斯说，"但我希望你看看这点位置与动作电位阈值的关系。"他从这一点画出一条水平线连接至 Y 轴。

莫妮对比了两条线，然后回答道："超过阈值了。"

"是的。这个细胞的钠离子处于'超负荷'状态，就像一个定时炸弹，随时可能爆炸。其他心肌细胞呢？"

"我想是在同一位置。"

"是的。当这个细胞发生爆炸，由于所有邻近细胞超过了它们的阈值—超负荷状态—因此产生电流冲动，环绕心脏传导，然后传导至其他方向，再沿此径路逆传回到冲动原先经过的途径，如此循环往复。当冲动指向导联、然后背离导联时……史蒂夫，QRS 波形态会怎样？"

"先向北然后向南。"

"当冲动既不是指向导联、也不是背离导联，而是并列时……莫妮，QRS 波形态会怎样？"

"呃，我想是平坦的。"

"就像扭转一样，有时向北/向南，有时平坦，那是……"

"尖端扭转型室速！"史蒂夫自豪地揭晓了答案。"哇，原来是这样，我知道

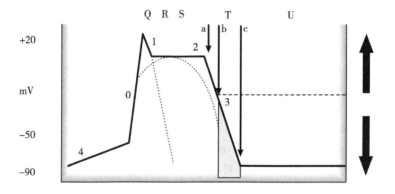

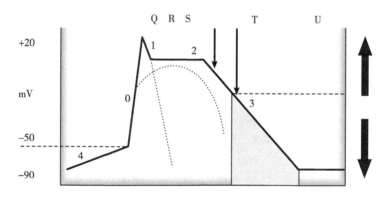

图 w-9　长 QT 的危险时间

0 期 = 钠离子通过电压门控的钠离子通道内流至受刺激细胞；1 期 = 钠离子通道关闭，膜电位下降；2 期：钙离子内流至细胞内，膜电位进入平台期；3 期 = 钠钾 ATP 泵激活，细胞膜膜电位负值增加；4 期 = 膜自动缓慢除极使膜电位从最大复极电位达到阈电位水平

它的心电图表现，但从没想过为什么。"

莫妮插话说："太酷了。是不是可以理解为，任何人如果恰巧落在这一点处产生动作电位，都会发生尖端扭转型室速？我原以为尖端扭转型室速只会发生于长 QT 间期的患者。"

"正是这个意思，莫妮，生命是脆弱的。"菲德拉斯顿了顿。"听说过'心脏震荡'吗？"看到莫妮一脸困惑的表情，菲德拉斯接着说："呃，是指运动中发生

（篮球、柔道等）或者胸部被击打（恰巧在某个时机）而触发的猝死事件。"菲德拉斯停顿了一下，指了指图 w-9 上方的箭头 b，接着说道："这一时刻有足够的能量产生动作电位，诱发尖端扭转型室速。"看出史蒂夫惊恐的表情，菲德拉斯安慰他说："别担心，史蒂夫，这很罕见。但是在长 QT 患者中并不少见，莫妮说的很对……长 QT 间期确实会增加风险，等会我会告诉你理由。不过现在要说的是……"菲德拉斯在图 w-9 的下方又画出一幅动作电位示意图，图中 3 期斜线较前更加低平。从 3 期的一点——"51% 的电压门控钠离子通道处于待发状态"（虚线所示），至 X 轴作出一条垂直线，然后再从阈电位处至 X 轴作出另一条垂直线，在两条垂直线与 3 期斜线所组成的区域内涂上阴影（图 w-9 的阴影区域）。"这两个图的区别在于'危险时间'不同告诉我，史蒂夫，这两个'危险时间'哪个更长？"

"后者。"

"3 期复极对应着心电图的哪个部分？"

"呃，复极过程对应着心电图的 T 波……对，应该是 T 波，"史蒂夫回答。

"是的。那如果 3 期时程延长，那么 T 波形态是怎样的……记住，X 轴代表时间。"菲德拉斯指了指第二个更为平坦的 3 期斜线。

"呃，T 波时间会延长，"莫妮说道。

"是的，莫妮。这就是我们所说的长 QT……3 期时程越长，危险时间越长，尖端扭转型室速的发生风险越高。"菲德拉斯顿了顿，继续说："现在，你已经知道子宫平滑肌怎样发生超极化，根据这些想想，怎样能够快速降低 3 期斜率？因为这样可以使'危险时间'缩短一半。"

"补镁，"莫妮回答，"……这样可以增加钠 – 钾 ATP 泵，缩短细胞的复极化过程。"

"很好，莫妮，这正是尖端扭转型室速的治疗方法—补镁。"

"哦，原来是这样，"莫妮想了想，然后问道："但为什么低钾会导致长 QT 间期呢？"

"其实你已经知道原因了，莫妮……只不过还不知道自己已经明白了。仔细想想，等讨论低钾时再来解答这个问题。"

❖ 心电图的教学要点

● 心电图是临床常用检查手段之一。主治医师应该意识到，由于这项检查非常普遍，学生很容易把它看成"艺术层面"的训练，试图通过图像记忆进行学习。但这种学习方法并不可靠，因为心电图具有诸多变量（梗塞、阻滞、节律、肥厚、电轴和解剖变异），这些可以形成复杂多变的视觉图形。

● 引导学生基于病理生理机制进行心电图解读，能够使他们脱离"艺术层面"的思维，学生不仅可以解释复杂异常的心电图表现，而且对同一心电图异常（如 ST 段抬高）在不同疾病中的表现（如缺血导致的心肌损伤 vs 心包炎导致的心肌损伤）作出解释。

● 若想一次性完成心电图的全部教学，显然是信息超负荷了。心率/心律与电轴之间、电轴与 ST/T 波之间都是教学的自然分割点，恰好将心电图的教学内容分解成合适的版块，按照这些版块进行教学，能够使学生更好的学习和思考他们所学的内容。

● 主治医师应该向学生强调心电图常规解读方法的重要性。由于心电图教学可能需要分多次完成，因此主治医师应该在每节课开始时快速复习上次教学内容（心率—心律—电轴—肥厚—ST/T 分析），这样能够强调运用这种方法解读每份心电图的重要性，经过严谨而规范的训练，学生的能力会逐步得以提高。